黄元御医书精华

黄元御伤寒解

伤寒悬解
伤寒说意

清·黄元御 著

孙洽熙 主编

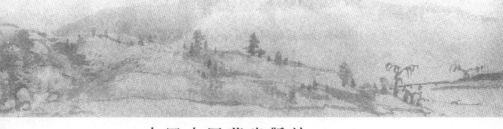

中国中医药出版社
·北京·

图书在版编目（CIP）数据

黄元御伤寒解 /（清）黄元御著；孙洽熙主编. —北京：中国中医药出版社，2012.6（2024.11重印）

（黄元御医书精华）

ISBN 978 - 7 - 5132 - 0836 - 9

Ⅰ.①黄… Ⅱ.①黄… ②孙… Ⅲ.①《伤寒论》- 研究 - 中国 - 清代 Ⅳ.①R222.29

中国版本图书馆 CIP 数据核字（2012）第 054240 号

中 国 中 医 药 出 版 社 出 版

北京经济技术开发区科创十三街31号院二区8号楼

邮政编码 100176

传真 010-64405721

保定市西城胶印有限公司印刷

各地新华书店经销

*

开本 880×1230 1/32 印张 14.5 字数 310 千字

2012 年6 月第 1 版 2024 年11月第 12 次印刷

书号 ISBN 978 - 7 - 5132 - 0836 - 9

*

定价 45.00 元

网址 www.cptcm.com

《黄元御伤寒解》
整理委员会

主　　编　孙洽熙

副 主 编　蔡仲逊　员孙卉

编　　委　（以姓氏笔画为序）

王　慧　史　波　孙　峰

李玉宾　郝建梅　洪义刚

曾翔明　谢宏凡

校注说明

　　黄元御（公元 1705～1758 年），名玉路，字元御，一字坤载，号研农，别号玉楸子，山东昌邑人，清代著名医家。黄氏于乾隆十五年（公元 1750 年）"考授御医"，因其医术精湛，而受乾隆帝青睐，亲题"妙悟岐黄"匾额赐之，以示褒奖。黄氏撰著《素问悬解》、《灵枢悬解》、《难经悬解》、《伤寒悬解》、《金匮悬解》、《伤寒说意》、《四圣心源》、《四圣悬枢》、《素灵微蕴》、《长沙药解》、《玉楸药解》、《玉楸子堂稿》（已佚）等医书十二部，《周易悬象》一部，《道德经悬解》一部。黄氏推崇黄帝、岐伯、越人、仲景，尊之为医界四圣，对《内》、《难》、《伤寒》、《金匮》，精研而有深功。

　　黄氏医著，结构严谨，条绪清分，文笔精炼，风格独特，内容宏富。发四圣之微旨，前后融贯，一脉相承，理必《内经》，法必仲景，尊古崇圣之特色，至为鲜明。黄氏自拟方颇多，其立方之旨彰显，遣药简洁，配伍精当，施之临床，多效若桴鼓。《四圣心源》乃黄氏诸书之会极，已首予校注刊行。

　　为使广大读者能够更为深入地研习黄氏医学，我们又整理校注了《素灵微蕴》、《难经悬解》、《伤寒悬解》、《伤寒说意》、《长沙药解》、《玉楸药解》，并两两合编为《黄元御内难解》、《黄元御伤寒解》、《黄元御药解》。其余黄氏医著《素问悬解》、《灵枢悬解》、《金匮悬解》、《四圣悬枢》等，我们将继续整理校注，并修订《黄元御医学全书》。

　　《黄元御伤寒解》为《伤寒悬解》与《伤寒说意》之合编本。世传之《伤寒悬解》版本较多，有道光十二年壬辰（公元 1832 年）阳湖张琦宛邻书屋刻本（以下简称"宛邻本"），咸丰十一年辛酉（公元 1861 年）长沙徐树铭福州刻本（以下简称"闽本"），同治七年戊辰（公元 1868 年）江夏彭器之成都刻本（以下简称"蜀本"），同治八年己巳（公元 1869 年）长沙黄济重庆刻本（以下简称"渝本"），光绪二十年甲午（公元 1894 年）上海图书集成印书局排印书（以下简称"集成本"），公元 1934 年上海锦章书局石印本（以下简称"石印本"）等。"宛邻本"虽刊行较早，刻刊甚精，惜仅存前八卷，非系完本。"闽本"虽刊行稍晚，然系足本，刻刊亦精，可谓善本。此次校注，以"闽本"为底本，其内容不删节，不改编，以保持本书之原貌。补入汉·张机"伤寒杂病论序"，清·张琦"伤寒悬解后序"，以资识其精蕴及版本源流。以"宛邻本"、"蜀本"为主校本。以"集成本"、"石印本"为旁校本。以《伤寒论》（人民卫生出版社 1957 年据明·赵开美翻宋版影印本）为他校本。以《重广补注黄帝内经素问》、《灵枢经》、《难经集注》、《金匮要略方论》之通行本及人民卫生出版社 1990 年出版之《黄元御医书十一种》繁体竖排本、中国中医药出版社 1999 年出版之《黄元御医学全书》

简体横排本为参校本。世传之《伤寒说意》刻本、抄本亦较多，有乾隆年间黄氏得意门生金陵毕武龄（维新）精抄本（以下简称"毕本"），咸丰十一年辛酉长沙徐树铭福州刻本（以下简称"闽本"），同治七年戊辰江夏彭器之成都刻本（以下简称"蜀本"），同治八年己巳长沙黄济重庆刻本（以下简称"渝本"），光绪二十年甲午上海图书集成印书局排印本（以下简称"集成本"），公元 1934 年上海锦章书局石印本（以下简称"石印本"）等。其中"毕本"最为精善，学术价值最高。此次校注，以"毕本"为底本，其内容不删节，不改编，以保持本书原貌。补入清·赵汝毅"伤寒说意跋"，以资识黄氏医书版本源流梗概。以"闽本"、"蜀本"为主校本。他校本、参校本同《伤寒悬解》。校勘以对校、本校、他校为主，酌情运用理校。具体问题的处理，见以下各点。

1. 底本未载之个别字、词、句，无关宏旨者，均不补入，也不出注，以保持该书原貌。系明显脱漏者，原书不动，出注录以校本之文，以供参正。

2. 底本中确系明显之错字、俗字、避讳字，或笔划小误者，如日月混淆，己已巳不分等，均予径改，不出校记。如系底本错讹脱衍，需辨明者，则据校本改正，并出注说明。

3. 黄氏引录他书之文献，多有删节，或缩写改动。凡不失原义者，均置之不论，以保持该书原貌。

4. 书中文义古奥难明之字、词等，予以注释。

5. 凡属难字、僻字、异读字，予以注音。注音采用直音法，即汉语拼音加同音字。

6. 凡属通假字，原文不动，首见出注说明。

7. 生僻难明之成语、典故、古地名等，出注说明其出处、含义、今地名等。

本书编校整理过程中，福田心耕、风马牛鱼、天色以晚、谦明生、晏若然、麻杖、波波菜、跳跳、小树、勇者笑傲、肖童等网友参与点校并给予诸多支持，在此一并表示感谢！

孙洽熙

2012 年 3 月 1 日于西安市中医医院

黄元御伤寒解

校注说明

目 录

伤 寒 悬 解

伤寒杂病论序 ·················· 3

伤寒悬解自序 ·················· 5

伤寒悬解后序 ·················· 7

卷首 ························· 11

仲景微旨 九章 ················ 11

寒温异气 ·················· 11

传经大凡 ·················· 12

解期早晚 ·················· 13

寒热死生 ·················· 14

营卫殊病 ·················· 14

六经分篇 ·················· 15

六气司令 ·················· 16

一气独胜 ·················· 17

篇章次第 ·················· 17

卷一 ························· 19

脉法上篇 三十一章 ··········· 19

脉法上篇提纲 ··············· 20

卷二 ‥‥‥‥‥‥‥‥‥‥‥‥‥‥‥‥‥‥‥‥ 39

　　脉法下篇五十二章 ‥‥‥‥‥‥‥‥‥‥‥ 39

　　　脉法下篇提纲 ‥‥‥‥‥‥‥‥‥‥‥‥‥ 39

卷三 ‥‥‥‥‥‥‥‥‥‥‥‥‥‥‥‥‥‥‥‥ 65

　　太阳经上篇五十三章 ‥‥‥‥‥‥‥‥‥‥ 65

　　　太阳本病 ‥‥‥‥‥‥‥‥‥‥‥‥‥‥‥ 65

　　　总提纲共三章 ‥‥‥‥‥‥‥‥‥‥‥‥‥ 67

　　　太阳中风十五章 ‥‥‥‥‥‥‥‥‥‥‥‥ 70

　　　太阳伤寒九章 ‥‥‥‥‥‥‥‥‥‥‥‥‥ 77

　　　太阳风寒双感证四章 ‥‥‥‥‥‥‥‥‥‥ 82

　　　太阳伤寒大青龙证二章　太阳入阳明去路 ‥ 86

　　　太阳伤寒小青龙证三章　太阳入太阴、少阴去路 ‥ 88

　　　太阳伤寒白虎证四章　太阳入阳明去路 ‥ 90

　　　太阳风寒五苓散证三章　太阳入太阴去路 ‥ 92

　　　太阳伤寒抵当证四章　太阳入阳明去路 ‥ 95

　　　太阳传经五章 ‥‥‥‥‥‥‥‥‥‥‥‥‥ 98

　　　太阳解期一章 ‥‥‥‥‥‥‥‥‥‥‥‥‥ 101

　　卷四 ‥‥‥‥‥‥‥‥‥‥‥‥‥‥‥‥‥‥ 102

　　太阳经中篇五十六章 ‥‥‥‥‥‥‥‥‥‥ 102

　　　太阳坏病 ‥‥‥‥‥‥‥‥‥‥‥‥‥‥‥ 102

　　　提纲二章 ‥‥‥‥‥‥‥‥‥‥‥‥‥‥‥ 103

　　　太阳坏病入阳明去路十五章 ‥‥‥‥‥‥‥ 104

　　　太阳坏病入太阴去路二十一章 ‥‥‥‥‥‥ 111

　　　太阳坏病入少阴去路十七章 ‥‥‥‥‥‥‥ 123

　　　太阳坏病入厥阴去路一章 ‥‥‥‥‥‥‥‥ 131

　　卷五 ‥‥‥‥‥‥‥‥‥‥‥‥‥‥‥‥‥‥ 132

　　太阳经下篇二十五章 ‥‥‥‥‥‥‥‥‥‥ 132

　　　太阳坏病结胸痞证 ‥‥‥‥‥‥‥‥‥‥‥ 132

黄元御伤寒解

目录

提纲一章 ··· 132

太阳坏病结胸证十二章 ··································· 134

太阳坏病痞证十二章 ····································· 141

卷六 ··· 151

阳明经上篇五十章 ··································· 151

阳明实证 ··· 151

提纲二章 ··· 152

外证五章 ··· 153

来路四章 ··· 155

阳明经病腑病汗下总纲一章 ······················· 157

阳明经病七章　腑病连经 ··························· 158

阳明腑病二十七章 ····································· 161

阳明瘀血证三章 ··· 174

阳明解期一章 ··· 175

卷七 ··· 176

阳明经下篇三十三章 ······························· 176

阳明虚证　阳明入太阴去路 ······················· 176

提纲一章 ··· 177

卷八 ··· 192

少阳经上篇二十二章 ······························· 192

少阳本病　腑病脏病连经 ··························· 192

提纲一章 ··· 193

少阳传经三章 ··· 203

热入血室三章 ··· 205

少阳解期一章 ··· 206

卷九 ··· 207

少阳经下篇十六章 ··································· 207

少阳坏病 ··· 207

黄元御伤寒解

目录

提纲一章 ························· 207

少阳坏病入阳明去路八章 ········· 208

少阳坏病入太阴去路二章 ········· 213

少阳坏病结胸痞证五章 ·········· 214

卷十 ······························ 218

太阴全篇十七章 ················ 218

太阴脏病 ····················· 218

提纲一章 ····················· 219

太阴解期一章 ················· 227

卷十一 ···························· 228

少阴经全篇四十六章 ············ 228

少阴脏病 ····················· 228

提纲一章 ····················· 229

少阴亡阳死证六章 ············· 244

少阴阳回不死证四章 ··········· 245

土盛水负证五章 ··············· 247

少阴中风欲愈一章 ············· 250

少阴解期一章 ················· 250

卷十二 ···························· 251

厥阴经全篇五十章 ·············· 251

厥阴脏病 ····················· 251

提纲一章 ····················· 252

厥阴阳绝死证七章 ············· 266

厥阴阳回不死证十二章 ········· 269

厥阴解期一章 ················· 273

卷十三 ···························· 274

伤寒类证三十六章 ·············· 274

温病一章 ····················· 274

黄元御伤寒解

目录

痓病五章 ·················· 277

湿病九章 ·················· 278

暍病三章 ·················· 283

霍乱十一章 ················ 284

差后劳复六章 ·············· 289

阴阳易一章 ················ 292

卷十四 ···················· 294

汗下宜忌五十一章 ············ 294

汗下 ····················· 294

不可汗十八章 ·············· 294

不可下十六章 ·············· 300

不可汗下四章 ·············· 306

可汗一章 ················· 309

可吐三章 ················· 309

可下九章 ················· 310

卷末 ······················ 314

附王叔和《伤寒例》 ········· 314

伤寒说意

伤寒说意自叙 ················ 331

卷首 ······················ 334

六经解 ···················· 334

六气解 ···················· 337

营卫解 ···················· 339

风寒解 ···················· 341

传经解 ···················· 342

黄元御伤寒解

目录

· 5 ·

里气解 ································· 344

卷一 ································· 346

风寒原委 ····························· 346

太阳经 ······························· 349

  提纲 ······························· 349

  太阳中风桂枝汤证 ·············· 349

  太阳伤寒麻黄汤证 ·············· 350

  太阳风寒两感桂麻各半汤证 ········ 350

  太阳风寒大青龙汤证 ············· 352

  衄血 ······························· 353

  太阳伤寒小青龙汤证 ············· 353

  太阳风寒白虎汤证 ·············· 354

  太阳伤寒五苓散证 ·············· 355

  太阳风寒抵当汤证 ·············· 357

  太阳传经 ······················· 358

卷二 ································· 359

太阳经坏病 ························· 359

  提纲 ······························· 359

  太阳坏病入阳明腑证 ············· 359

  太阳坏病入太阴脏证 ············· 363

  太阳坏病入少阴脏证 ············· 369

  太阳坏病入厥阴脏证 ············· 374

卷三 ································· 375

太阳经坏病结胸痞证 ··············· 375

  提纲 ······························· 375

  太阳坏病结胸证 ················· 376

  太阳坏病痞证 ··················· 380

卷四 ································· 386

黄元御伤寒解

目录

阳明经 ································· 386

　提纲 ································· 386

　阳明初病葛根汤证 ··········· 386

　阳明腑证 ······················· 388

　下期 ···························· 389

　下证 ···························· 389

　急下三证 ······················· 390

　亡津便燥 ······················· 391

　瘀血 ···························· 392

　热入血室 ······················· 392

卷五 ································· 393

阳明经虚证 ······················· 393

　提纲 ···························· 393

　阳明入太阴证 ··················· 393

　三阳合病发黄 ··················· 399

　阳明少阳合病 ··················· 399

卷六 ································· 401

少阳经 ····························· 401

　提纲 ···························· 401

　少阳小柴胡汤证 ··············· 401

　少阳连太阳经证 ··············· 402

　少阳入阳明腑证 ··············· 403

　经腑双结 ······················· 405

　少阳传里 ······················· 406

　热入血室 ······················· 406

卷七 ································· 408

少阳经坏病 ······················· 408

　提纲 ···························· 408

　少阳坏病入阳明证 ··········· 408

少阳坏病入太阴证 ……………………………… 411

少阳坏病结胸痞证 ……………………………… 412

卷八 ……………………………………………… 414

太阴经 ………………………………………… 414

提纲 ………………………………………… 414

痛满吐利 …………………………………… 414

太阴四逆汤证 ……………………………… 415

腹痛腹满 …………………………………… 416

发黄 ………………………………………… 417

卷九 ……………………………………………… 419

少阴经 ………………………………………… 419

提纲 ………………………………………… 419

少阴连太阳经证 …………………………… 419

误汗亡阳 …………………………………… 420

少阴里证 …………………………………… 420

咽痛 ………………………………………… 421

吐利 ………………………………………… 423

下利 ………………………………………… 424

下利脉微 …………………………………… 425

便脓血 ……………………………………… 426

死证 ………………………………………… 427

阳复 ………………………………………… 427

土胜水负 …………………………………… 428

急下三证 …………………………………… 428

卷十 ……………………………………………… 430

厥阴经 ………………………………………… 430

提纲 ………………………………………… 430

厥阴乌梅丸证 ……………………………… 430

厥热胜复 …………………………………… 432

阴阳消长 ················ 433

阴胜 ·················· 434

泄利 ·················· 435

呕吐 ·················· 436

死证 ·················· 437

阳复 ·················· 437

伤寒说意跋 ············· 439

方剂索引 ·············· 441

黄元御伤寒解

目录

伤寒悬解

伤寒杂病论序①

论曰：余每览越人入虢之诊，望齐侯之色，未尝不慨然叹其才秀也。怪当今居世之士，曾不留神医药，精究方术，上以疗君亲之疾，下以救贫贱之厄，中以保身长全，以养其生。但竞逐荣势，企踵权豪，孜孜汲汲，惟名利是务。崇饰其末，忽弃其本，华其外而悴其内。皮之不存，毛将安附焉？卒然遭邪风之气，婴非常之疾，患及祸至，而方震栗。降志屈节，钦望巫祝，告穷归天，束手受败，赍百年之寿命，持至贵之重器，委付凡医，恣其所措。咄嗟呜呼，厥身已毙，神明消灭，变为异物，幽潜重泉，徒为啼泣。

痛夫！举世昏迷，莫能觉悟，不惜其命，若是轻生，彼何荣势之云哉！而进不能爱人知人，退不能爱身知己，遇灾值祸，身居厄地，蒙蒙昧昧，蠢若游魂。哀乎！趋世之士，驰竞浮华，不固根本，忘躯徇物，危若冰谷，至于是也。

余宗族素多，向余二百。建安纪年以来，犹未十稔，其死亡者三分有二，伤寒十居其七。感往昔之沦丧，伤横夭之莫救，乃勤求古训，博采众方，撰用《素问》、《九卷》、《八十一难》、《阴阳大论》、《胎胪药录》，并平脉辨

伤寒悬解

伤寒杂病论序

证，为《伤寒杂病论》合十六卷。虽未能尽愈诸病，庶可以见病知源，若能寻余所集，思过半矣。

夫天布五行，以运万类，人禀五常，以有五脏，经络腑俞，阴阳会通，玄冥幽微，变化难极，自非才高识妙，岂能探其理致哉！上古有神农、黄帝、岐伯、伯高、雷公、少俞、少师、仲文，中世有长桑、扁鹊，汉有公乘阳庆及仓公，下此以往，未之闻也。观今之医，不念思求经旨，以演其所知，各承家技，终始顺旧。省疾问病，务在口给，相对斯须，便处汤药。按寸不及尺，握手不及足，人迎趺阳，三部不参，动数发息不满五十，短期未知决诊，九候曾无仿佛，明堂阙庭，尽不见察，所谓窥管而已。夫欲视死别生，实为难矣！

孔子云：生而知之者上，学则亚之，多闻博识，知之次也。余宿尚方术，请事斯语。

汉长沙太守南阳张机仲景撰

伤寒悬解自序

　　玉楸子涤虑玄①览，游思圹垠，空明研悟，自负古今无双。甲寅②之岁，以误药粗工，委弃试帖。考镜灵兰之秘，诎读仲景《伤寒》，一言不解，遂乃博搜笺注，倾沥群言。纵观近古伤寒之家数十百种，岁历三秋，犹尔茫若，仰钻莫从。废卷长嘘，鲁鄙人之为闭，倪③说之弟子，以不解解之。何者？固不可解也，是殆亦不可解矣。

　　丁巳④仲春，此心未已，又复摊卷淫思。日落神疲，欹⑤枕假寐，时风静月白，夜凉如水，素影半床。清梦一肱，华胥⑥初回，恍然解矣。然后知群公著述，荒浪无归，彼方且涉泽迷津，披榛罔路，何以引我于康庄也！

　　吾闻适秦者，立而至，有车也，适楚越者，坐而至，有舟也。今适秦之车且东其辕，适越之舟或北其首，虽风利而马良，终身不至矣。然则古圣之书，晦于训诂者固多，

---

　　① 玄　原作"元"，避清圣祖玄烨讳，今正之。下同。
　　② 甲寅　清雍正十二年甲寅，即公元 1734 年。
　　③ 倪　使也。
　　④ 丁巳　清乾隆二年丁巳，即公元 1737 年。
　　⑤ 欹　通"倚"，斜靠着。
　　⑥ 华胥　梦境也。

而后人之心，误于笺疏者不少也。

伊时拟欲作解，年岁贸迁，日月躔①迫，腹稿荒残，零落不遒。乾隆戊辰②，以事滞阳丘，宾于刘氏荒斋。北枕长河，南瞩崇山，修树迷空，杂花布地，爱此佳胜，低徊留之，乃有著作斐然之志。于是掩关静拱，据梧凝思，灵台③夜辟，玄钥晨开，遂使旧疑雾除，宿障云消，蚌开珠露，沙落金呈。十载幽思，三月而就，起于春暮，成于秋始，时七月初三也。

乃玄草甫成，二毛生鬓，感念此生，于邑增怀。昔蔡刚成欲以四十之年，跃马疾驰，以就当世之业。今春秋四十四年矣，岁月不居，时节如流，不获以未衰之身，小有建立。方枯心于尺素之中，殚精于寸管之内，日薄途修，行自慨也。

然文信④不迁，《吕览》弗著，西伯非囚，《周易》何传，是巴蜀乃不韦之乐地，羑里⑤为文王之吉宅也。仆也，爱此两书，不敢续尾，今日顿启灵源，成兹玄构，虽不能媲美前哲，要亦可备一家之言也。

嗟乎！仲景著书，几何年矣，而千载尘封，迄无解者。今日之作，纵尔敝精劳神，不得已也。

昌邑黄元御

---

① 躔（chán 蟾） 流逝也。
② 戊辰 乾隆十三年戊辰，即公元 1748 年。
③ 灵台 心也。
④ 文信 指文信侯，吕不韦封号。
⑤ 羑（yǒu 友）里 古地名，在今河南省汤阴县北。商纣王囚周文王于此。

伤寒悬解后序

　　余少读仲景书，叹其博大精简，囊括蕃变，轩岐而后，道具于此。而章次凌杂，多所难通，研索传注，考证典册，意旨各异，端绪莫寻。后得黄氏元御《伤寒悬解》，纲领振举，条理综贯，积疑尽释，豁然遂通。乃知先代遗作，淆乱者多，不有彻识，未易致理也。

　　夫时代变迁，经典彫敝，岁月辽远，章句疏残，况在医籍，珍之者鲜。仲景之书，成自建安，下逮泰始①，已数十载，其间海内多故，兵燹丛集，叔和搜采，已乏原书，抬掇方论，编治成帙。洎②乎宋代，文理复舛，林氏校正，重有改移，迄今相沿，又数百载。长沙旧简，既不可考，叔和所第，亦失其真，转辗糅杂，歧道纷错，溷③寒热之异候，迷脉络之条分，而欲至绪常昭，真理不晦，岂可得哉！

　　宋元以来，撰著者众，目治所届，亦数十家，瑕瑜互见，纯驳不一，要皆未达玄旨，有乖明述。而放④者为之，复炫逞私智，蔑视古法，考其优劣，判若千里，表其大指，略具数端。简而失精，变而不理，未云笃守，先尚

----

　　①　泰始　晋武帝年号。
　　②　洎（jì冀）　及也。
　　③　溷（hùn混）　乱也。
　　④　放　妄也。

通化，既迷指归，复加损益，此韩祗和、庞安时之为也。朱肱《百问》，未绝纠牵，士瀛《总括》，无所匡定，本之不务，末乃益漓。然而先哲未远，余绪犹存，理真而谨，辞雅而饬，虽无当于至道，犹未越于范围，较诸后起，为可采览。吊诡①承谬，因讹创议，意执而愎，旨偏而固，诬先圣以佐口给，泥病机以就己法，寒热相背，溷于一说，外内显别，并为一方，则刘完素之为也，名虽祖述，实则操戈。马氏宗素，复事发扬，偏厉益甚，去道愈远，破析规矩，隳②坏法纪，流荡不返，谲异无制。以古方为不可用，以成法为不必拘，奇偶莫解，而立冲和之汤，缓急未娴，而肆车槌之杀，则陶华为尤悖焉。至于一管乍睹，演为秘典，寸智甫辟，自鸣专家，率尔著书，剽窃成帙，或略而弗具，或冗而徒繁，纷纷纭纭，复以十计，本非独见，无可指称。盖自河间泻火，大义已失，节庵劫夺，斯道遂亡。而推其沿误之由，原于篇次之紊，使真本具在，则邪说自消。而诸子詹詹，惟事立异，厘正之业，略不究心。

　　降及元明，王履始有脱文之疑，方有执始发错简之辨，皆寻求原委，排比事类，剖析章句，更定篇目，国朝喻昌，承而阐之，其说乃振。顾妄欲删削，王失之愚，未能会通，方失之陋，通评所诣，喻氏为优。然而择焉不精，私心自役，虽亦力辟迷途，探索真宰，以云美善，瞠乎后焉。

　　若乃游神千载之上，宅心万变之内，以意逆志，以

---

① 吊诡　怪诞也。
② 隳（huī灰）　毁坏，崩毁。

伤寒悬解

伤寒悬解后序

理证道，会立言之微旨，揭作者之至意，导巨源之千派，掣棼①绪之众丝，智独析乎微芒，憾不留乎毫发，则震古铄今，未有如黄氏之盛者也。黄氏之学，博究天人，钩致深远，而于是书，尤为精赡②。振坠绪于已绝，辨众惑于方竞，洵足维持玉册，彰显灵兰，剔弊反经，厥善有四。提挈阴阳，界画经纬，二气殊感，而应以营卫，六经递及，而统以巨阳，腑脏未入，则总解于经，风寒杂侵，则不越乎表。正始受之道，辟直中之误，善一也。聚讼之盛，莫若传经，为顺为逆，家执其承，或循或越，人异其说，是皆以腑为经，混传于人，未彻大旨，误解病情。夫部分相比，若堂室之毗连，表里攸悬，犹高卑之殊致，安能舍共由之户而遽窥内寝之门，捐拾级之阶而立连乃冈之顶，于是发腑脏传入之理，究阴阳衰盛之义。阳盛入腑，阴盛入脏，方其半入，则经腑相连，及其全归，则阴阳偏厉。启秘奥于片语，息横议于立谈，善二也。太阳为宰，少阳为枢，故于二经，各标坏病。经邪淹久，复加误治。病热转变，非复本经，自此而入正阳为胃实，归三阴为脏寒，随证处方，因逆为治，而昧者不察，仅割单词，以为方法，缺如略而不论。不知救败之法，备于诸策，失治之候，详于各篇。一经编第，灿若眉列，判阴阳之去路，著腑脏之发源，善三也。阳明虚证，终古不分，少阴急下，千秋未彻。阳消阴长，胃有转变之机，土燥水竭，肾有沦亡之候。理涉疑似，必究其精，义存隐显，独得其是，凡诸

---

① 棼　乱也。
② 赡　宏富也。

病状，剖抉无遗。浚久没之巨川，薙①丛生之枳棘，长波注海，经千折而靡停，周道如砥，历九轨而无阻，善四也。

呜乎！仲景著书，已历千载，至于黄氏，始得其传。今去黄氏，又百年矣，海内之大，岂乏良艺，而沉沦岁月，厥用未彰。且或诋其谬，或讥其妄，或束而不观，或闻而大笑。岂入主已甚，不可复动，抑驳议过激，反以取憎耶！

虽然，删订之业，历万古而常昭，《太玄》之作，经几传而后著。百世不惑，以俟圣人，十室之邑，必有忠信，遗编未泯，则来哲难诬。爰是钩校刊布，以永其传，略举利弊，以告观者。庶几自献所得，不事缄秘，白诸同志，以资商榷焉。苟长沙绝学，未欲沦丧，天挺才智，必有赏之者。千载匪②遥，跂俟云尔。

道光十二年秋八月阳湖张琦

---

① 薙（tì 替）　割除也。
② 匪　通"非"。

卷首

伤寒悬解

仲景微旨 九章①

寒温异气

伤寒温病，各不同气。《素问·生气通天论》：阴阳之要，阳密乃固。阳强不能密，阴气乃绝，因于露风，乃生寒热，是以冬伤于寒，春必病温。"金匮真言论"：精者，身之本也，故藏于精者，春不病温。冬伤于寒，即冬不藏精之变文也。阳生于春而长于夏，收于秋而藏于冬，冬时地下之温暖者，阳气之密藏也。人于此际，宜顺天时，以藏阳气。蛰藏者，肾精之职，精密则阳藏矣。冬不藏精，阳气疏泄，天当极寒之际，人行盛暑之令，相火炎蒸，精液消亡，是谓冬伤于寒。此缘冬时肾精不秘，阳飞火腾，伤其寒水蛰②藏之令气，非感冒寒邪，冬时不病也。一交春夏，木火司气，内热愈增，偶因风露侵伤，郁其内热，则为温病。春为温病，夏为热病，时令不同，名目虽殊，实一证也。病因外感而根原内伤，感在经络而伤在脏腑，故病传三阳即内连三阳之腑，病传三阴即内连三阴之脏。在脏在腑，

---

① 九章　原脱，诸本均同，据目录补。
② 蛰　原作"热"，形近之误，据宛邻本、集成本改。

但热无寒，以其原有内热，因表郁而里发也。六日经尽，则脏腑经络表里皆热，故曰三阴三阳，五脏六腑，皆受病也。《素问·热论》语。

伤寒中风，本无内热，但因风寒外感而发，病在经络，不在脏腑。阳盛而后传阳明之腑，阴盛而后传太阴之脏，其视①温病之热自内发者不同。而病传阳腑则为热，病入阴脏则为寒，名曰病入，实里气之自病也。其视温病之表里皆热者亦不同也。

叔和混热病于伤寒，叔和叙例，引"热病"之文以释《伤寒》，寒热始混。遂启后来传经为热之讹，注《伤寒》者数十百家，无不背仲景而遵叔和。一论之误，遗祸千古，此虽叔和之谬，而实后人之愚。仲景《伤寒》，昭如日星，后人一字不解，无怪其狐惑于邪说也。仲景而后，医法失传，非第②伤寒，杂病亦尔③。祖派已讹，孙支愈谬，庸妄接踵，不可胜数也。

传经大凡

伤寒传经，一日太阳，二日阳明，三日少阳，四日太阴，五日少阴，六日厥阴。日传一经，亦与温病相同。所谓发于阳者七日愈，发于阴者六日愈，一定之数也。六日经尽，邪退正复，汗出而解，伤寒之常。其与温病不同者，温病邪感于经络，而热生于脏腑，伤寒中风，原无里邪，不必定传脏腑。阳旺而后传腑，阴旺而后传脏，名曰传腑传

----

① 视　比也。
② 第　但也。
③ 尔　犹如此也。

脏，实脏腑之自病也。此不同也。

太阳经所谓伤寒一日，太阳受之，脉若静者，为不传，此不传三阴之脏也。伤寒二三日，阳明、少阳证不见者，为不传，此不传阳明之腑也。"少阳篇"所谓伤寒三日，少阳脉小者，欲已也，此不传阳明之腑也。伤寒三日，三阳为尽，三阴当受邪，其人反能食不呕，此为三阴不受邪，此不传三阴之脏也。

伤寒中风，不传脏腑则有之，无不传经之理。程氏①以为伤寒不传经，果不传经，则仲景所谓发于阳者七日愈，发于阴者六日愈，太阳病，头痛至七日以上自愈者，以行其经尽故也诸语，不尽相刺缪②乎？人之里气无亏，二三日内，或经传阳明而汗解，或经传少阳而汗解，亦偶尔见之，此不过千百之十一，未可以概寻常伤寒之家也。

解期早晚

伤寒六经既尽，自然汗解，其六七日后经尽而不解者，此非阳盛而入腑，即阴盛而入脏也。程氏以为伤寒无定经，而其传其解亦无定日，或从太阳而阳明，或从太阳而少阳，不必捱经，或数日方过阳明，或数日仍在太阳，不必刻期，或从太阳而解，或从阳明而解，不必遍周。此皆入腑入脏之病，而误以为经病，故议论悖缪③如此。

表邪汗解则已，未经汗解，则经热内郁，日积日盛，明日自当传于阳明，后日自当传于少阳，六日六经，必然

① 程氏　指清·程郊倩。
② 刺缪　"刺"，至也。"刺缪"，谬误之至。
③ 悖缪　荒谬。

之事。以六经部次相摧，经热不泄，势必摧经而内传，安有数日犹在太阳，数日方过阳明之理，又安有或从太阳而阳明，或从太阳而少阳之理，更安有或从太阳而解，或从阳明而解之理。惟入腑入脏，则传无定所，解无定期，邪盛则传，正复则解耳。

程氏较伤寒诸家，稍有几微之明，而误以里病为经病，其于病传病解之际，语语悖缪。他如节庵、嘉言辈，则梦魇之人耳。

寒热死生

温病在脏在腑，总是内热，伤寒中风，原无内热，脏腑和平，寒热不偏，营卫不至内陷，故六经既尽，自能汗解。阳盛则腑热内作，从此但热而不寒，阴盛则脏寒里动，从此但寒而不热。入腑入脏，则营卫内陷，死机攸伏，解无定期矣。

阳盛而腑热则吉，其死者，阳亢而失下也，阴盛而脏寒则凶，其生者，阴退而用温也，阳生阴杀，显见之理。后世庸工，乃至滋阴而伐阳，泻火而补水。一临伤寒，先有传经为热之语横塞胸中，至于证脉阴阳，丝毫不解，人随药死，枉杀多矣。

营卫殊病

肝司营血，肺司卫气，营行脉中，卫行脉外，而总统于太阳之一经者，以太阳在六经之表，主一身之皮毛故也。

风则伤卫，卫秉肺金之气，其性清降而收敛，得风邪之疏泄，而卫气愈敛，则营郁而发热。里阳素旺者，多传阳明之腑，里阳非旺，不入腑也。寒则伤营，营秉肝木之气，其性温升而发散，得寒邪之束闭，而营血愈发，则卫郁而恶寒。里阴素旺者，多传太阴之脏，里阴非旺，不入脏也。阴阳均平，不入脏腑，营卫无内陷之路，是以经尽而汗解。

太阴主营，阳明主卫，脾为生血之本，胃为化气之原也。营血之不陷者，太阴之旺，卫气之不陷者，阳明之旺，太阴虚则腑热作而营气陷，阳明虚则脏寒动而卫气陷。卫气陷者，阳复则生，阴胜则死，营气陷者，阴复则生，阳胜则死。阴阳胜复之中，生死攸关，不可不察也。

六经分篇

《伤寒》六经分篇，非皆经病也。

六经之病，总统于太阳一经，其不入脏腑，而但在经脉者，虽遍传六经，而未经汗解，则必有太阳之表证。既有太阳表证，则不拘传至何经，凡在六七日之内者，中风俱用桂枝，伤寒俱用麻黄。此太阳之经病，而实统六经之经病，不须另立六经之法也。惟阳盛亡阴而入阳明之腑，阴盛亡阳而入太阴之脏，他经之里证已作，而太阳之表邪未罢，此在太阳，则为坏病，而在诸经，则为本病。故于太阳，立坏病之门，而于太阳之外，又设诸经之篇。

阳明篇，全言腑病。阳明之经病，如葛根汤证，乃腑病之连经，非第经病也。若桂枝、麻黄二证，则太阳之所统，而复述于阳明者也。

三阴篇，全言脏病。太阴之桂枝、少阴之麻黄细辛、厥阴之麻黄升麻诸证，皆脏病之连经，非第经病也。

少阳篇，半言脏病，半言腑病。少阳居半表半里之中，乃表里之枢机，阴阳之门户，阳盛则入腑，阴盛则入脏。

少阳之经病，如小柴胡汤证，乃脏病腑病之连经，非第经病也。盖其胸胁痞硬，是阳明、太阴①俱有之证，缘其脏腑胀满，壅碍胆经降路，经腑郁迫，故心胁痞硬。而其寒热往来，吐利并作，寒多则太阴病，热多则阳明病，吐多则阳明病，利多则太阴病。若但在少阳之经，而不内连于脏腑，不至如柴胡诸证之剧也。若麻黄一证，则太阳之所统，而复述于少阳者也。

六气司令

人有十二经，仲景《伤寒》但立六经者，从六气也。少阴、少阳、阳明，手经司气，而足经从化者也，厥阴、太阴、太阳，足经司气，而手经从化者也。《伤寒》六经，皆言足经而不言手经，以足经周遍于身，其部大，手经只行两手，其部小。其实两经同气，病则皆病，主②其大者，以概小者，非足病而手安也。诸言四肢厥逆疼痛，则手亦在其内，未尝不病也。

足太阳膀胱以寒水主令，手太阳小肠之火从而化寒，手阳明大肠以燥金主令，足阳明胃之土从而化燥，手少阳三焦以相火主令，足少阳胆之木从而化火，足太阴脾以湿土主令，手太阴肺之金从而化湿，手少阴心以君火主令，足少阴肾之水从而化火，足厥阴肝以风木主令，手厥阴心包之火从而化风，此六经之常也。病则太阳是寒，阳明是燥，少阳是火，太阴是湿，厥阴是风，而惟少阴则不从热化而从寒化。以火胜则热，水胜则寒，病则水能胜火而火不胜水，

---

① 阴　原作"阳"，据蜀本、集成本、石印本改。
② 主　宗也。

故从壬水而化寒，不从丁火而化热也。至于阳明，阳盛则从庚金而化燥，阴盛则从己土而化湿，不皆燥盛也。**阳明上篇，是燥盛者，阳明下篇，是湿盛者。**至于少阳，阳盛则火旺而传腑，阳虚则火衰而传脏，不皆火胜也。

一气独胜

六气和平，则一气不至独胜，诸气败北，一气独胜，故见一腑一脏之病。

阳莫盛于阳明，阴莫盛于少阴，曰阳明之为病，是少阴水负而趺阳土盛者也，曰少阴之为病，是趺阳土负而少阴水胜者也。

土胜水负则为顺，水胜土负则为逆。阳明腑病，是土胜之证，三阴脏病，是水胜之证。燮理①阴阳，补泻水土之奥，仲景既没，后世庸工，一丝不解也。

篇章次第

《伤寒》次第，乱于叔和，《伤寒》之亡，亡于次第紊乱而下士不解也。使次第非乱，则《伤寒》虽玄，读之不过二三年，无不解矣。

仆于破裂纷乱之中，条分缕晰，复其次第之旧。纵与仲景篇次未必悉合，然而源委明白，脉络清楚，《伤寒》之理著，仲景之法传矣。

叔和而后，注《伤寒》者数十百家，著作愈多，而《伤寒》愈亡。其中惟郊倩②程氏颇识伤寒、温病之殊，传

---

① 燮理　调和也。
② 倩　原作"蒨"，形近音同之误，据蜀本、集成本、石印本改。

经为热之讹，而于三阴之病，亦稍有解悟，较之前人，可谓庸中矫矫者矣。惜理障①太多，疑丛满腹，其所解者百分之一，至于仲景全理，未始升堂而睹奥也。

伤寒悬解

卷首

① 理障　执于文字，而见理不真之谓。

卷一 伤寒悬解

脉法上篇 三十一章①

微妙在脉，不可不察。《素问》语。凡虚实之变迁，寒热之消长，表里之进退，阴阳之胜复，气机一动，无不形之于脉。而太阴行气于三阴，阳明行气于三阳，《素问》语。脏病则取之于寸口，寸口，手太阴之脉，在手大指鱼际之下。腑病则取之于冲阳。冲阳，足阳明之脉，在足次指陷谷之上。寸口在手，冲阳在足，手足之动脉，气原于经络而神通于脏腑。故精于脉者，不饮上池之水，而操隔垣之明。

仲景脉法，大含玄气，纤入无伦，文字隐深，义理奥衍②，较之六经病证，更为难解，所谓微妙而玄通③也。《吕览》④有言：精而熟之，神将告之，非神将告之也，精而熟之也。精熟仲景脉法，游心⑤于虚静之宇，动指于冲漠⑥之庭，以此测病，亦不啻鬼谋而神告已。

---

① 三十一章　原脱，诸本均同，据目录补。
② 奥衍　高深也。
③ 玄通　精微灵通也。
④ 《吕览》　《吕氏春秋》之别称。
⑤ 游心　留心也。
⑥ 冲漠　恬静虚寂也。

脉法上篇提纲^①

脉气流行，应乎漏刻，呼吸有数，动静无差，是为平脉。一有病作，而浮、沉、迟、数、大、小、滑、涩诸变生焉，乖常失度，偏而不和。始于毫厘之参差，成于度量之悬隔。

仲景脉法，自微而著，由始及终，精粗悉具，洪纤毕陈，可谓法全而意备矣。而其变化纷纭，绝态殊状，总不出此一章中。盖下穷其委，而此约其要也。

脉法一^②

问曰：脉有三部，阴阳相乘，营卫气血，在人体躬^③，呼吸出入，上下于中，因息游布，津液流通，随时动作，效象形容，春弦秋浮，冬沉夏洪。察色观脉，大小不同，一时之间，变无常经。尺寸参差，或短或长，上下乖错，或存或亡，病辄改移，进退低昂。心迷意惑，动失纪纲，愿为具陈，令得分明。

脉有三部，寸关尺也。阴阳相乘，阴盛则乘阳位，阳盛则乘阴位也。呼吸出入，上下于中，呼出为上，吸入为下也。因息游布，津液流通，脉因气息之呼吸而游布于周身，脉行则津液流通于上下也。随时动作，效象形容，脉随四时动作，各有其效象而形容之。春弦秋浮，冬沉夏洪，

---

① 脉法上篇提纲　其后原载"脉法一"，诸本均同，据"脉法下篇提纲"文例移于经文"问曰：脉有三部"之前。

② 脉法一　原载前文"脉法上篇提纲"之后，据"脉法下篇提纲"文例移。

③ 体躬　犹言身体也。

伤寒悬解

卷一

正形其四时之象也。察色观脉，大小不同，察其色而观其脉，脉有大小之不同也。一时之间，变无常经，脉变之速，无一定也。尺寸参差，或短或长之不同，上下乖错，或存或亡之各异，病辄随之改易，进退低昂于此生焉。此中心迷意惑，动失纪纲，愿为具陈其意，令得分明也。

师曰：子之所问，道之根源。脉有三部，尺寸及关，营卫流行，不失铢分，出入升降，漏刻周旋。水下百刻，一周循环，当复寸口，虚实见焉。变化相乘，阴阳相干，风则浮虚，寒则牢坚，沉潜水蓄，支饮急弦，动则为痛，数则热烦。设有不应，知变所缘，三部不同，病各异端，太过可怪，不及亦然，邪不空见，中必有奸。当察表里，三部别焉，知其所舍，消息诊看。料度脏腑，独见若神，为子条记，传与贤人。

子之所问，乃医道之根源。脉有三部，尺寸及关也。营卫之流行，有一定之度数，无铢两分寸之差，其出入升降，应乎漏刻，以为周旋。漏水下百刻，乃日之一周，一日之中，自寅至丑，脉气循环五十周，共计八百一十丈，明日寅时初刻，复出于寸口，谓之一大周，脉之虚实大小，俱见于此。其间变化之相乘，阴阳之相干，可得而言也。如中风则脉浮虚，伤寒则脉牢坚①，蓄水则脉沉潜，支饮则脉急弦②，脉动则为痛，脉数则为热烦，此一定之理也。设有不应，知其变易之所由缘，必有其故也。三部之脉，各有所主，其为病不同，脉之太过固可怪，脉之不及亦复然。

----

　　① 牢坚　原作"紧牢"，他本均作"坚牢"，据本章经文、前后文例改。
　　② 急弦　原作"弦急"，据宛邻本、蜀本、集成本、石印本及本章经文乙转。

凡脉邪无空见之理，一见脉邪，中必有奸。审察内外表里之异，上下三焦之别，知其病所舍止在于何处，当消息而诊看之。即①气之度数，而料度脏腑之虚实，独见之明若神，为子条记其详，传与后之贤人。此提脉法之纲，以下各章，申明此义，所谓条条记录者也。

脉法二

师曰：呼吸者，脉之头也。初持脉，来疾去迟，此出疾入迟，名曰内虚外实也。初持脉，来迟去疾，此出迟入疾，名曰内实外虚也。

脉之流行，气鼓之也。一息脉六动，气行六寸。人之经络，六阳、六阴以及任、督、两跷，计长一十六丈二尺。平人一日一夜，一万三千五百息，一日百刻。二百七十息，漏水下二刻，脉行十六丈二尺，是为一周。一万三千五百息，水下百刻，脉行五十周，共计八百一十丈，一日之度毕矣。义详《灵枢》"脉度"、"营气"、"五十营"诸篇。故呼吸者，脉之头也。头犹纲领之谓。医以平人之呼吸，准病②人之迟数，则阴阳虚实见焉。如初持脉，来疾而去迟，来者出也，去者入也，此出疾而入迟也。出者，出于外也，即其出以知其外，入者，入于内也，即其入以知其内，其出疾而入迟，故名曰内虚外实也。初持脉，来迟去疾，此出迟而入疾，故名曰内实外虚也。此明首章呼吸出入之义。

---

① 即　从也。
② 病　原作"疾"，据宛邻本、蜀本、集成本改。

脉法三

寸口脉，浮为在表，沉为在里，数为在腑，迟为在脏。假令脉迟，此为在脏也。

表为阳，里为阴，故表脉浮而里脉沉。腑为阳，脏为阴，故腑脉数而脏脉迟。浮数沉迟，阴阳自然之性也。此审察表里，料度脏腑之义。

脉法四

寸口脉浮而紧，浮则为风，紧则为寒，风则伤卫，寒则伤营，营卫俱伤，骨节烦痛，当发其汗也。

寸口脉浮而紧，病在表也。浮则为中风，紧则为伤寒，以风性浮而寒性紧，所谓风则浮虚，寒则牢坚也。中风则伤卫气，伤寒则伤营血，营卫俱伤，而骨节烦痛，当发汗以解风寒，此桂麻各半之证也。此明审察表里之义。

脉法五

脉浮而大，心下反硬，有热，属脏者，攻之，不令发汗，属腑者，不令溲数，溲数则大便硬。汗多则热愈，汗少则便难。脉迟，尚未可攻。

脉浮而大，是太阳、阳明之脉也，若心下反硬，则有阳明之腑邪也。盖少阳之经，自胃口而行两胁，少阳经气侵逼阳明之腑，腑气壅遏，逆而上行，碍少阳下行之路，经腑郁迫，结于胸胁，故心下痞硬。若腑热伤及脏阴，则攻之，不令发汗。若但是腑热，则攻不必急，而不令其溲数，溲数则其津液亡而大便硬。汗多则营消而热愈增，汗少则腑热郁而大便难，是以不令汗尿，而用攻下。第攻亦有时，脏宜急攻，阳明、少阴急下三证，以缓攻之，则腑热伤及脏阴，不可救矣。腑宜缓攻，而一见脉迟，则内热未实，尚未可攻也。此明料度脏腑之义。

脉法六

师曰：脉肥人责浮，瘦人责沉。肥人当沉今反浮，瘦人当浮今反沉，故责之。

肥人肌肉丰厚，故脉气沉深，瘦人肌肉减薄，故脉气浮浅。沉者浮而浮者沉，是谓反常，反常则病，故责之。

脉法七

跌阳脉紧而浮，浮为气，紧为寒，浮为腹满，紧为绞痛，浮紧相抟，肠鸣而转，转即气动，膈气乃下。少阴脉不出，其阴肿大而虚也。

跌阳，足阳明，脉动冲阳、气冲、人迎、大迎，冲阳在足跌上，故谓之跌阳。跌阳脉紧而浮，浮为气逆，紧为气寒。以土位居中，在于浮沉之间，脉不应浮，浮则为胃气之逆，土性和缓，脉不应紧，紧则为胃气之寒。胃主降浊，胃逆脉浮，则胃气壅塞，浊气不降，是以腹满。胃主受盛，胃寒脉紧，则胃气逼窄①，木邪迫侵，故为绞痛。浮紧相合，肠鸣而转，转则滞气②行动，膈间痞塞之气乃下。及其寒邪冲突，后注魄门，而为泄利，则满痛稍减。顷而

---

① 窄　迫也。
② 滞气　原作"气滞"，诸本均同，据上下文义乙转。

寒凝气滞，痛满又作，此因于肾阳之虚也。若少阴脉出，则肾阳续复，少阴脉不出，则肾阳渐①灭，其阴器必肿大而虚也。缘水寒木郁，陷而不升，故阴器肿大。肝主筋，前阴②者，诸筋之宗也。足少阴脉动太溪、阴谷，太溪在内踝后，阴谷在膝后腘中内侧。

脉法八

少阴脉不至，肾气微，少精血，奔气促迫，上于胸膈，宗气反聚，血结心下，阳气退下，热归阴股，与阴相动，令身不仁。此为尸厥，当刺期门、巨阙。

少阴肾脉不至，则肾气微弱，而少精血。肾中阴气逆奔，促逼清道，上于胸膈。胸中宗气为肾阴所迫，反聚而不散，气聚则血凝，故血结心下。血结而遏其清阳，不得上奉，故阳气退下。肝气不达，郁而生热，归于阴股，与下之阴气，两相郁动，令身不仁。身之所以灵觉者，以清阳之升发也，今结血迷心，清阳沦陷，故身无知觉而不仁也。此为尸厥，《史·扁鹊传》：虢太子病尸厥，即此。当刺厥阴之期门，任脉之巨阙，下泻阴股之郁热，上通心下之结血，令其清阳上达，神气通畅，则明白如初矣。

脉法九

趺阳脉微而紧，紧则为寒，微则为虚，微紧相抟，则为短气。少阴脉弱而涩，弱者微烦，涩者厥逆。

---

① 渐 尽也。
② 阴 原作"筋"，诸本均同，音近之误，据上文"阴器肿大"改。

趺阳脉微而紧，紧则为胃气之寒，微则为胃气之虚。微紧相合，虚而且寒，浊阴凝塞，清气不升，则为短气。胃气虚寒，肾阳必败，少阴脉弱而涩，弱则血虚而微烦，涩则血寒而厥逆也。

脉法十

趺阳脉不出，脾不上下，身冷肤硬。

趺阳脉不出，胃气虚败，则脾不运行，中脘滞塞，不能上下升降，故身冷肤硬。以阳虚不能外达，无以温分肉而柔肌肤也。

脉法十一

趺阳脉滑而紧，滑者胃气实，紧者脾气强，持实击强，痛还自伤，以手把刃，坐作疮也。

趺阳脉滑而紧，滑者胃气之实，紧者脾气之强，一实一强，两者不和，必至相击。持胃气之实，击脾气之强，强不受击，则痛还自伤，譬之以手抱刃自伤，坐作金疮也。此阴阳相干之义，乃太过不及之可怪者。

脉法十二

趺阳脉沉而数，沉为实，数消谷，紧者，病难治。

趺阳脉沉而数，沉为内实，数则消谷，是胃阳之盛者也。设使兼紧者，则病为难治矣。紧者，阳为邪郁而不达也。风寒外束，甲木郁迫，故见紧象。

脉法十三

趺阳脉大而紧者，当即下利，为难治。

趺阳脉大而紧者，胃阳为胆经所郁，不能容纳水谷，当即下利，此为难治。*汗下宜忌篇：脉大而紧者，阳中有阴也，当下之，宜大承气汤，即此证也。*

脉法十四

寸口脉阴阳俱紧者，法当清邪中于上焦，浊邪中于下焦。清邪中上，名曰洁也，浊邪中下，名曰浑也。阴中于邪，必内栗也，表气微虚，里气不守，故使邪中于阴也。阳中于邪，必发热头痛，项强颈挛，腰痛胫酸，所为[①]阳中雾露之气。故曰清邪中上，浊邪中下。阴气为栗，足膝厥冷，溺便妄出。表气微虚，里气微急，三焦相溷，内外不通。上焦怫郁，脏气相熏，口烂食[②]断也。中焦不治，胃气上冲，脾气不转，胃中为浊，营卫不通，血凝不流。若卫气前通者，小便赤黄，与热相抟，因热作使，游于经络，出入脏腑，热气所过，则为痈脓。若阴气前通者，阳气厥微，阴无所使，客气内入，嚏而出之，声嗢咽塞，寒厥相逐，为热所壅，血凝自下，状如豚肝。阴阳俱厥，脾气孤弱，五液注下，下焦不阖，清便下重，令便数难，脐筑湫[③]痛，命将难全。

寸口脉尺寸俱紧者，此有外邪之迫束也。寸紧者，法

---

① 为（wèi 位） 通"谓"。
② 食 蚀也。
③ 湫（qiū 秋） 凝滞也。

当清邪中于上焦，尺紧者，法当浊邪中于下焦。清邪洁清，名曰洁也，浊邪浑浊，名曰浑也。下焦阴中于邪，必阳气内虚而战栗也。此因表气之微虚，里气之不守，故使邪中于阴部也。上焦阳中于邪，必发热头痛，项强颈挛，腰痛胫酸，所谓阳中雾露之气也。故曰清邪中上，浊邪中下，以其同类之相感召，《金匮》：雾伤于上，湿伤于下，正此意也。

清邪中上，则为内热，浊邪中下，则为内寒，上热下寒，阴阳俱病。而阳病则轻，阴病则重，以邪之清浊不同也。今以浊邪之中下者言之，阴中于邪，内寒而栗，阳不下达，足膝逆冷，气不下摄，便溺妄出。此其表气微虚，故外邪乘袭，不能敛闭，里气亦微，郁作满急，故三焦溷乱，内外不通。

三焦俱病，其状自别。其上焦之怫郁也，热蒸于脏，脏气相熏，口烂食断也。此以上焦外有表邪之感，内有下寒之逼，火郁于上，故证见如此。其中焦之不治也，胃气逆行而上冲，脾气郁陷而不转，胃中为浊气所填，营卫滞塞不通，血因凝而不流。以营卫流行，赖乎中气之运，中气不运，故气血阻隔也。若卫阳前通乎下者，气降于水，则小便赤黄。卫气将通而未通，必郁而为热，卫气与脏中之热相合，卫气所到之处，热亦随之，是因热而作使也。卫与热游于经络，出入脏腑，热气所过，则蒸腐而为痈脓，是卫阳通而热伤于内也。若里阴前通于上者，阳气厥寒而微弱，不能作热，阴无所使。下焦客气之内入于胸膈者，冲动肺气上逆，嚏而出之。出之不及，乃声嗢而咽塞。下焦寒厥攻逐于上，为上热所壅，寒热相抟，前之凝血自下，状如豚肝。阴阳俱致厥逆，浊气不降，清气不升，则脾气孤弱，不能统摄五脏之精液，五液奔注而下泄，是里阴通而寒伤于内也。其下焦之不阖也，清便下重，令便数而艰难，脐上筑起而湫痛。缘清气下陷，则重坠而便数，而寒凝气滞，不能顺下，故便难而腹痛，是其命将难全也。

脉法十五

脉阴阳俱紧者，口中气出，唇口干燥，踡卧足冷，鼻中涕出，舌上苔滑，勿妄治也。到七日以来，其人微发热，手足温者，此为欲解。到八日以上，反大发热者，此为难治。设使恶寒者，必欲呕也，腹内痛者，必欲利也。

表寒外束，脉尺寸俱紧者，寸紧则阳郁而上热，尺紧则阴郁而下寒。上热，故口中气出，唇口干燥，鼻中涕出，舌上苔滑，下寒，故踡卧足冷。如此，勿妄治也。六日经尽，七日以来，而其人微发热，手足温者，是表里之寒退，是为欲解。若到八日以上，反大发热者，是表里之寒俱盛，经阳郁逼而热发也，此为难治。设使恶寒者，表寒外束，胃郁而气逆，必欲呕也。腹内痛者，里寒内凝，脾郁而气陷，必下利也。

脉法十六

脉阴阳俱紧者，至于吐利，其脉犹不解，紧去人安，此为欲解。若脉迟，至六七日，不欲食，此为晚发，水停故也，为未解，食自可者，为欲解。

脉阴阳俱紧者，经迫腑郁，至于吐利，里气松和，病应解也，而脉紧不去，则病必不解。必其脉紧已去，而人安和，此为欲解也。若其紧去而脉迟，至六七日，不欲食，此为晚发，内有水停故也。盖阴盛脉迟，虽时下无病，后必作病，特①发之晚耳。缘水停在内，无不作病之理，故为未解。若紧去而食自可者，是内无停水，为欲解也。

脉法十七

趺阳脉浮而涩，少阴脉如经也，其病在脾，法当下利。何以知之？若脉浮大者，气实血虚也，今趺阳脉浮而涩，故知脾气不足，胃气虚也。以少阴脉弦而浮，才见此为调脉，故称如经也。若反滑而数者，故知当屎脓也。

趺阳脉浮而涩，此阳明脉之失常，而少阴脉之如经也，经即常也。其病应在脾，脾病法当下陷而为利。何以言之？若脉浮而大者，气实而血虚也，此为阳盛，阳盛则脾不病，今趺阳脉不浮大而浮涩，故知脾气不足，胃气之虚也。胃阳虚则脾阴盛，是以脾当下陷而为利。盖阳盛则腑阳主令而脾不用事，故病在胃，阴盛则脏阴司权而胃不用事，故病在脾也。以少阴脉弦而浮，则少阴病，缘水不生木，而木郁于水，故脉见弦浮，是少阴不调之脉也。才见此浮涩，便为调脉，故称如经也。以少阴主藏，敛涩者，藏气之得令也，而涩中带浮，是水温而胎木气也，少阴最调之脉。若反滑而数者，则木郁而生下热，必伤阴分，而便脓血，乃为少阴失常之脉也。

脉法十八

趺阳脉迟而缓，胃气如经也。趺阳脉浮而数，浮则伤

① 特 但也。

胃，数则动脾，此非本病，医特下之所为也。营卫内陷，其数先微，脉反但浮，其人必大便硬，气噫而除。何以言之？本以数脉动脾，其数先微，故知脾气不治，大便硬，气噫而除。今脉反浮，其数改微，邪气独留，心中则饥，邪热不杀谷，潮热发渴。数脉当迟缓，脉因前后度数如法，病者则饥，数脉不时，则生恶疮也。

　　趺阳脉迟而缓，是胃如常也。若趺阳脉浮而数，非复胃家常脉矣，浮则伤胃，数则动脾。以胃为阳明而主降，故数不伤胃，浮则气逆而伤胃，脾为太阴而主升，故浮不动脾，数则阴烁而动脾。趺阳脉本迟缓，今忽见浮数，胃伤而脾动，是何以故？盖此非胃家本病，乃医特下之所为也。

　　若下之而营卫内陷，其数先化为微，脉之浮数者，反但浮而不数，是今之浮而数者，先为浮而微也，其人必大便坚硬，气噫而除。何以知之？本以脾为阴土，数脉最动脾①气，若浮数先为浮微，此不过胃气之气弱，约结不舒，下则粪粒坚小，上则气化凝滞，而脾气未动，则中脘一通，上下皆愈，故知脾气不治，便硬气噫而除，以其上通则下达也。今者脉反浮，而数改其微，是不浮微而浮数，则脾气动矣。脉浮数则邪热独留，熏灼脾阴，心液消耗，心中则饥，心中虽饥，却不消食，缘此为邪热不杀谷，但觉潮热发渴耳。盖数非胃家常脉②，脉当见迟缓，脉乃前后度数如法，出入升降，按乎漏刻，土气冲和，病者则谷消而觉

伤寒悬解

卷一

---

　　① 脾　原作"胃"，诸本均同，据本章经文"数脉动脾"改。
　　② 脉　原作"病"，诸本均同，据本章经文"趺阳脉迟而缓"、上下文义改。

饥，此中气之复，非邪气独留之饥也。若数脉动脾，精血消亡，其害非小，不止热渴而已，当不时而生恶疮也。

脉法十九

寸口脉微而涩，微者卫气不行，涩者营气不足，营卫不能相将，三焦无所仰，身体痹而不仁。营气不足则烦痛口难言，卫气虚则恶寒数欠，三焦不归其部。上焦不归者，噫而吞酢①，中焦不归者，不能消谷引食，下焦不归者，则遗溲。

寸口脉微而涩，微者卫气之不行，涩者营气之不足。营卫者，所以上下回周，以煦濡于三焦者也，营卫俱虚，不能相将而行，则三焦无所仰赖，身体痹着而不仁矣。营气不足，无以滋养筋骨，则烦痛而口难言，卫气虚衰，不能当阳秉令，则恶寒而数欠伸，欠者，开口呵气，阴阳之相引也。日暮阴盛，吸引上焦之阳，阳气虽虚，未至下陷，随引而随升，升则欠作。人将睡时，阳为阴引，欲下而不能下，多作呵欠。义见《灵枢·口问》。于是三焦失养，不归其部。上焦之阳不归，则噫气而吞酢，中焦之阳不归，则不能消谷而引食，下焦之阳不归，则膀胱失约而遗溲。三焦手少阳相火衰微，故见证如此。

脉法二十

跌阳脉浮而芤，浮者卫气虚，芤者营气伤，其身体瘦，肌肉甲错。浮芤相抟，宗气衰微，四属断绝。

---

① 酢（cù 醋）　酸也。

趺阳脉浮而芤，浮者卫气之虚，芤者营气之伤。营卫者，所以熏肤充身而泽毛，卫虚而营伤，故其身体瘦削，肌肉甲错，以其气血衰损而不荣也。营卫化生于水谷，水谷之化气血，其大气之抟而不行者，积于胸中，名曰宗气，以贯心肺而行呼吸。又见《灵枢》。心主营，肺主卫，宗气乃营卫之根本也，今浮芤相合，营卫俱虚，是宗气之衰微也。如是则无以荣养乎四旁，四属断绝，失其所秉也。芤者，脉之中空，失血之诊。

脉法二十一

脉弦而大，弦则为减，大则为芤，减则为寒，芤则为虚，寒虚相抟，此名为革，妇人则半产漏下，男子则亡血失精。

脉弦而大，弦则为减，大则为芤，减则阳气不足而为寒，芤则阴血不充而为虚。寒虚相抟，此名为革，革者，如鼓之皮，外实而内空也。卫统于肺，营藏于肝，卫衰则外减，营衰则内芤。减者，卫衰而气寒也，芤者，营衰而血虚也。气血虚寒，脉如皮革，妇人见此，则半产漏下，男子见此，则亡血失精。以其中气颓败，不能交济水火，水下寒而火上热。水木下陷，则内为虚寒，火金上逆，则外为弦大，金水不藏而木火善泄，故胎堕而经漏，血脱而精遗也。漏下者，非月期而血下，崩如堤防崩溃而水暴流，漏如铜壶漏滴而水续下也。

脉法二十二

寸口脉微而涩，微者卫气衰，涩者营气不足，卫气衰，

面色黄，营气不足，面色青。营为根，卫为叶，营卫俱微，则根叶枯槁而寒栗，咳逆，唾腥，吐涎沫也。

寸口脉微而涩，微者，卫气之衰，涩者，营气之不足。卫生于胃，卫衰则戊土虚而面色黄，营藏于肝，营不足则乙木枯而面色青。营为卫根，卫为营叶，营卫俱微，则根叶枯槁而寒栗，咳逆、唾腥、吐涎诸证皆作，以土败不能生金故也。

脉法二十三

寸口脉微而缓，微者卫气疏，疏则其肤空，缓者胃气实，实则谷消而化水也。谷入于胃，脉道乃行，水入于经，其血乃成。营盛则其肤必疏，三焦绝经，名曰血崩。

寸口脉微而缓，微者卫气之疏，疏则其皮肤空豁而不密致，缓者胃气之实，实则谷消而化水也。《灵枢·津液五别》①：*中热则胃中消谷，肠胃充廓，故胃缓也。*血脉者，水谷之所化生。谷入于胃，布散于外，脉道乃行，水入于经，变化而赤，而血乃成，谷消水化，而入血脉，则营成矣。肺主气，气盛则清凉而收敛，肝主血，血盛则温暖而发散。营为卫根，二气调和，则营不独盛。营血独盛，则血愈温散而气不清敛，汗孔开泄，是以其肤必疏，疏则三焦经络之血尽化汗液，泄于毛皮，是以名曰血崩。所谓夺汗者勿血，夺血者勿汗，汗即血之酝酿而成者也。

---

① 《灵枢·津液五别》 即《灵枢经·五癃津液别》。黄氏于《灵枢悬解》改此篇名。

脉法二十四

寸口脉弱而缓，弱者阳气不足，缓者胃气有余，噫而吞酸，食卒不下，气填于膈上也。

寸口脉弱而缓，弱者阳气之不足，缓者胃气之有余，有余者，胃气上逆，壅满不降。名为有余，实则胃阳之不足也，上脘壅滞，则噫气吞酸，食卒不下，浊气填塞于膈上也。吞酸者，胃气痞塞，乙木不得升达，郁而为酸也。

脉法二十五

寸口脉弱而迟，弱者卫气微，迟者营中寒。营为血，血寒则发热，卫为气，气微者心内饥，饥而虚满，不能食也。

寸口脉弱而迟，弱者卫气之微，迟者营中之寒。营为血，血寒则温气外泄而发热，卫为气，气微则心内空虚而若饥。然阳虚气滞，胃口痞满，虽饥而不能食也。

脉法二十六

趺阳脉伏而涩，伏则吐逆，水谷不化，涩则食不得入，名曰关格。

趺阳脉伏而涩，伏则胃虚，不能化谷而吐逆，涩则胃逆，不能纳谷而食不得入，名曰关格。水谷不化而吐逆，是反胃之病，食不得入而噎塞，是膈噎之病。伏者胃气之郁伏，阳衰于下，故不化谷，涩者胃气之凝涩，阴填于上，故不纳食。

脉法二十七

寸口脉浮而大，浮为虚，大为实，在尺为关，在寸为格，关则不得小便，格则吐逆。

寸口脉浮而大，浮为虚，大为实，既虚而又实者，人身之气，实则清空而虚则痞塞，所谓实则虚而虚则实也。《子华子》[1] 语。盖阴平阳秘，则阳交于阴而不见浮大，阴盛阳虚，则阳泄于外而浮大见焉。其浮者，阳之内虚也，其大者，阳之外实也。此脉在尺，则阳气下陷而为关，在寸，则阴气上逆而为格。关者，阴阂于下，清气沉郁而不升也。肝木一陷，疏泄之令莫行，故不得小便。格者，阳浮于上，浊阴冲塞而不降也。胃土既逆，受盛之官失职，故吐逆也。《灵枢·脉度》：阴气太盛，则阳气不能荣也，故曰关。阳气太盛，则阴气不能荣也，故曰格。以阳气下降而化浊阴，阴气上升而化清阳，清阳升则水利而不癃，浊阴降则谷入而不呕。阴盛于下，致阳陷而不升，故肝气下郁而水不行。阳盛于上，缘阴逆而不降，故胃气上郁而食不下也。

脉法二十八

寸口脉浮大，医反下之，此为大逆。浮则无血，大则为寒，寒气相搏，则为腹鸣。医乃不知，而反饮冷水，令汗大出，水得寒气，冷必相抟，其人即饐[2]。

凡寸口脉浮大，则非里实之证，而医反下之，此为大

---

① 《子华子》　书名，凡二卷，《四库总目》疑为北宋人托名之作，今传本系宋南渡后所刊行。
② 饐（yè 噎）　原作"饐"，《正字通》："饐，饐字之伪"。因改正。

伤寒悬解

卷一

逆。浮则无血，大则为寒，盖里气虚寒，故脉浮而大也。里寒凝涩，则木气冲激，而为腹鸣。医乃不知，以其血寒发热，而反饮以冷水，令汗大出。水得里之寒气，寒冷相合，抟结不散，其人即咽喉噎塞，气闭而食阻也。饐，与噎通，《汉书·贾山·至言》：祝饐在前，祝鲠在后。

脉法二十九

跌阳脉浮，浮则为虚，虚浮相抟，故令气饐，言胃气虚竭也。脉滑则为哕，此为医咎，责虚取实，守空迫血。脉浮，鼻中燥者，必衄也。

跌阳脉浮，浮则为虚，虚浮相合，故令气饐，缘胃气虚竭，则痞塞不通也。若脉滑，则胃气上逆而为哕。此为医工之咎，以浮则为虚，反责其内虚以为实，而下以取之，浮则无血，反守其中空以为满，而汗以竭①之，阳亡阴升，填塞清道，故非噎即哕也。若脉浮，鼻中干燥者，必将为衄，以中虚而气逆，故血随气升而为衄也。

脉法三十

脉浮而大，浮为风虚，大为气强，风气相抟，必成瘾疹，身体为痒，痒者名泄风，久久为痂癞。

脉浮而大，浮则风气之虚，风泄于外也，大为卫气之强，气闭于内也。外风与内气相抟，风外泄而气内闭，营郁不宣，必成瘾疹。盖风性疏泄而气性收敛，风欲泄而气闭之，泄之不透，则营郁而为热。血热外发，则为斑点，

---

① 竭　原作"遏"，诸本均同，形近之误，据上下文义改。

而不能透发，郁于皮腠之内，隐而不显，是为癔疹。癔疹之家，营郁卫闭，欲发不能，则身体为痒。痒者是为泄风，《素问·风论》：外在腠理，则为泄风。泄风者，风之欲泄而不透者也。风不透泄，经血郁热，久而营气蒸腐，则为痂癞。"风论"：风与太阳俱入，行诸脉俞，散于分肉之间，与卫气相干，其道不利，故使肌肉愤䐜而有疡，卫气有所凝而不行，故其肉有不仁也。癞者，营气热腐，其气不清，故使鼻柱坏而色败，皮肤疡溃。风寒客于脉而不去，名曰癞风。肺统卫气而主皮毛，开窍于鼻，是以鼻柱坏而皮肤溃也。

脉法三十一

脉浮而滑，浮为阳，滑为实，阳实相抟，其脉数疾，卫气失度。浮滑之脉数疾，发热汗出者，此为不治。

脉浮而滑，浮为阳，滑为实，阳与实合，脉必数疾，卫气失度。浮滑之脉，加以数疾，再复发热汗出者，阴阳消亡，此为不治。《难经》：脉一呼三至曰离经，四至曰夺精，五至曰死，六至曰命绝，正此浮滑数疾之脉也。

卷二

伤寒悬解

脉法下篇五十二章①

脉理精微，发于上篇，而其名义之纷赜，形象之迁化，诊候之机缄，望切之窍妙，所未详悉者，设为问答，发于此篇。澄心渺虑，传兹奥旨，诚崆峒访道②之仙梯，赤水求珠③之秘渡也。

后世医理无传，半缘脉法不解。仲景脉法，家藏而户收，白首不解，则终身不灵，是胼拇支指④之呼吸不应也，岂仲景传脉之心哉！

脉法下篇提纲

营卫之消息⑤，是不一端，脏腑之乘除⑥，是不一致，支派分别，不可纪极，而溯本穷源，不过阴阳二者而已。诊阴阳之异同，判死生之悬殊。生之与死，孰美孰恶，阴之与阳，孰贵孰贱。解此章之义，则以下诸章决生断死之

---

① 五十二章　原脱，诸本均同，据目录补。
② 崆峒访道　"崆峒"，山名。其处有三，此指今河南临汝县西南，《庄子·在宥》所谓黄帝问道于广成子之所。"崆峒访道"，在此作溯本求源讲。
③ 赤水求珠　"赤水"，神话中之水名。在此喻求索也。
④ 胼拇支指　指生厚茧也。
⑤ 消息　盛衰也。
⑥ 乘除　消长也。

方，起死回生之法，悉具于此矣。

脉法三十二

问曰：脉有阴阳，何谓也？答曰：凡脉大、浮、数、动、滑，此名阳也，脉沉、涩、弱、弦、微，此名阴也。凡阴病见阳脉者生，阳病见阴脉者死。

阳道实，阴道虚。大、浮、数、动、滑者，此名阳也，沉、涩、弱、弦、微者，此名阴也。阳主生，阴主死，阴病见阳脉者，阴盛而阳气之来复也，阳病见阴脉者，阳浮而阴气之内盛也。阳复者生，阴盛者死。

阳贵阴贱，训垂先圣，至妇人女子，皆知人之为阳，鬼之为阴。独至后世医家，反经乱道，贵阴贱阳，庸妄接踵，以误天下。宋元以来，千年之久，遂无一人稍解此理者，何下愚之多而上智之少耶！

脉法三十三

脉有阳结、阴结者，何以别之？答曰：其脉浮而数，不能食，不大便者，此为实，名曰阳结也，期十七日当剧。其脉沉而迟，不能食，身体重，大便反硬，名曰阴结，期十四日当剧。

脉浮而数，不能食，不大便，此为阳实，名曰阳结。阳实而无阴以和之，其气必结，期十七日当剧也。脉沉而迟，不能食，身体重，大便反硬，名曰阴结。阴盛而无阳以和之，其气必结，期十四日当剧也。

阴盛大便当溏，不溏而硬，故谓之反。凡大便秘涩，粪若羊矢者，皆阴结之证也。十七日剧者，火为阳，大衍之数①，地二生火，天七成之②，合而为九，积至二九，为十八日，则火气盛矣。阳性疾，故不及期而剧也。十四日剧者，水为阴，大衍之数，天一生水，地六成之③，合而为七，积至二七十四日，则水气盛矣。阴性迟，故及期而剧也。此言阴阳之大数，不必泥也。

脉法三十四

脉来缓，时一止复来者，名曰结。脉来数，时一止复来者，名曰促。脉阳盛则促，阴盛则结，此为病脉。

曰病脉者，以其阴阳之偏也。

脉法三十五

脉霭霭④如车盖者，名曰阳结也。脉累累如循长竿者，名曰阴结也。脉瞥瞥如羹上肥者，阳气微也。脉萦萦如蜘蛛丝者，阳气衰也。脉绵绵如泻漆之绝者，亡其血也。

脉霭霭郁动，如车盖之升沉者，名曰阳结也。脉累累不平，如循长竿之硬节者，名曰阴结也。脉瞥瞥虚飘，如羹上之油珠者，阳气微也。脉萦萦细弱，如蜘蛛之轻丝者，阳气衰也。脉绵绵断续，如泻漆之频绝者，亡其血也。

脉法三十六

阴阳相搏名曰动，阳动则汗出，阴动则发热。形冷恶

---

① 大衍之数　推演天地之数也。
② 地二生火，天七成之　语出《尚书·洪范篇》。
③ 天一生水，地六成之　语出《尚书·洪范篇》。
④ 霭（ǎi 矮）霭　云集貌。

寒者，此三焦伤也。若脉数见于关上，上下无头尾，如豆大，厥厥动摇者，名曰动也。

阴阳相搏，二气郁勃而动荡，名曰动。阳气动则阳升于阴，卫泄而汗出，阴气动则阴闭于阳，营郁而发热，动虽在阳脉之中，而实阴阳所俱有也。脉动而见形冷恶寒者，此三焦之阳气伤也。若数脉见于关上，上下无头尾，如豆大，厥厥动摇者，此名曰动。动者，气郁于中，不能升降也。

关所以候中焦，关上不动者，中气之治，升降推迁之得政也。盖阴升于寸，则遂其上浮之性，不至为动，阳降于尺，则遂其下沉之性，不能为动，惟阴欲升，脾土虚而不能升，阳欲降，胃土弱而不能降，则二气郁于关上，而见动形。上下无头尾，如豆大，厥厥动摇者，二气虚弱，不能升降之状也。关者，阴阳出入之关，阴自此升而为阳，阳自此降而为阴，此实阴阳升降之枢轴，故曰关，乃中气之所变现也。关上动数，如豆厥厥动摇，上下不至尺寸，此死脉也。

脉法三十七

阳脉浮大而濡，阴脉浮大而濡，阴脉与阳脉同等者，名曰缓也。

寸为阳，尺为阴，尺寸浮大而柔濡，上下同等，不至偏虚，彼此不争，是以安缓也。

脉法三十八

问曰：翕奄沉，名曰滑，何谓也？师曰：沉为纯阴，

翕为正阳，阴阳合和，故令脉滑，关尺自平。阳明脉微沉，饮食自可。少阴脉微滑，滑者，紧之浮名也，此为阴实，其人必股内汗出，阴下湿也。

翕者，浮动之意，脉正浮动，忽然而沉，其名曰滑。沉为纯阴，翕为正阳，阳升于寸则为浮，阴降于尺则为沉，阴阳和合，故令或浮或沉而脉滑。如是者，关尺之脉，必自均平也。关为阴阳之交，浮沉之中，关平则阴阳和合而为滑，尺平则沉而不滑也。关平则滑，尺平则沉，关不平则沉，尺不平则滑。若使关不平，阳明脉微沉，阴气稍盛矣，而未至大盛，食饮犹自可也。尺不平，少阴脉微滑，虽称曰滑，其实乃紧而浮之名也。此为肾家之阴实，不能温升肝木，木气郁动，故令脉滑，非阴阳和合之滑也。肝气郁动于下焦，不遂其发生之性，风木疏泄，其人必股内汗出，阴器之下常湿也。

脉法三十九

脉浮而紧者，名曰弦也。弦者状如弓弦，按之不移也。脉紧者，如转索无常也。

紧为寒脉，伤寒则脉紧，以寒性闭藏而不发也。冬时寒盛，水冰地坼，脉紧之义也。肾主蛰藏，故尺脉沉紧。及关而浮，紧变为弦，便是春木发生之象。弦虽按之不移，然紧中带浮，已非沉紧之形，如转索之不息者矣，上章紧之浮名也，具此弦意。尺本沉紧，而忽然滑者，则不专于沉，兼有浮升之状，是弦见于尺，弦应在关，而见于尺者，木欲升而不能升也，故名滑而不名弦。及其渐升于关，则阴阳相半，浮紧两平，不曰紧曰滑，直名曰弦矣。

脉法四十

问曰：曾为人所难，紧脉从何而来？师曰：假令亡汗若吐，以肺里寒，故令脉紧也。假令咳者，坐①饮冷水，故令脉紧也。假令下利，以胃中虚冷，故令脉紧也。

汗吐伤其胸中之阳，肺寒则脉紧也。咳者，中寒而胃逆，下利者，中寒而脾陷，冷水下利，泻其胃阳，则脉紧也。

脉法四十一

寸口卫气盛，名曰高，营气盛，名曰章，高章相抟，名曰纲。卫气弱，名曰惵，营气弱，名曰卑，惵卑相抟，名曰损。卫气和，名曰缓，营气和，名曰迟，缓迟相抟，名曰沉。

寸口，寸以候卫，卫气盛者，名曰高，卫主气，气盛则崇高也。尺以候营，营气盛，名曰章，营主血，血盛则章显也。高章相合，名曰纲，是诸阳脉之首领也。卫气弱，名曰惵，惵者，恇怯之意，阳弱则恇怯也。营气弱，名曰卑，卑者，柔退之意，阴弱则柔退也。惵卑相合，名曰损，是诸阴脉之削弱者也。卫气和，名曰缓，营气和，名曰迟，缓迟者，是从容之谓，对紧数言也。缓迟②相合，名曰沉。人之元气，宜秘不宜泄，泄则浮而秘则沉。《素问·生气通天论》：阴阳之要，阳密乃固，阴平阳秘，精神乃治。阳藏

---

① 坐　犹缘也。
② 缓迟　原作"迟缓"，据宛邻本、蜀本、集成本及上文"高章、惵卑"乙转。

之机，全在乎土，土运则阴升而阳降也。缓迟者，土气之冲和，土和则中枢运转，阴常升而阳常降也。阳降则根深而不拔，是谓阳密，阳密则脉沉，是阳旺而脉沉，非阴盛而脉沉也。

脉法四十二

寸口脉缓而迟，缓则阳气长，其色鲜，其颜光，其声商，毛发长，迟则阴气盛，骨髓生，血满，肌肉紧薄鲜硬，阴阳相抱①，营卫俱行，刚柔相得，名曰强也。

寸口脉缓而迟，缓为卫盛，缓则阳气长进，其色鲜明，其颜光润，其声清越，其毛发修长，迟为营盛，迟则阴气盛盈，骨髓滋生，血海充满，肌肉紧薄鲜硬。如是则阴阳相抱而不离，营卫俱行而无阻，是刚柔之相得，名曰强也。

脉法四十三

问曰：经说脉有三菽、六菽重者，何谓也？师曰：脉，以指按之，如三菽之重者，肺气也，如六菽之重者，心气也，如九菽之重者，脾气也，如十二菽之重者，肝气也，按之至骨者，肾气也。假令下利，寸口、关上、尺中悉不见脉，然尺中时一小见脉再举头者，肾气也。若见损脉来至，为难治。

三菽、六菽数语，《难经·五难》之文。脉病人，以指按之，如三菽之重者，肺气也，如六菽之重者，心气也，肺主皮，心主脉，其脉俱浮也。如九菽之重者，脾气也，

---

① 抱　原作"抟"，据宛邻本、蜀本、集成本、石印本改。

脾主肉，脉在浮沉之间也。如十二菽之重者，肝气也，按之至骨者，肾气也，肝主筋，肾主骨，其脉俱沉也。肺心为阳，肝肾为阴，假令下利，阴病也。寸口、关上、尺中悉不见脉，阳气脱也。然尺中时一小见脉再举头者，肾气也，肾气未绝，犹可治。若再见损脉来至，便为难治。损脉者，迟脉也，《难经》：一呼一至曰离经，二呼一至曰夺精，三呼一至曰死，四呼一至曰命绝，此损之脉也。

脉法四十四

问曰：东方肝脉，其形何似？师曰：肝者，木也，名厥阴，其脉微弦，濡弱而长，是肝脉也。肝病自得濡弱者，愈也。假令得纯弦脉者，死。何以知之？以其脉如弦直，此是肝脏伤，故知死也。

肝者，木也，居东方，其位在左，经名厥阴，其脉微弦，濡弱而长，是肝脉也。肝病自得濡弱者，是有胃气，故愈。假令得纯弦脉者，无胃气也，故死。何以知之？以其脉如弓弦之直，此是肝脏之伤，不得土气之滋荣，故知死也。《素问·平人气象论》：平肝脉来，濡弱招招，如揭长竿，曰肝平，死肝脉来，急益劲，如新张弓弦，曰肝死，正此意也。

脉法四十五

南方心脉，其形何似？师曰：心者，火也，名少阴，其脉洪大而长，是心脉也。心病自得洪大者，愈也。假令脉来微去大，故名反，病在里也。脉来头小本大，故名覆，病在表也。上微头小者，则汗出，下微本大者，则为关格

不通，不得尿。头无汗者，可治，有汗者，死。

心者，火也，居于南方，其位在上，经名少阴，其脉洪大而长，是心脉也。心病自得洪大者，是心火得令，故愈。火，阳也，阳位于外而根于内，假令脉来微而去大，来者主里，去者主表，是外实而内虚也，故名反，此病在里也。脉来头小而本大，本来主里，头去主表，是内实而外虚也，故名覆，此病在表也。或表或里，所不洪大之处，则病在焉。反覆者，阴不宜偏胜而阳不宜偏负，今阴胜阳负，是阴阳之反覆，犹颠倒也。上微而头小者，则表阳不固而汗出，下微而本大者，则阴阳关格而不通，不得小便。头无汗者，阳未至绝也，故可治，有汗则阳绝，故死，经所谓绝汗出也。

脉法四十六

西方肺脉，其形何似？师曰：肺者，金也，名太阴，其脉毛浮也。肺病自得此脉，若得缓迟者，皆愈。若得数者，则剧。何以知之？数者南方火，火克西方金，法当痈肿，为难治也。

肺者，金也，居于西方，其位在右，经名太阴，其脉如毛而气浮也。肺病自得毛浮之脉，金得令也，得缓迟之脉，土生金也，故皆愈。若得数脉者，则剧。何以知之？数者，南方火也，火克西方之金，金被火刑，法当痈肿，此为难治也。

脉法四十七

师曰：立夏得洪大脉，是其本位。其人病，身体苦疼

重者，须发其汗。若明日身不疼不重者，不须发汗。若汗
溅溅自出者，明日便解矣。何以言之？立夏得洪大脉，是
其时脉，故使然也。四时仿此。

火旺于夏，立夏得洪大脉，是其本位之盛也。其人病，
身体苦疼痛而沉重者，风寒郁其皮毛也，立夏湿动，湿郁则身
重也。须发其汗。若至明日，身不疼不重者，外邪欲解，不
须发汗也，俟之必汗自出。若汗溅溅然自出者，明日便解
矣。何以言之？立夏得洪大脉，是其脉之应时，故使然也。
四时解期，仿此类推。

脉法四十八

问曰：二月得毛浮脉，何以据言至秋当死？师曰：二
月之时，脉当濡弱，反得毛浮者，故知至秋死。二月肝用
事，肝属木，故应濡弱，反得毛浮者，是肺脉也，肺属金，
金来克木，故知至秋死。他皆仿此。

二月之时，脉当濡弱，反得毛浮之脉，是木虚而金承，
《素问》：木位之下，金气承之。故知至秋死也。盖二月肝木用
事，肝属木，应当濡弱。濡弱者，阳气方生，木将昌盛之
象。反得毛浮者，是肺脉也。肺属金，金来克木，春时肝
木虽虚，犹承令气之旺，秋则木更衰而金愈盛，故知至秋
当死。他脏死期，仿此类推。

脉法四十九

问曰：脉有残贼，何谓也？师曰：脉有弦、紧、浮、
滑、沉、涩，此六脉，名曰残贼，能为诸脉作病也。

残贼者，残害而贼克之也。脉弦、紧、浮、滑、沉、

涩，木旺则脉弦，土虚者忌之；水旺则脉紧，火虚者忌之；表盛则脉浮，里虚者忌之；里盛则脉沉，表虚者忌之；血盛则脉滑，气虚者忌之；气盛则脉涩，血虚者忌之。此六脉，名为残贼，能为诸脉作病也。

脉法五十

寸口，诸微亡阳，诸濡亡血，诸弱发热，诸紧为寒，诸乘寒者则为厥，郁冒不仁，以胃无谷气，脾塞不通，口急不能言，战而栗也。

诸微亡阳，阳虚则脉微也。诸濡亡血，血脱则脉濡也。诸弱发热，脉弱则血虚而发热也。诸紧为寒，脉紧则阴盛而生寒也。诸乘寒者则为厥，郁冒不仁，寒水旺盛，而诸脏诸腑乘之，因乘而愈盛，寒气发作，侵侮脾胃，则四肢厥逆，怫郁昏冒，而无知觉。以胃无谷气，水邪莫畏，脾土寒湿，气塞不通，故一身顽昧而弗用，口急不能言语，战摇而寒栗也。

脉法五十一

问曰：濡弱何以反适十一头？师曰：五脏六腑相乘，故令十一。问曰：何以知乘腑？何以知乘脏？师曰：诸阳浮数为乘腑，诸阴迟涩为乘脏也。

濡弱者，脉之最虚，何以反居十一种之先？濡弱，木象，木居五行之先，此以五脏六腑因其濡弱而相乘，故令脉具十一之形象也。如濡弱而见弦，是肝脏之乘也，见微弦，是胆腑之乘也。心脉钩，脾脉缓，肺脉毛，肾脉石，仿此类推。言脉得濡弱，则五脏六腑皆来相乘，故濡弱之中，兼具十一之象，而濡弱常在十一之先也。何以知乘我者为腑为脏？凡诸阳脉浮数者，为乘于腑，诸阴脉迟涩者，为乘于脏也。阴阳以尺寸言。

脉法五十二

问曰：脉有相乘，有纵有横，有逆有顺，何谓也？师曰：水行乘火，金行乘木，名曰纵。火行乘水，木行乘金，名曰横。水行乘金，火行乘木，名曰逆。金行乘水，木行乘火，名曰顺也。

脉有脏腑相乘，上章。而相乘之中，有纵有横，有逆有顺。水行乘火，金行乘木，是乘其所胜，名曰纵。火行乘水，木行乘金，是乘其所不胜，名曰横。水行乘金，火行乘木，是子乘其母，名曰逆。金行乘水，木行乘火，是母乘其子，名曰顺也。

脉法五十三

伤寒，腹满谵语，寸口脉浮而紧，此肝乘脾也，名曰纵，刺期门。

伤寒，腹满谵语，是脾病也，寸口脉浮而紧，见肝家之弦脉，此肝木乘脾土也，名曰纵，当刺厥阴之期门，以泻肝气。脉浮而紧者，名曰弦也，脉法三十九。肝脉弦，故知为肝乘。

脉法五十四

伤寒发热，啬啬恶寒，大渴欲饮水，其腹必满，自汗出，小便利，其病欲解，此肝乘肺也，名曰横，刺期门。

伤寒发热，啬啬恶寒，大渴欲饮水，其腹必满，是肺病也。自汗出，小便利，见风木之疏泄，此肝乘肺金也，名曰横，亦当刺厥阴之期门，以泻肝热。

肺统卫气而性收敛，肝司营血而性疏泄，发热恶寒，大渴腹满，是金气敛闭而木不能泄也。汗出便利，是木气发泄而金不能收也。营泄而卫宣，故其病欲解。

脉法五十五

问曰：病有洒淅恶寒而复发热者，何也？答曰：阴脉不足，阳往从之，阳脉不足，阴往乘之。曰：何以阳不足？答曰：假令寸口脉微，名曰阳不足，阴气上入于阳中，则洒洒恶寒也。曰：何以阴不足？答曰：假令尺脉弱，名曰阴不足，阳气下陷入阴中，则发热也。

洒淅恶寒而复发热者，太阳之病也。阴脉不足，阳往从之，则为发热，阳脉不足，阴往乘之，则为恶寒。假令寸口脉微，名曰阳不足，阴气乘虚而上入于阳中，则洒洒而恶寒也。假令尺脉弱，名曰阴不足，阳气乘虚而下陷于阴中，则发热也。

盖寸主卫，尺主营，营行脉中而盛于下，卫行脉外而盛于上，一定之理也。病则卫闭而不得外达，乃内乘阴位而阳遂虚，营扰不得内守，乃外乘阳位而阴遂虚。阴位虚而阳乘之，阳郁于内则发热，阳位虚而阴乘之，阴束于外则恶寒，此营卫易位之故也。

脉法五十六

阳脉浮，阴脉弱者，则血虚，血虚则筋急也。其脉沉

者，营气微也。其脉浮而汗出如流珠者，卫气衰也。营气微者，加烧针则血流而不行，更发热而烦躁也。

寸为阳，尺为阴，阳脉浮，阴脉弱者，则血虚。血以养筋，血虚则筋急。阴脉曰弱不曰浮，则脉沉可知，其脉沉者，营气之微也，营微而阳乘之，此所以发热之原也。而阳脉之浮，亦非阳盛，其脉浮而汗出如流珠者，卫气之衰，卫衰而阴乘之者，此①所以恶寒之原也。营气微者必发热，若加烧针，以烁其血，则血之流者，必燥结而不行，卫气阻郁，遂乃更发热，而益以烦躁，是发热之故也。

阳虚于上则脉浮，以其不根于下也，阴虚于下则脉沉，以其不根于上也。阴阳俱盛者，寸不甚浮，有关以降之，尺不甚沉，有关以升之。故阴阳不盛于尺寸而盛于关上，以关者，阴阳之中气，升降浮沉之枢轴也。

脉法五十七

脉浮而数，浮为风，数为虚，风为热，虚为寒，风虚相抟，则洒淅恶寒也。

脉浮而数，浮为风之在表，数为阳虚而阴乘也。风则阳郁而为热，虚则阴束而为寒，风虚相合，阳内闭而为热，则阴外束而为寒，是洒淅恶寒之故也。

脉法五十八

师曰：病人脉微而涩者，此为医所病也。大发其汗，

又数大下之，其人亡血，病当恶寒，后乃发热，无休止时，夏月盛热，欲着复衣，冬月盛寒，欲裸其身。所以然者，阳微则恶寒，阴弱则发热，此医发其汗，令阳气微，又大下之，令阴气弱。五月之时，阳气在表，胃中虚冷，以阳气内微，不能胜冷，故欲着复衣。十一月之时，阳气在里，胃中烦热，以阴气内弱，不能胜热，故欲裸其身。又阴脉迟涩，故知亡血也。

病人寸脉微而尺脉涩者，此为医所病也。大发其汗，又数大下之，其人不但脱气，而又亡血，病当先见恶寒，后乃发热，无休止时。其恶寒也，反甚于夏，夏月盛热，欲着复衣。其发热也，反甚于冬，冬月甚寒，欲裸其身。所以然者，阳气内微则恶寒，阴气内弱则发热，此医发其汗，使阳气内微，又数下之，令阴气内弱。五月之时，夏令正旺，而阳气在表，胃中虚冷，以阳气之内微，不能胜冷，故欲着复衣。十一月之时，冬令正旺，而阳气在里，胃中烦热，以阴气之内弱，不能胜热，故欲裸其身。又诊其脉迟涩，故知其亡血也。

脉法五十九

诸脉浮数，当发热，而洒淅恶寒，若有痛处，饮食如常者，此内热蓄积，而有痈脓也。

诸脉浮数，应当发热，而洒淅恶寒，若有痛处，饮食如常者，此内热蓄积，而有痈脓也。盖郁热在内，不得外发，故肉腐为脓，而阳遏不达，故见恶寒也。

脉法六十

问曰：脉病欲知愈未愈者，何以别之？答曰：寸口、关上、尺中三处，大小、浮沉、迟数同等，虽有寒热不解者，此脉阴阳为和平，虽剧当愈。

寸口、关上、尺中三处，大小、浮沉、迟数同等，是无偏阴偏阳之弊，虽有寒热不解，而此脉阴阳和平，即现在之病甚剧，亦当自愈，以其脉之不病也。

阴病见阳脉则生者，阴极阳复，所以生也。阳病见阴脉则死者，阴盛阳脱，外见烦躁，脉真病假，所以死也。若阳极阴复，病脉皆真，则又主生不主死。盖缘阴阳二气，绝则必死，偏则可生，平则病愈，三部同等，平而不偏，是以愈也。

脉法六十一

问曰：凡病欲知何时得？何时愈？答曰：假令半夜得病者，明日日中愈，日中得病者，半夜愈。何以言之？日中得病，半夜愈者，以阳得阴则解也，半夜得病，明日日中愈者，以阴得阳则解也。

日中得病，今日半夜愈者，以日中阳盛而病，得夜半阴盛以济之，则解也。夜半得病，明日日中愈者，以半夜阴盛而病，得日中阳盛以济之，则解也。

脉法六十二

病六七日，手足三部脉皆至，大烦而口禁不能言，其人躁扰者，必欲解也。若脉和，其人大烦，目重，睑内际

黄者，此欲解也。

病而手足脉俱不至，纯阴无阳，至六七日，手足三部脉皆至，是阳回于四末也。微阳初复，升于群阴之中，而为阴邪所遏，力弱不能遽升，郁勃鼓荡之际，大烦，口禁不能言语，躁扰不安者，必欲解也。盖微阳一有复机，终当战胜而出重围，万无久郁之理也。若脉至而再见调和，其人阳复，不能遽升，而大烦一见，目重，睑内际黄者，此欲解也。盖太阳膀胱之经，起于目之内眦，睑内际黄者，阳明戊土，司职卫气，卫气发达而阳出于目也。目重者，眼皮厚重也，人睡初醒，眼皮必厚，以阳气出于目也。足脉，足厥阴之五里，在毛际外，女子取太冲，在大指本节后二寸陷中。足少阴之太溪，在内踝后。足太阴之箕门，在鱼腹上。足阳明之冲阳，在足跗上，即趺阳也。见《素问·三部九候论》中。

脉法六十三

问曰：伤寒三日，脉浮数而微，病人身凉和者，何也？答曰：此为欲解也，解以夜半。脉浮而解者，濈然汗出也，脉数而解者，必能食也，脉微而解者，必大汗出也。

伤寒三日，脉浮数而微，病人身复凉和者，此为欲解也，解于夜半。盖脉之浮数，病之烦热，俱属阳证，乃脉之浮数渐有微意，身之烦热已变凉和，是邪热之渐退而阴气之续复也，待至夜半，则阴旺而全复，故解于此际。而其解也，形状不同。其脉浮而解者，表阳之旺，濈然汗出也。其脉数而解者，里阳之旺，必能食也。其脉微而解者，表里之阳俱虚，必战摇振栗而大汗出也。

脉法六十四

问曰：病有战而汗出，因得解者，何也？答曰：脉浮而紧，按之反芤，此为本虚，故当战而汗出也。其人本虚，是以发战，以脉浮，故当汗出而解也。若脉浮而数，按之不芤，此人本不虚，若欲自解，但汗出耳，不发战也。

病有战而汗出，因得解者，以脉浮而紧，是伤寒之脉，而按之反芤，此为本气之虚，本虚则阳气郁于阴，邪不能透发，故当战栗而后汗出也。其人本虚，是以汗前发战，以其脉浮，则病在皮毛，故当汗出而解也。若脉浮而数，按之不芤，此其人本不虚，若欲自解，但安卧而汗出耳，不至发战也。

脉法六十五

问曰：病有不战而汗出解者，何也？答曰：脉大而浮数，故知不战汗出而解也。

脉大而浮数，阳气盛旺，阴邪不能遏郁，故不战而汗解也。

脉法六十六

问曰：病有不战不汗出而解者，何也？答曰：其脉自微，此以曾经发汗，若吐，若下，若亡血，以内无津液，此阴阳自和，必自愈，故不战不汗出而解也。

其脉自微弱，则表里无邪，此以曾经发汗、吐、下，亡血失津，阴不济阳，未免烦热时作。然表里邪去，病根已除，迟而津液续复，阴阳自和，必当自愈，故不战不汗

伤寒悬解

卷二

而亦解。

脉法六十七

脉浮而迟，面热赤而战栗者，六七日当汗出而解。反发热者，差迟，迟为无阳，不能作汗，其身必痒也。

脉浮而迟，面色热赤而身体战栗者，阳郁欲发，虚而不能遽发，故面热而身摇。待至六七日，经尽阳复，当汗出而解，若反热者，则解期差迟。以脉迟是为无阳，无阳则但能发热而不能作汗，气郁皮腠，其身必痒也。阳复则病愈，阳虚则解迟，阳尽则命绝。此下命绝数章，发明首章阳病见阴脉者死之义。病无阳复而死者，亦无阳尽而生者也。

脉法六十八

寸口脉微，尺脉紧，其人虚损多汗，知阴常在，绝不见阳也。

寸口脉微，阳气衰也，尺脉紧，阴气盛也，虚损多汗，卫败而不敛也，脉证见此，是绝阴而无阳也。

脉法六十九

脉浮而洪，身汗如油，喘而不休，水浆不下，形体不仁，乍静乍乱，此为命绝也。

脉浮而洪，阳不根阴也。身汗如油，《难经》所谓绝汗乃出，引《灵枢》语。大如贯珠，转出不流也。喘而不休，气不归根也。水浆不下，胃气败也。形体不仁，营卫之败也。乍静乍乱，神明之败也。

脉法七十

又未知何脏先受其灾？若汗出发润，喘而不休者，此为肺先绝也。阳反独留，形体如烟熏，直视摇头者，此为心绝也。唇吻反青，四肢漐习者，此为肝绝也。环口黧黑，柔汗发黄者，此为脾绝也。溲便遗失，狂言，目反直视者，此为肾绝也。

命绝者，上章。未知何脏先受其灾？肺主气而藏津，若汗出发润，喘而不休者，津液脱而气绝根，此为肺先绝也。心为火而藏神，若阳反独留，形体如烟熏，直视摇头者，火独光而神明败，此为心绝也。肝色青而主风，若唇吻反青，四肢漐习者，木克土而风淫生，《左传》云：风淫末疾[1]，漐习者，风气发而四末战摇也。此为肝绝也。脾窍于口而色黄，若环口黧黑，柔汗发黄者，水侮土而气外脱，此为脾绝也。肾主二便而藏志，若溲便遗失，狂言，反目直视者，肾阳脱而志意乱，此为肾绝也。肾与太阳膀胱为表里，太阳起于目内眦，行身之背，目反直视者，《素问·诊要经终论》：太阳之脉，其终也，戴眼反折是也。

脉法七十一

又未知何脏阴阳先绝？若阳气前绝，阴气后竭者，其人死，身色必青。阴气前绝，阳气后竭者，其人死，身色必赤，腋下温，心下热也。

---

① 疾 原作"病"，形近之误，据《左传·昭元年》、集成本、石印本改。

青者，木色，肝肾皆阴也。赤者，火色，心肺皆阳也。腋下、心下者，阳之部。温热者，阳之气也。

脉法七十二

师曰：寸脉下不至关为阳绝，尺脉上不至关为阴绝，此皆不治，决①死也。若计其余命生死之期，期以月节，克之也。

尺寸之脉，发现于上下，而气根于中焦。中焦者，所以升降阴阳，而使之相交，其脉现于关上。若寸脉下不至关，则阳根下断，是谓阳绝，尺脉上不至关，则阴根上断，是谓阴绝，此皆不治，决死也。此际虽生，命之余耳，若计算其余命生死之期，期以月之节气。克之，如木弱忌金，火弱忌水，一交金水之节气，则死期至矣。

脉法七十三

伤寒，咳逆上气，其脉散者死，谓其形损故也。

咳逆上气，是胃土上逆，肺金不降。肺主气而性收，脉散者，金气之不收也，气败则死。盖气所以熏肤而充身，气散则骨枯肉陷而形损故也。

脉法七十四

师曰：脉病人不病，名曰行尸，以无王气，卒眩仆，不识人者，短命则死。人病脉不病，名曰内虚，以无谷神，虽困无苦。

---

① 决 必也。

脉病人不病，名曰行尸，以其脉病而无王气，倘卒然眩仆，不识人者，值其人之短命则死矣。人病脉不病者，名曰内虚，以其谷神之不旺，病在形骸而不在精神，虽困无妨也。

脉法七十五

问曰：上工望而知之，中工问而知之，下工脉而知之，愿闻其说。师曰：病家人请①云，病人苦发热，身体疼，病人自卧。师到，诊其脉沉而迟者，知其差也。何以知之？表有病者，脉当浮大，今脉反沉迟，故知其愈也。假令病人云腹内卒痛，病人自坐。师到，脉之浮而大者，知其差也。何以知之？里有病者，脉当沉而细，今脉浮大，故知其愈也。

发热、身痛、自卧，是表病也，诊脉沉迟，知表病差也。以表有病者，脉当浮大，今不浮大而反沉迟，故知其愈也。腹痛，是里病也，诊脉浮大，知里病差也。以里有病者，脉当沉细，今不沉细而反浮大，故知其愈也。此提望、闻、问、切之纲，下章详发。

脉法七十六

师曰：病家人来请云，病人发热烦极。明日师到，病人向壁卧，此热退也。设令脉不和，处言已愈。

发热烦极，必不得卧，向壁静卧，此烦热已去也。假令脉犹未和，亦顷当自愈，此可处言已愈也。此望知之法也。

① 请　告也。

脉法七十七

设令向壁卧，闻师到，不惊起而盼视，若三言三止，脉之咽唾者，此诈病也。设令脉自和，处言汝病太重，当须服吐下药，针灸数十百处，乃愈。

向壁安卧，是无病邪，闻师到，不惊起而盼视，若三言三止，脉之咽唾者，此诈病也。设令脉自和平，亦处言汝病太重，当须服大吐大下之药，针灸数十百处，以恐怖之，则立言自愈矣。

脉法七十八

师持脉，病人欠者，无病也。脉之呻者，病也。言迟者，风也。摇头言者，里痛也。行迟者，表强也。坐而伏者，短气也。坐而下一脚者，腰痛也。里实护腹，如怀卵物者，心痛也。

平人神倦，若睡则欠呵，非病证也，故欠者无病。身有痛苦则呻，故呻者有病。内风者，内湿外燥，语言謇涩，故言迟为风。心腹痛极则头摇，故头摇言者，里痛也。阳性轻清，表郁气浊，故言重而行迟。短气者，身仰则气愈短，故坐而身伏。腰痛则身弯不敢直，故坐则下一脚。心痛则用手护腹，形如怀抱卵物也。*此望闻之法也。*

脉法七十九

问曰：人病恐怖者，其脉何状？师曰：脉形如循丝累累然，其面白脱色也。

肾主恐，《素问·气厥论》：恐则气下，下之极，则肾也。少阴之脉微细，恐怖，少阴之气动，故脉细如丝累累然，惊惧不安之象也。恐主于肾，而六脉俱细，盖诸脏夺气，改而从肾也。肝藏血而主色，色者，血之华也，肝气下恐则气下。而营血陷，不能华也。木虚而金气乘之，故色脱而面白，白者，金色也。此望切之法也。

脉法八十

人愧者，其脉何类？师曰：脉浮而面色乍白乍赤。

愧发于心，心①动火炎，故面乍赤，赤者，心之色也。火炎金伤，故面色乍白，白者，金之色也。心肺之脉俱浮，心肺气动，是以脉浮。人愧而汗出者，心动火炎，而刑肺气，故气泄而为汗也。此望切之法也。

脉法八十一

人不饮，其脉何类？师曰：脉自涩，唇口干燥也。

《素问·经脉别论》：饮入于胃，游溢精气，上输于脾，脾气散精，上归于肺，通调水道，下输膀胱，水精四布，五经并行。盖水入于胃，胃阳蒸动，化为精气，游溢升腾，上输于脾，脾气散此水精，上归于肺，肺气宣化，氤氲和洽，所谓上焦如雾也。肺气清肃，则经络通调，雾气不滞，降于膀胱，而化尿溺。

人身身半以上，水少气多，是谓气道，身半以下，气少水多，是谓水道。气水一也，上下阴阳之分耳。水道通调，下输膀胱，水浡注泄，溲便前行，所谓下焦如渎也。

---

① 心 原脱，据蜀本、集成本、石印本补。

水气之由经而下行也，渣滓输于膀胱，而精华滋于经络，洒于脏腑，润于孔窍。浊者下而清者上，水精四布，五经并行，是以经脉流利而不涩，唇口滑泽而不燥。不饮则经络失滋，故脉自涩，孔窍不润，故唇口干燥也。此亦望切之法。

脉法八十二

师曰：伏气之病，以意候之。今月之内，欲有伏气。假令旧有伏气，当须脉之。若脉微弱者，当喉中痛似伤，非喉痹也。病人云实咽中痛，虽尔，今复欲下利。

伏气者，气之伏藏而未发也。凡病之发，必旧有伏藏之根。气之欲伏，未形于脉，故应以意候之。见其脉气沉郁凝涩，则今日[①]之内，恐其欲有伏气，自此埋根，作异日之病基也。假令旧有伏气，已形于脉，当须脉之。若脉微弱者，是少阴之伏气也。少阴之病，法当咽痛而复下利，以肾司二便而脉循咽喉也。病于阴分则下利，病及阳分则咽痛。阴在下而性迟，阳在上而性疾，下利未作，咽喉先见，故当喉中痛也。其状似乎喉伤，实非厥阴火升之喉痹也。征之病人，自云实咽中痛，阳分之病见矣，虽尔，阴分之病，犹未作也，今且复欲下利，迟则亦作矣。此于望闻问切之外，广以意候之法也。

脉法八十三

问曰：脉有灾怪，何谓也？师曰：假令人病，脉得太

---

① 日 对照本章经文，疑为"月"字之误。

阳，与形证相应，因为作汤。比还送汤，如食顷，病人乃大吐下利，腹中痛。师曰：我前来不见此证，今乃变易，是名灾怪。问曰：缘何作此吐利？答曰：或有旧时服药，今乃发作，故为此灾怪耳。

　　脉证无差，而吐利忽作，诚为怪异。大抵药经人手，容有别缘，或者婢妾冤仇，毒行暧昧，事未可料也。

卷三

伤寒悬解

太阳经上篇五十三章

太阳本病

太阳以寒水主令，统领六经。膀胱者，太阳之腑，太阳者，膀胱之经。六经之次，三阴在里，三阳在表。太阳主皮毛之分，次则阳明，次则少阳，次则太阴、少阴、厥阴，总以太阳为主。

阳盛于外，在外之阳，谓之卫气，卫者，卫外而为固也。卫气之内，则为营血，营者，营运而不息也。营司于肝，为卫之根，卫司于肺，为营之叶。营卫二气，化于中宫。饮食入胃，游溢精气，传输经络，精专者行于脉中，命曰营气，慓悍者行于脉外，命曰卫气。营卫分司于金木，而皆统于太阳，故太阳经病，有伤卫伤营之不同。

卫气为阳，营血为阴，然血升而化神魂，是阴含阳也，故肝血温暖而升散，气降而化精魄，是阳含阴也，故肺气清凉而降敛。人之汗孔，冬阖而夏开者，以肝心主营，木火旺于春夏，则营血温散而窍开，肺肾主卫，金水旺于秋冬，则卫气清敛而窍阖。寒去温来，而木火不得发泄，卫气敛闭而孔窍常阖，袭之以风，气欲敛而不能敛，故伤在卫气。热退凉生，而金水不得敛藏，营血发散而孔窍常开，侵之以寒，血欲散而不能散，故伤在营血。风伤卫者，因于气凉而窍闭也，寒伤营者，因于天温而窍开也。春夏而窍开，则病寒而不病风，秋冬而窍阖，则病风而不病寒，故秋冬寒盛而非不中风，春夏风多而亦有伤寒。《灵枢·岁露》：四时八风之中人也，故有寒暑，寒则皮肤急而腠理闭，暑则皮肤缓而腠理开。因其开也，其入深，其病人也卒以暴，因其闭也，其入浅，其病人也徐以迟。开则伤营，闭则伤卫，以营深而卫浅也。

风性疏泄而寒性闭塞，气性收敛而血性发扬。卫敛而窍闭，中风则气欲敛而风泄之，是以有汗。风愈泄而气愈欲敛，故内遏营血而生里热。营泄而窍开，伤寒则血欲泄而寒束之，是以无汗。寒愈束而血愈欲泄，故外闭卫气而生表寒。

人之本气，不郁则不盛，郁则阳虚之人脏阴内盛而为寒，阴虚之人经阳外盛而为热，是传腑传脏之由来也。而其入腑入脏，必先施于皮毛，故六经之病，总起于太阳一经，以其在外而先伤也。邪在营卫，失于解散，则或入于腑，或入于脏，视其人之里气为分途。阳衰则入太阴而为寒，阴衰则入阳明而为热，无异路也。贵于营卫方病，初治不差，则后日诸变，无自①生矣。

卫行脉外而内交于营，营行脉中而外交于卫，营卫调和，是谓平人。寒邪伤营，则营血束闭其卫气，故卫郁而生表寒。风邪伤卫，则卫气遏闭其营血，故营郁而生里热。营卫外发则病解，营卫内陷则病进，陷而败没则死也。伤寒中风之死证，皆营卫之陷败也。

---

① 自　由也。

卫气之外发，赖乎经中之阳盛，营血之外发，赖乎脏中之阴盛。阳统于阳明，阴统于太阴。阳明之经气旺，则卫气外发而汗出。其阳虚者，卫郁欲发而不能，则振栗战摇，而后汗出。其再虚者，寒战而不见汗出，是阳不胜阴，卫气将陷，当泻阴而扶阳，开皮毛而发卫气。太阴之经气旺，则营气外发而汗出。其阴虚者，营郁欲发而不能，则烦躁怫郁，而后汗出。其更虚者，躁闷而不见汗出，是阴不胜阳，营气将陷，当泻阳以扶阴，开肌表而发营血。阳盛于腑，阴盛于脏，卫气之陷者，以其脏阴盛而内寒也，营血之陷者，以其腑阳盛而内热也。太阳为六经之长，兼统营卫，方其营卫初病，外解经络，内调脏腑，使脏寒不动，腑热不作，异日无入脏入腑之患，是善治太阳者也。

太阳经病，不过风寒二者而已，风用桂枝，寒用麻黄。风而兼寒，寒而兼风，则有桂麻各半之方。风而火郁，寒而水停，则有大小青龙之制。风寒已解而内燥，则有白虎清金之法。风寒未透而内湿，则有五苓利水之剂。风寒外散，血热里郁，则有桃核承气、抵当汤丸之设。此皆太阳风寒之本病，处治之定法也。

人之本气不偏，阳郁不至极热，阴郁不至极寒，本气稍偏，病则阴盛而为寒，阳盛而为热。而以温凉补泻挽其气化之偏，皆可随药而愈，不经误治，断不至遂成坏病。熟悉仲景太阳本病诸法，则风寒之证，解于太阳一经，无复坏事已。

总提纲 共三章①

太阳为六经之纲领，其经行身之背，其气主一身之皮

卷三

伤寒悬解

---

① 总提纲共三章 原作"太阳经提纲—太阳一"，诸本均同，据目录改。

毛，故病则脉浮，头项强痛而恶寒。缘邪在本经，但病其经脉所行之部分，而不及于他经也。

在经失解，自此而内传二阳，里入三阴，腑热作则脉浮大，脏寒作则脉沉细。寒热郁发，诸病丛生，太阳之脉证，然后变耳。

若其初感，腑热未作，脏寒未动之时，太阳之病情未改，证状犹存，则只有脉浮，头项强痛，恶寒而已。即合病于别经，别经病见，而太阳未罢，亦必见太阳之脉证也。据太阳之脉证，而分太阳之风寒，何至淆乱于别经，亡羊于歧路也。仲景提太阳之纲，只此一语，而太阳之情状了了，所谓握片言而居要也。

太阳经提纲一　　太阳一①

太阳之为病，脉浮，头项强痛而恶寒。

太阳在表，故脉浮。其经行身之背，起于睛明，在目内眦，足太阳经之穴名。自头下行而走足，病则经气上郁，壅塞不降，故强痛也。风寒闭其营卫，气郁不能透泄，则外见恶寒。寒者，太阳之令气也。

风寒总纲一　　太阳二

病有发热恶寒者，发于阳也，无热恶寒者，发于阴也。发于阳者七日愈，发于阴者六日愈，以阳数七阴数六也。

此中风、伤寒之总纲也。卫气为阳，风伤卫气，是发

---

① 太阳经提纲一—太阳一　原在"太阳为六经之纲领"前，诸本均同，据前后文例移。

于阳也，卫伤则遏闭营血而生内热。营血为阴，寒伤营血，是发于阴也，营伤则束闭卫气而生外寒。故中风之初，先见发热，伤寒之初，先见恶寒。中风内热，而营血不宣，亦外见恶寒，伤寒外寒，而卫气不达，乃续见发热。中风非无外寒，究竟内热多而外寒少，伤寒非无内热，究竟内热少而外寒多。

营司于肝木，木升则火化，木火同情，故肝血常温。卫司于肺金，金降则水生，金水同性，故肺气常凉。肝藏营血，而脾为生血之本，中风营病，脏阴衰者，多传阳明而为热。肺藏卫气，而胃乃化气之源，伤寒卫病，腑阳弱者，多传太阴而为寒。

风伤卫者，营郁里热，若经中阴旺，则营气不至内蒸，故七日经尽而自愈。寒伤营者，卫郁表寒，若经中阳旺，则卫气不至内陷，故六日经尽而自愈。此风寒之顺证，在经而不入于脏腑者也。若中风阳盛而入于腑，伤寒阴盛而入于脏，则营卫方忧其内陷，非补泻以救其偏，不能应期而愈也。

六日、七日，水火之成数。大衍之数，天一生水，地六成之，地二生火，天七成之。火，阳也，故数七，水，阴也，故数六，满其成数，是以病愈也。

风寒总纲二　太阳三

病人身大热，反欲得近衣者，热在皮肤，寒在骨髓也。身大寒，反不欲近衣者，寒在皮肤，热在骨髓也。

申明上章寒热之义。

阴盛则内寒外热，内寒，故欲近衣。阳盛则内热外寒，内热，故不欲近衣。以其欲、不欲，而内外之寒热见焉，经所谓临病人问所便也。《素问》语。

上章发热恶寒、无热恶寒者，言其外也。风伤卫者多内热，寒伤营者多外寒，恐人略内而详外，故发此章。

太阳中风十五章

风者，天地发生之气也。皮毛未开，风气外客，伤其卫阳，则窍开而卫泄。卫性降敛，卫欲闭而风泄之，欲闭不得，则内乘阴位而遏营血，是以病也。曰风泄者，风闭其卫，营郁而外泄也。

太阳中风一　太阳四

太阳病，发热，汗出，恶风，脉缓者，名为中风。

太阳之经，有营卫之分，营行脉中，卫行脉外。风寒客之，各有所伤，风则伤卫，寒则伤营。卫伤则闭其营血，故发热，营伤则闭其卫气，故恶寒。营为寒闭则无汗，卫为风鼓则有汗，以卫气初闭，营郁犹得外泄也。汗出卫泄，是以表虚而恶风。寒性凝涩，伤寒则皮毛闭塞，故脉紧，风性动荡，伤风则经气发泄，故脉缓。

太阳中风桂枝汤证

肺通卫气，风伤于卫，行其疏泄之令，卫气不敛，是以有汗。卫愈泄而愈闭，闭而不开，则营郁而发热。桂枝汤所以通经络而泻营郁也。

太阳中风桂枝证①一　太阳五

太阳病，头疼，发热，汗出，恶风者，桂枝汤主之。

风为阳邪，卫为阳气，风邪中人，则阳分受之，故伤卫气。卫秉肺气，其性收敛，风鼓卫气，失其收敛之职，是以汗出。风愈泄而卫愈敛，则内遏营血，郁蒸而为热。是卫气被伤而营血受病也，故伤在卫气而治在营血。桂枝汤，甘草、大枣，补脾精以滋肝血，生姜调脏腑而宣经络，芍药清营中之热，桂枝达营中之郁也。汗者，营卫之所蒸泄，孔窍一开，而营郁外达，则中风愈矣。

桂枝汤一

桂枝三两，去皮　芍药三两②　甘草二两，炙　大枣十二枚，劈　生姜三两

上五味，㕮咀，以水七升，微火煮取三升，去滓，适寒温，服一升。服已，须臾啜热稀粥一升余，以助药力。温覆，令一时许，通身漐漐微有汗出益佳，不可令如水流漓，病必不除。若一服汗出病差，停后服，不必尽剂。若不汗，更服，依前法。又不汗，后服小促其间，半日许令三服尽。若病重者，一日一夜服，周时观之。服一剂尽，病证犹在者，更作服。若汗不出者，可服至二三剂。禁生冷、黏滑、肉面、五辛、酒酪、臭恶等物。

---

① 证　原脱，诸本均同，据下文"桂枝证二"、"太阳伤寒麻黄证一"文例补。

② 三两　原作"一两"，据蜀本、集成本、石印本、《伤寒论·辨太阳病脉证并治上》中此方之芍药分量改。

铢两升斗考

《汉书·律历志》：量者，龠①、合、升、斗、斛也。本起于黄钟②之龠，用度数，审其容，以子谷秬黍中者，千有二百实其龠，以井水准其概。合龠为合，十合为升，十升为斗，十斗为斛，而五量嘉③矣。

权者，铢、两、斤、钧、石也。一龠容千二百黍，重十二铢，两④之为两，二十四铢为两，十六两为斤，三十斤为钧，四钧为石，而五权谨⑤矣。

一千二百黍为一龠，重今之一钱七分。合龠为合，今之三钱四分也。十合为升，今之三两四钱也。一龠重十二铢，今之一钱七分也。两之为两，今之三钱四分也。

桂枝证二　太阳六

太阳中风，阳浮而阴弱，阳浮者，热自发，阴弱者，汗自出，啬啬恶寒，淅淅恶风，翕翕发热，鼻鸣干呕者，桂枝汤主之。

寸为阳，尺为阴，营候于尺，卫候于寸。风泄卫气，故寸脉浮，邪不及营，故尺脉弱。风愈泄而气愈闭，故营郁而发热，气愈闭而风愈泄，故营疏而汗出。啬啬、淅淅者，皮毛振栗之意。翕翕，盛也，犹言阵阵不止也。肺主

---

① 龠（yuè 月）　《正韵》："龠，量名。器状似爵，以麋爵禄。"
② 黄钟　古乐十二律之一。
③ 嘉　《汉书·律历志》："准绳嘉量。"《注》："张晏曰：准水平量知多少，故曰嘉。"
④ 两　贰也。
⑤ 谨　善也。

皮毛，开窍于鼻，皮毛被感，肺气壅遏，旁无透窍，故上循鼻孔，而鼻窍窄狭，泄之不及，故冲激作响，而为鼻鸣。卫气闭塞，郁其胃气，浊阴不降，故生干呕。桂枝泻其营郁，则诸证愈矣。

桂枝证三　太阳七

太阳病，发热汗出者，此为营弱卫强，故使汗出，欲救邪风者，桂枝汤主之。

营弱卫强，即上章阳浮阴弱之义，卫闭而遏营血也。邪风者，经所谓虚邪贼风也。风随八节，而居八方，自本方来者，谓之正风，不伤人也，自冲后来者，谓之贼风，伤人者也。如夏至风自南来，是正风也，若来自北方，是冲后也。义详《灵枢·九宫八风篇》。

桂枝证四　太阳八

病人脏无他病，时发热，自汗出，而不愈者，此为卫气不和也。先于其时发汗则愈，桂枝汤主之。

阳明腑病，汗愈出而胃愈燥，故发热汗出，而病不愈。病人脏气平和，无他胃热之证，时发热，自汗出，而不愈者，此为卫气得风，郁勃而不和也。当先于其时以桂枝发汗则愈，迟恐变生他病也。

桂枝证五　太阳九

病常自汗出者，此为营气和，营气和者外不谐，以卫气不共营气和谐故耳。以营行脉中，卫行脉外，复发其汗，营卫和则愈，宜桂枝汤。

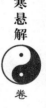

伤寒悬解

卷三

病常自汗出者，营气疏泄，此为营气之和。然营气自和者，必外与卫气不相调谐，以卫被风敛，内遏营血，不与营气和谐故耳。以营行脉中，卫行脉外，卫郁而欲内敛，营郁而欲外泄。究之卫未全敛而营未透泄，是以有汗而风邪不解。复发其汗，使卫气不闭，营气外达，二气调和，则病自愈，宜桂枝汤也。

卫闭而营郁，则营不和，卫未全闭而营得汗泄，此为营气犹和。然此之和者，卫被风敛而未全闭也，闭则营气不和矣。以卫常欲敛，不与营气和谐，终有全闭之时，汗之令营郁透发，则二气调和也。

桂枝证六　太阳十

太阳病，初服桂枝汤，反烦不解者，先刺风池、风府，却与桂枝汤则愈。

风池，足少阳穴。风府，督脉穴，在项后，大椎之上。督与太阳，同行于背，而足少阳经，亦行项后，两穴常开，感伤最易。感则传之太阳，太阳中风之病，皆受自两穴。服桂枝汤，风应解矣，反烦不解者，风池、风府必有内闭之风，不能散也。先刺以泻两穴之风，再服桂枝，无不愈矣。

桂枝证七　太阳十一

太阳病，外证未解，脉浮弱者，当以汗解，宜桂枝汤。

太阳病，失于解表，经热不泄，则自表达里。然里证虽成，而外证不能自解，凡脉见浮弱者，犹当汗解，宜桂枝汤也。外解后，审有里证，乃可议下耳。脉浮弱，即前章阳浮阴弱之义。

桂枝证八　太阳十二

太阳病，外证未解者，不可下也，下之为逆。欲解外者，桂枝汤主之。

太阳病，外证未解，虽有里证，不可下也，下之卫阳内陷，此之为逆。欲解外者，不越桂枝也。外解已，然后里证可议下否耳。

桂枝证九　太阳十三

夫病脉浮大，问病者，言但便硬耳，设利之，为大逆。硬为实，汗出而解。何以故？脉浮，当以汗解。

阳明腑病脉浮大，阳明篇：二阳合病，脉浮大，上关上。病脉浮大，是有腑证。乃问病者，言但①觉便硬耳，未至痛满也，则非急下之证。设遽利之，此为大逆。盖便硬虽内实，而表证尚在，犹须汗出而解，不宜下也。此何以故？其脉大纵属内实，而脉浮则当以汗解也。

桂枝证十　太阳十四

欲自解者，必当先烦，乃有汗②而解。何以知之？脉浮，故知汗③出解。

---

① 言但　原作"但言"，据宛邻本、蜀本、集成本、石印本、本章经文乙转。
② 汗　原作"日"，据蜀本、集成本、石印本改。
③ 汗　原作"也"，据蜀本、集成本、石印本改。

伤寒悬解 卷三

按①：宛邻本原脱此一条，今补于此，文在太阳篇也。黄氏注，不可考，大抵亦同②上条注。

桂枝证十一　太阳十五

太阳病未解，脉阴阳俱停，必先振栗，汗出而解。但阳脉微者，先汗出而解，但阴脉微者，下之而解。若欲下之，宜调胃承气汤。方在阳明二十。

太阳表证未解，脉忽尺寸俱停止而不动者，此气虚不能外发，营卫郁闭之故也，顷之必先振栗战摇，而后汗出而解。其未停止之先，尺寸之脉，必有大小不均。若但寸脉微弱者，是阳郁于下，必阳气升发，汗出而后解，此先振栗而后汗出者也。若但尺脉微弱者，是阴虚肠燥，下窍堵塞，得汗不解，必下之通其结燥，使胃热下泄而后解。阳明病，腑热蒸发，则汗出表解，今太阳病表证未解，是内热未实，此时若欲下之，宜于汗后用调胃承气，硝、黄、甘草，调其胃腑之燥热也。

忌桂枝证③十二　太阳十六

酒客病，不可与桂枝汤，得汤则呕，以酒客不喜甘故也。

大枣、甘草，甘味动呕也。

---

① 按　清·徐受衡（树铭）按。
② 同　原脱，据上下文义补。
③ 证　原脱，据蜀本、集成本、石印本补。

· 76 ·

忌桂枝证十三　太阳十七

凡服桂枝汤吐者，其后必吐脓血也。

大凡服桂枝汤即吐者，胸膈湿热郁遏，桂枝益其膈热，下咽即吐。缘其胃气上逆，心下痞塞，肺郁生热，无路下达，桂枝辛温之性，至胸而出，不得入胃腑而行经络，是以吐也。其后湿热瘀蒸，必吐脓血。此宜凉辛清利之剂，不宜辛温也。

忌桂枝证十四　太阳十八

桂枝本为解肌，若其人脉浮紧，发热，汗不出者，不可与也。常须识此，勿令误也。

桂枝本解肌表，以散风邪，若其人脉浮而紧，发热，汗不出者，是寒伤营血，营伤则束其卫气，是当去芍药之泻营血，而用麻黄以泻卫气，桂枝不可与也。与之表寒不解，反益经热，是谓之误。

风家用桂枝，所以不助经热者，以其皮毛无寒，孔窍不闭，无须麻黄发表，但以芍药之酸寒泻其营血，桂枝之辛温通其经络，血热自能外达。若伤寒服之，卫郁莫泄，经热愈增，是助邪也。

太阳伤寒九章

寒者，天地闭藏之气也。皮毛未合，寒气内入，伤其营阴，则窍阖而营闭。营性升发，营欲泄而寒闭之，欲泄不能，则外乘阳位，而束卫气，是以病也。

太阳伤寒一　太阳十九

太阳病，或已发热，或未发热，必恶寒，体疼，呕逆，脉阴阳俱紧者，名曰伤寒。

阳郁则发热，阴气外束则恶寒。寒闭皮毛，经气不得通达，则壅迫①而为痛。经络郁闭，卫气遏逼，浊阴上逆，则为呕逆。经脉束迫，不得发越，则尺寸俱紧。

太阳伤寒麻黄汤证

肝藏营血，寒伤于营，行其闭藏之令，营血不宣，是以无汗。营愈闭而愈泄，泄而不通，则卫郁而寒生。麻黄汤所以开皮毛而泻卫郁也。

太阳伤寒麻黄证一　太阳二十

太阳病，头痛，发热，身疼，腰痛，骨节疼痛，恶寒，无汗而喘者，麻黄汤主之。

寒为阴邪，营为阴气，寒②邪中人，则阴分受之，故伤营血。血秉肝气，其性疏泄，寒闭营阴，失其疏泄之权，是以无汗。寒愈闭而营③愈泄，则外束卫气，闭藏而为寒。是营血被伤而卫气受病者也，故伤在营血而治在卫气。麻黄汤，甘草保其中气，桂枝发其营郁，麻黄泻其卫气，杏

---

① 迫　原作"遏"，据宛邻本、蜀本、集成本、石印本及上下文义改。
② 寒　原作"阴"，诸本均同，据本书太阳中风桂枝证一黄解"风邪中人"文例改。
③ 营　原作"阴"，诸本均同，据本书太阳中风桂枝证一黄解"风愈泄而卫愈闭"文例改。

仁利其肺气，降逆而止喘也。孔窍一开，而卫郁外达，则伤寒愈矣。

　　卫气为阳，外行皮毛，营血为阴，内行经络。肺藏气而主卫，肝藏血而司营，肺金收敛，肝木疏泄，阴阳自然之性也。肝性疏泄，而营血之内守者，肺气敛之也，肺性收敛，而卫阳之外发者，肝气泄之也。收敛则无汗，疏泄则有汗。风伤卫气，卫病而非营病也，然卫被风敛，则内闭营阴，营气不通，是以发热，故以桂枝泻经热而达营郁。气病而用血药者，以气伤而累血也。寒伤营血，营病而非卫病也，然营为寒束，则外闭卫阳，卫阳不宣，是以恶寒，故以麻黄泻表寒而达卫郁。血病而用气药者，以血伤而累气也。桂枝泻其肝血，麻黄泻其肺气，营卫分属于肺肝，而统司于太阳，故太阳风寒之初治，首以桂枝、麻黄二方，为定法也。

麻黄汤二

　　麻黄三两，去节　　桂枝二两[①]**，去皮　　甘草一两，炙　　杏仁七十枚，汤泡，去皮尖及两仁者**

　　上四味，以水九升，先煮麻黄，减二升，去上沫，内诸药，煮取二升半，去渣，温服八合。覆取微似汗，不须啜粥。余如桂枝法将息。

麻黄证二　太阳二十一

　　脉浮者，病在表，可发汗，宜麻黄汤。脉浮而数者，可发汗，宜麻黄汤。

────────────

　　① 二两　原作"一两"，据蜀本、集成本、石印本、《伤寒论·辨太阳病脉证并治上》此方之桂枝分量改。

浮为在表，表被风寒，则宜汗。浮数即浮紧之变文，紧则必不迟缓，亦可言数，是伤寒之脉，当以麻黄发汗也。

麻黄证三　太阳二十二

伤寒，发汗已①解，半日许复烦，脉浮数者，可更发汗，宜桂枝汤。方在太阳五。

伤寒，服麻黄发汗已解，乃半日许复烦，脉见浮数，是卫郁已泻而营郁不达，可更发汗，以泻其营，宜桂枝汤也。

麻黄证四　太阳二十三

伤寒，不大便六七日，头痛有热者，与承气汤。太阳入阳明去路。**其小便清者，知不在里，仍在表也，当须发汗。**此麻黄证。**若头痛者，必衄，宜桂枝汤。**方在太阳五。此麻黄证中又有用桂枝者。

阳明腑病，胃燥便难，伤寒，不大便，至六七日，头痛而有热者，是有阳明里证，宜与承气汤，以泻里热。然阳明病，小便当赤，若小便清者，则病不在里，犹在表也，当须发汗，以解表寒。若头痛不已者，是卫郁不得旁泄，而逆冲头面，故致头痛。及其郁迫莫容，自寻出路，必将冲突鼻窍，以泻积郁。卫气上泄，升逼营血，是为衄证。此宜以桂枝泻其营郁，使不闭束卫气，卫气松缓，则衄证免矣。

---

① 已　原作"宜"，诸本均同，音近之误，据《伤寒论·辨太阳病脉证并治中》及上下文义改。

麻黄证五　太阳二十四

太阳病，脉浮紧，发热，身无汗，自衄者愈。

发热无汗，而脉浮紧，是宜麻黄发汗，以泻卫郁。若失服麻黄，皮毛束闭，卫郁莫泄，蓄极思通，势必逆冲鼻窍，而为衄证，自衄则卫泄而病愈矣。

麻黄证六　太阳二十五

伤寒，脉浮紧，不发汗，因①致衄者，宜麻黄汤主之。

浮紧之脉，应当发汗，失不发汗，卫郁莫泄，因而致衄，是缘不早服麻黄，故至此。当先以麻黄发之，勿俟其衄也。

麻黄证七　太阳二十六

太阳病，脉浮紧，无汗，发热，身疼痛，八九日不解，表证仍在，此当发汗，麻黄汤主之。服药已，微除，其人发烦目瞑，剧者必衄，衄乃解。所以然者，阳气重故也。

发热无汗，脉浮紧而身疼痛，此麻黄汤证。失不早服，至八九日不解，而表证仍在，此当发汗，宜麻黄汤。若卫气闭塞，泻之不透，服药之后，病仅微除，其人犹觉烦躁昏晕，未能全解。剧者卫郁升突，必至鼻衄，衄乃尽解。所以然者，久病失解，阳气之郁遏太重故也。

---

① 因　原作"以"，据宛邻本、本章黄解改。

忌麻黄证八　太阳二十七

脉浮紧者，法当身疼痛，宜以汗解之。假令脉尺中迟者，不可发汗。何以知之？然，以营气不足，血少故也。
太阳入少阴去路。

卫候于寸，营候于尺，尺中迟者，营气不足，以肝脾阳虚而血少故也。汗泄营中温气，则生亡阳诸变，故不可发汗。然者，答辞，与《难经》"然"字同义。

太阳风寒双感证四章

太阳病，风则桂枝，寒则麻黄，乃有风寒双感之证，爰垂桂麻各半之方，营卫兼发，风寒俱去。"脉法"：风则伤卫，寒则伤营，营卫俱伤，当发其汗，此之谓也。若夫风多而寒少，则有桂二麻一之剂，仍是各半法度，因病而小变者也。至于内热微而表寒轻，桂麻各半之法不相合矣，用桂枝之二越婢之一，微宣表寒，而轻清里热。此颇似大青龙法，而实亦不同，义更妙也。则桂麻各半，所以继桂麻二方之后，桂枝越婢，开青龙一方之先也。

桂麻①各半证一　太阳二十八

太阳病，得之八九日，如疟状，发热恶寒，热多寒少，其人不呕，清便欲自可，一日二三度发，脉微②缓者，为欲愈也。脉微而恶寒者，此阴阳俱虚，不可更发汗、更下、

---

① 麻　原作"枝"，据宛邻本、蜀本、集成本改。
② 微　原作"浮"，诸本均同，据《伤寒论·辨太阳病脉证并治上》及本章黄解改。

更吐也。面色反有热色者，未欲解也，以其人不得小汗出，身必痒，宜桂枝麻黄各半汤。清与圆通。

　　如疟状者，营阴卫阳之相争，阳郁于内则发热，阴郁于外则恶寒。盖风寒双感，营卫俱伤，寒伤营则营欲泄，风伤卫则卫欲闭。营欲泄而不能泄，则敛束卫气而为寒，卫欲闭而不能闭，则遏闭营血而为热。及其卫衰而营血外发，又束卫气，营衰而卫气内敛，又遏营血。此先中于风而后伤于寒，营泄卫闭，彼此交争，故寒热往来，形状如疟也。

　　太阳病，得之八九日之久，证如疟状，发热恶寒，发热多而恶寒少，此风多于寒，卫伤颇重而营伤颇轻。如其寒热不能频作，是后章桂二麻一之证也。若其人上不呕，下不泄，则中气未伤，寒热一日二三度发，则正气颇旺，频与邪争，脉微和缓，则邪气渐退，是为欲愈，无用治也。若其脉微弱而又恶寒者，此卫阳营阴之俱虚。盖营虚则脉微，卫虚则恶寒，后章：此无阳也，即解此句。虚故不可更以他药发汗、吐、下也。如其发热，脉浮，是后章桂枝越婢之证也。若外不恶寒，而面上反有热色者，是阳气蒸发，欲从外解，而表寒郁迫，未欲解也。使得小汗略出，则阳气通达，面无热色矣。以其正气颇虚，不得小汗，阳郁皮腠，莫之能通，是其身必当发痒。解之以桂枝麻黄各半汤。

　　营卫俱伤，前后四章三证，而于首章内一证三变，伏下三章之线。下三章，分承首章而发明之。

　　桂枝麻黄各半汤 三

　　桂枝一两十六铢　芍药一两　甘草一两，炙　大枣四枚　生姜一两　麻黄一两　杏仁二十四枚，去皮尖及两仁者

　　上七味，以水五升，先煮麻黄一二沸，去上沫，内诸

伤寒悬解

卷三

药，煮取一升八合，去滓，温服八合。

桂枝越婢证二　太阳二十九

形作伤寒，其脉不弦紧而弱，弱者必渴，被火者必谵语，弱者发热脉浮，解之，当汗出愈。

此申明上章之义。前章发热恶寒，发热多而恶寒少，是形作伤寒也。伤寒脉当弦紧，乃脉微而恶寒，微即弱之变文。其脉不弦紧而弱，必缘血虚，血虚脉弱者，必渴。若被火熏，愈烁其血，不止渴也，必作谵语。脉弱，是以发热偏多，"脉法"：诸弱发热是也。发热是营气之虚，而恶寒是卫气亦虚也，故上章谓之阴阳俱虚。然虚而外见恶寒，非无表证，有表证，脉必浮。如其发热而脉浮，则阴阳虽俱虚，而解之之法，究当令其汗出而愈。但发汗另有善方，不可以他药发表耳，下章桂枝二越婢一汤，则美善而无弊矣。

桂枝越婢证三　太阳三十

太阳病，发热恶寒，热多寒少，脉微弱者，此无阳也，不可更汗，宜桂枝二越婢一汤。

此申明上二章之义。前证发热恶寒，热多寒少，形作伤寒，而其脉不弦紧而微弱者，以血藏于肝而内胎君火，实以阴质而抱阳气，血虚脉弱，是无阳也。其恶寒虽少，不可不解，发热既多，不可不清，但不可更以他药发汗，宜桂枝二越婢一汤，重泻营血，轻泻卫气，而兼清内热，则表里全瘳矣。

此无阳也，即前章阴阳俱虚意。此不可更汗，发明前章不可更发汗、更下、更吐句义，言寻常汗、吐、下法，俱不可更用，当另有汗法，桂枝越婢是也。此章包上发热脉浮意。二章是首章脉微恶寒一条治法。

桂枝二越婢一汤四

桂枝十八铢　芍药十八铢　甘草十八铢　大枣四枚　生姜一两二铢　麻黄十八铢　石膏二十四铢

上七味，哎咀，以水五升，先煮麻黄一二①沸，去上沫，内诸药，煮取二升，温服一升。

桂二麻一证四　太阳三十一

服桂枝汤，大汗出，脉洪大者，与桂枝汤，如前法。若形如疟，日再发者，宜②桂枝二麻黄一汤。

此总申明上三章之义。如服桂枝汤，大汗出而表未解，而脉又洪大，洪大即脉浮之变文。是表有寒而里有热，此亦桂枝越婢证，可与桂枝汤，如前法而加越婢也。若前证之形如疟状，而无洪大之脉，寒热日仅再发，不能二三度者，是正气虚，不能频与邪争也。其风邪多而寒邪少，宜桂枝二麻黄一汤③，重泻营血而轻泻卫气，乃为合法也。

此章是首章一日二三度发者一条治法，以其不能二三度发，是为未欲愈也。

前章脉微、脉弱、脉浮、脉微弱、脉洪大，总对弦紧言。微弱即不弦紧，洪大即浮意，勿泥。

---

① 一二　原作"三"，据宛邻本、集成本改。

② 宜　原脱，诸本均同，据《伤寒论·辨太阳病脉证并治上》、上下文义补。

③ 汤　原脱，诸本均同，据下文方名"桂枝二麻黄一汤"补。

桂枝二麻黄一汤五

桂枝一两七铢　芍药一两六铢　甘草一两二铢　大枣五枚　生姜一两六铢　麻黄十六铢　杏仁十六枚，去皮尖

上七味，以水五升，先煮麻黄一二沸，去上沫，内诸药，煮取二升，去滓，温服一升，日再服。

太阳伤寒大青龙证二章　太阳入阳明去路①

太阳中风，脉缓，头痛，汗出，而不烦躁，此其脉紧身痛，无汗而烦躁者，卫闭而营不能泄也，故其脉证似伤寒。太阳伤寒，脉紧身疼，此其脉缓而身不疼者，营闭而卫不能泄也，故其脉证似中风。中风卫闭而营郁，阳盛者固宜青龙，然当防其肾阴之旺，故立真武之法。伤寒营闭而卫郁，阴盛者固宜真武，然当防其胃阳之旺，故垂青龙之方。灵通变化，玄妙无穷也。首章名曰中风，次章名曰伤寒，俗手妄缪，以为风寒双感，误世非小也。

大青龙证一　太阳三十二

太阳中风，脉浮紧，发热，恶寒，身疼痛，不汗出而烦躁者，大青龙汤主之。太阳入阳明去路。**若脉微弱，汗出恶风者，不可服也。服之则厥逆，筋惕肉瞤，此为逆也，以真武汤救之。**方在少阴十九。太阳入少阴去路。

营性发扬而寒性固涩，伤寒营欲发而寒闭之，故脉紧而无汗。卫性敛闭而风性疏泄，中风卫欲闭而风泄之，故脉缓而有汗。太阳中风，脉紧身痛，寒热无汗，脉证悉同

---

① 太阳入阳明去路　原脱，诸本均同，据目录补。

伤寒，此卫阳素旺，气闭而血不能泄也。卫气遏闭，营郁热甚，故见烦躁。大青龙汤，甘草、大枣，补其脾精，生姜、杏仁，降其肺气，麻、桂，泻其营卫之郁闭，石膏清神气之烦躁也。盖气欲闭而血欲泄，血强而气不能闭，则营泄而汗出，气强而血不能泄，则营闭而无汗。营热内郁，外无泄路，是以脉紧身痛，寒热无汗，而生烦躁。异日之白虎、承气诸证，皆此①经热之内传者也，早以青龙发之，则内热不生矣。若脉微弱而汗出恶风者，中风之脉证如旧，而阳虚阴旺，不可服此。服之汗出亡阳，则四肢厥逆，筋惕肉𥆧，为害非轻矣。盖四肢秉气于脾胃，阳亡土败，四肢失温，所以逆冷。筋司于肝，肝木生于肾水而长于脾土，水寒土湿，木郁风动，故筋脉振惕而皮肉𥆧动。真武汤，苓、术燥土而泻湿，附子温经而驱寒，芍药清肝②而息风也。

大青龙汤六

麻黄六两　**桂枝**二两　**甘草**二两，炙　**大枣**十二枚　**生姜**三两　**杏仁**五十枚　**石膏**鸡子大一块，打碎

上七味，以水九升，先煮麻黄，减二升，去上沫，内诸药，煮取三升，温服一升，取微似汗。汗出多者，温粉扑之。牡蛎粉，止身汗。一服汗出者，停后服。汗多亡阳，遂虚，恶风，烦躁，不得眠也。

大青龙证二　太阳三十三

伤寒，脉浮缓，身不疼，但重，乍有轻时，无少阴证

---

① 此　原作"以"，形近之误，据宛邻本、蜀本、集成本、石印本改。
② 肝　原作"肺"，形近之误，据宛邻本、蜀本、集成本、石印本改。

者，大青龙汤主之。

伤寒，脉浮紧，身疼痛，缘表被寒束，而经气壅塞也。此脉浮缓而身不痛，但觉体重而已，然亦乍有轻时，是非外寒之微，而实里热之盛，再于他处征之，别无少阴证者，宜大青龙，外发表寒而内清里热也。

风脉浮缓，浮紧者，必传入阳明，以营郁而生里热，卫闭而不能泄也。寒脉浮紧，浮缓者，必传入阳明，以卫郁而生里热，营泄而不能外闭也。阳明腑热，则气蒸汗泄，寒不能闭。中风多传阳明，若其脉微弱，无阳明证，而将入少阴，则又用真武。伤寒①多传少阴，若其脉浮缓，无少阴证，而将入阳明，又用青龙。风寒对举，参伍尽变，立法精矣。

伤寒，阳明、太阴脉俱浮缓，"阳明篇"：脉浮而缓，手足自温者，是谓系在太阴，至七八日，大便硬者，为阳明病也。大青龙之浮缓，则阳明之缓，非太阴之缓也。"脉法"：寸口脉微而缓，缓者胃气实，实则谷消而水化也。《灵枢·津液五别》：中热则胃中消谷，肠胃充廓，故胃缓。胃缓是以脉缓，缓者，胃气之脉也。或改此条作小青龙证，不通之极！"脉法"：紧则为寒。小青龙证内外皆寒，其脉必紧，安有浮缓之理！

太阳伤寒小青龙证 三章　太阳入太阴、少阴去路

中风大青龙之证，外有风而内有热也，伤寒之小青龙证，表有寒而里有水也。大小青龙，外之解表则同，而内之温清大异，大青龙可以泻里热而不可以温内寒，小青龙

---

① 伤寒　原作"阳明"，据宛邻本、蜀本、集成本、石印本改。

所以佐大青龙之不逮也。

伤寒之人，或表邪外郁而宿水里发，或渴饮凉水而停留不消，是以多有水气之证。以其热渴，双解表里之寒，小青龙乃不易之法也。

小青龙证一　太阳三十四

伤寒表不解，心下有水气，干呕，发热而咳，或渴，或利，或噎，或小便不利小腹满，或喘者，小青龙汤主之。

伤寒表证不解，而水停心下，阻肺胃降路，胃气上逆，而生干呕，肺气上逆，而生咳嗽，或火升金燥而为渴，或气阻肺胀而为喘，或浊气上嗳而为噎，或清气下泄而为利，或小便不利而少腹满急。凡此皆水气瘀格之故，宜小青龙汤，甘草培其中气，麻、桂发其营卫，芍药清其风木，半夏降逆而止呕，五味子、细辛、干姜降肺逆而止咳也。

小青龙汤七

麻黄三两　**桂枝**三两　**芍药**三两　**甘草**三两，炙　**半夏**半升①，洗　**五味子**半升　**细辛**三两　**干姜**三两

上八味，以水一斗，先煮麻黄，减二升，去上沫，内诸药，煮取三升，去滓，温服一升。若微利者，去麻黄，加芫花如鸡子大，熬令赤色。下利者，水邪侮土，加芫花以泻水也。若渴者，去半夏，加栝蒌根三两。栝蒌根清金止渴也。若噎者，去麻黄，加附子一枚，炮。寒水侮土，浊气上逆则为噎，加附子暖水而降逆也。小便不利少腹满者，去麻黄，加茯苓四两。茯苓以泻满也。若喘者，加杏仁半斤，去皮尖。杏仁

---

① 半升　原作"三两，洗"，据蜀本、集成本、石印本、《伤寒论·辨太阳病脉证并治中》此方之半夏分量改。

利肺而止喘也。

小青龙证二　太阳三十五

太阳病，小便利者，以饮水多，必心下悸，小便少者，必苦里急也。

申明上章小便不利少腹满之义。小便利者，津液渗泄，则必发燥渴。渴而饮水多者，土湿木郁，必心下动悸。木郁不能泄水，而小便少者，水积少腹，必苦腹里满急也。

小青龙证三　太阳三十六

伤寒，心下有水气，咳而微喘，发热不渴，小青龙汤主之。服汤已渴者，此寒去欲解也。

服汤已而渴者，表寒已解，里水亦去，津液乍耗，是以作渴。渴者，是表解寒去，水积化汗而外泄也。

大青龙证是表阳之盛，内有火气，小青龙证是里阳之虚，内有水气。阴阳一偏，逢郁即发，大小青龙，外解风寒而内泻水火，感证之必不可少者也。

太阳伤寒白虎证四章　太阳入阳明去路

阳盛之人，表寒里热，则用大青龙，表寒解而里热盛，于是有白虎清金之法，肺金清而胃热消，可无异日阳明之证矣。至于汗后阳虚之渴，则于白虎而加人参，凉金益气，生津化水，清涤烦渴之妙，超人巧而绝①天工，制方立法，神化难追。

① 绝　越也。

伤寒悬解

卷三

·90·

然白虎汤证，虽皆伤寒之条，其实来自中风者多。如服桂枝汤，大汗出后，大烦渴不解，脉洪大者，白虎加人参汤主之，其为风证甚明。以中风多传阳明，白虎汤证乃承气证之初气也。

白虎证一　太阳三十七

伤寒，脉滑而厥者，里有热也，白虎汤主之。

四肢厥逆，而脉见迟涩，是为里寒，厥而脉滑，是里有热也。盖燥热内郁，侵夺阴位，阴气浮散，外居肢节，故肢冷而脉滑。白虎汤，石膏清金而退热，知母润燥而泻火，甘草、粳米，补中而化气，生津而解渴也。

胃阳素盛之人，阴虚火旺，一被感伤，经热内蒸，津液消烁，则成阳明下证。而胃火未盛，肺津先伤，是以一见渴证，先以白虎，凉金泻热，滋水涤烦。膈热肃清，则不至入胃，而致烦热亡阴之害矣。

白虎证，即将来之大承气证而里热未实，从前之大青龙证而表寒已解者也。表寒已解，故不用麻黄，里热未实，故不用硝、黄。

白虎汤八

　　石膏一斤　知母六两　甘草二两　粳米六合

上四味，以水一升，煮米熟汤成，去滓，温服一升，日三服。

白虎证二　太阳三十八

伤寒，脉浮滑，此里有热表有寒也，白虎汤主之。

此申明上章未显之义。脉滑者，里有热也，厥者，表有寒也。此不言厥者，诊脉浮滑，已知是表寒外束，里热内郁，不必问其肢节之厥热矣。若里热外发，则脉变实缓，不复浮滑也。浮滑者，阳气郁格之象也。此之表寒，乃阴气之外浮，非寒邪之外淫，不然，表寒未解，无用白虎之理。

白虎证三　太阳三十九

伤寒，脉浮，发热，无汗，其表不解者，不可与白虎汤。渴欲饮水，无表证者，白虎加人参汤主之。

脉浮，发热，无汗，是表未解也，此合用大青龙双解表里，不可与白虎汤但清其里。若渴欲饮水，而无表证者，是汗出而热退也。汗后阳泄，宜防知、膏伐阳，白虎而加人参，清金益气，生津化水，汗后解渴之神方也。

白虎加人参汤九

石膏一斤，碎　知母六两　甘草二两　粳米六合　人参三两
于白虎汤内加人参三两，余依白虎汤法。

白虎证四　太阳四十

伤寒，无大热，口燥渴，心烦，背微恶寒者，白虎加人参汤主之。

表解，故无大热。背微恶寒，即前章表有寒也。阳乘阴位，而生里热，则阴乘阳位，而生表寒。远则客于肢节，近则浮于脊背，脊背肢节，皆阳位也。

太阳风寒五苓散证三章　太阳入太阴去路

太阳表证未解，而里有水气，小青龙、五苓散，皆解

表泻水之剂。而小青龙之表药则用麻黄，五苓散之表药则用桂枝，其里水则同，而表证之风寒则异也。小青龙但用麻黄发汗以泻水，其于大便微利者方用芫花，小便不利者方用茯苓，五苓散则兼用二苓、泽泻泻水以发汗。以风家内热燥渴甚于伤寒，是以燥胜其湿，则火亦偏旺，湿胜其燥，则水亦偏多。其传阳明而用白虎，燥盛者也，其传太阴而用五苓，湿盛者也。伤寒多传太阴，病水者固众，中风多传阳明，病水者亦繁，此燥证之所以少而湿证之所以多也。*温疫水证最多，亦以饮冷不消故也。*

五苓证①一　　太阳四十一

中风，发热六七日，不解而烦，有表里证，渴欲饮水，水入则吐者，名曰水逆，五苓散主之。

中风，发热六七日，经尽不解，而且烦渴思饮，外而发热，是有表证，内而作渴，是有里证。内渴欲饮水，而水入则吐者，是有里水瘀停也，此名水逆。由旧水在中，而又得新水，以水济水，正其所恶，两水莫容，自当逆上也。五苓散，桂枝行经而发表，白术燥土而生津，二苓、泽泻行水而泻湿也。多服暖水，蒸泄皮毛，使宿水亦从汗散，表里皆愈矣。

五苓散十

茯苓十八铢　　猪苓十八铢　　泽泻一两六铢　　白术十八铢　　桂枝半两，去皮

上五味，为末，以白饮和，服方寸匕，日三服。多饮

---

① 五苓证　原作"五苓散"，据蜀本、集成本、石印本及前后文例改。

暖水，汗出愈。

五苓证二　太阳四十二

伤寒，汗出而渴者，五苓散主之。不渴者，茯苓甘草汤主之。

伤寒汗后，阳虚湿动，君相二火浮升，故作燥渴。其渴者，湿邪较甚，故用五苓。不渴者，湿邪较轻，茯苓甘草汤，苓、桂、姜、甘，泻水而疏木，和中而培土，防其湿动而生水瘀也。

茯苓甘草汤十一

茯苓二两　桂枝二两　生姜二两　甘草一两，炙

上四味，以水四升，煮取二升，去滓，分温三服。

五苓证三　太阳四十三

病在阳，应以汗解之，反以冷水噀之、灌之，其热被却不得去，弥更益烦，肉上粟起，意欲饮水，反不渴者，服文蛤散。若不差者，与五苓散。寒实结胸，无热证者，与三物小陷胸汤，方在太阳一百十七。**白散亦可服。**

五苓散证，水饮在内，郁格经阳，而生外热。病在阳分，应当以汗解之，使里水化汗，病可立愈。乃反以冷水噀之、灌之，皮肤得冷，汗孔皆阖，表热被冷水却逐，而不得外去，弥更益其烦躁。卫郁欲发，升于孔窍，而外寒阖秘，不能透发，于是冲突皮肤，肉上如粟粒凝起。经热内蒸，烦热作渴，意欲饮水，而停水在内，其实反不渴者，宜服文蛤散，文蛤利水解渴也。若不差者，则是水旺湿多，文蛤不能胜任，仍与五苓散。若寒邪上逆，实结胸膈，肺

郁生热，而外无热证，则表邪已退，宜与小陷胸汤，黄连、栝蒌，泻热而涤郁，半夏降逆而开结也。白散，桔梗、贝母，清降其虚热，巴豆温破其实寒，令其涌泄而去，以绝根株，亦可服也。

文蛤散十二

文蛤五两

上一味，杵为散，以沸汤五合和，服①方寸匕。

白散十三

桔梗三分　　**贝母**三分　　**巴豆**一分，去皮，煮，研如脂

上二味，为末，内巴豆，更于臼中杵之，以白饮和服，强人半②钱匕，弱者减之。

病在膈上必吐，在膈下必利。不利，进热粥一杯，利过不止，进冷粥一杯。身热，皮粟不解，欲引衣自③覆者，若以水噀之、洗之，益令热不得去，当汗而不汗，则烦。假令汗已出，腹中痛，与芍药三两，如上法。汗出腹痛者，血亡而木燥也，芍药清风木而润血燥。

太阳伤寒抵当证四章　太阳入阳明去路

风寒外感，有上焦之热，有下焦之热，有气分之热，有血分之热。上焦气分之热，白虎可清，上焦血分之热，承气可下，而膀胱热结，病在下焦血分，则于承气而加破血之药，于是有桃核承气、抵当汤丸之设。

伤寒之病，在于卫气，气郁则生寒，中风之病，在乎

---

① 服　原脱，诸本均同，据《伤寒论·辨太阳病脉证并治下》此方方后语补。

② 人半　原脱，据宛邻本、蜀本、集成本、石印本补。

③ 自　原作"白"，形近之误，据宛邻本、蜀本、集成本、石印本改。

营血，血郁则生热。热结血分，是中风之证，非伤寒之证也。至于阳盛之人，伤寒而有此，则抵当用丸而不用汤，以其下热不如中风之甚也。

桃核承气证一　太阳四十四

太阳病不解，热结膀胱，其人如狂，血自下，下者愈。其外不解者，尚未可攻，当先解外，外解已，但小腹急结者，乃可攻之，宜桃核承气汤。

太阳病，表证不解，经热内蒸，而结于膀胱。膀胱者，太阳之腑，水腑不清，膀胱素有湿热，一因表郁，腑热内发，故表热随经而深结也。热结则其人如狂，缘膀胱热结，必入血室，血者心所主，胎君火而孕阳神，血热则心神扰乱，是以狂作也。若使瘀血自下，则热随血泄，不治而愈，不下，则宜攻之。如其外证不解者，尚未可攻，攻之恐表阳内陷，当先解外证。外证已除，但余小腹急结者，乃可攻之，宜桃核承气汤，桂枝、桃仁通经而破血，大黄、芒硝下瘀而泻热，甘草保其中气也。

桃核承气汤十四

桃仁五十枚，去皮尖　**桂枝**二两，去皮　**甘草**二两，炙　**大黄**四两　**芒硝**二两

上五味，以水七升，煮取二升半，去滓，内芒硝，更上火微沸，先食，温服五合，日三服。当微利。

抵当证二　太阳四十五

太阳病六七日，表证犹存，脉微而沉，反不结胸，其

人发①狂者，以热在下焦，少腹当硬满，小便自利者，下血乃愈，所以然者，以太阳随经，瘀热在②里故也，抵当汤主之。

六七日，经尽之期，表证犹存。脉微而沉，已无表脉。寸脉浮，关脉沉，当病结胸，乃反不结胸，而其人发③狂者，以热不在上焦而在下焦也。热结下焦，其少腹必当硬满。若是小便自利，是热结血分，下血乃愈。以太阳表邪，随经内入，瘀热在里，宜抵当汤，水蛭、虻虫、桃仁、大黄，破瘀而泻热也。

抵当汤十五

大黄三两，酒浸　水蛭三十枚，熬　虻虫三十枚，熬，去翅足
桃仁三十枚

上四味，为末，水五升，煮取三升，去滓，温服一升。不下，再服。

抵当证④三　太阳四十六

太阳病，身黄，脉沉结，少腹硬，小便不利者，为无血也，小便自利，其人如狂，血证谛也，抵当汤主之。

身黄，脉沉结，少腹硬，是皆血瘀之脉证。血司于肝，血结木郁，贼伤己土，则发黄色，缘木主五色，入土为黄故也。然使小便不利，则三者乃膀胱湿热之瘀，是茵陈五苓证，非血证也，小便自利，其人如狂，血证已谛，故宜

① 发　原作"如"，据宛邻本、蜀本、集成本、石印本、《伤寒论·辨太阳病脉证并治上》改。
② 在　其下原衍"腹"字，据宛邻本、蜀本、集成本、石印本删。
③ 发　原作"如"，据宛邻本、蜀本、集成本改。
④ 抵当证　原作"抵当汤证"，诸本均同，据前后文例改。

抵当。

抵当证四　太阳四十七

伤寒有热，少腹满，应小便不利，今反利者，为有血也，当下之，不可余药，宜抵当丸。

身有热而少腹满，多是木郁阳陷，疏泄不行，应当小便不利，今反利者，是有血瘀，当下。然满而未硬，下不必急，减抵当之分两，变汤为丸，缓攻可也。

抵当丸十六

大黄二两　　**水蛭**二十枚　　**虻虫**二十五枚　　**桃仁**二十五枚

上四味，杵，分为四丸，以水一升，煎一丸，取七合，服之。晬时当下血。若不下者，连服。

太阳传经五章①

伤寒、中风，一日太阳，二日阳明，三日少阳，四日太阴，五日少阴，六日厥阴，日传一经，六日而遍，此定数也。诸②所谓不传者，言不传脏腑，并非不传经络。伤寒惟传经一事，讹缪百出，道理未为难解，自是医法不明耳。

传经一　太阳四十八

大凡病，若③发汗，若吐，若下，若亡血，若亡津液，阴阳自和者，必自愈。

发汗、吐、下、亡血、亡津，不无损伤，而邪退正复，

伤寒悬解

卷三

---

① 五章　原脱，据目录、宛邻本、蜀本、集成本、石印本补。
② 诸　原作"谓"，形近之误，据宛邻本、蜀本、集成本、石印本改。
③ 若　原作"者"，据宛邻本、蜀本、集成本、石印本改。

· 98 ·

阴阳调和，不至偏胜，必自愈也。病，非阴胜，则阳胜，和而不偏，所以自愈。

传经二　太阳四十九

太阳病^①，头痛至七日以上自愈者，以行其经尽故也。若欲再作经者，针足阳明，使经不传，则愈。

七日以上自愈者，即发于阳者七日愈之谓。六日六经俱尽，故至七日自愈，《素问·热论》所谓七日太阳病衰，头痛少愈也。阳莫盛于阳明，阳明之经，阳郁热盛，则六经俱遍，而郁热未衰，虽不入腑，而经邪犹旺，不肯外发，热必再传六经。针足阳明之经，泻其郁热，则经不再传，自然愈矣。

传经三　太阳五十

风家，表解而不了了者，十二日愈。

《素问·热论》：七日巨阳病衰，头痛少愈。八日阳明病衰，身热少愈。九日少阳病衰，耳聋微闻。十日太阴病衰，腹减如故，则思饮食。十一日少阴病衰，渴止不满，舌干已而嚏。十二日厥阴病衰，囊纵，少腹微下，大气皆去，病已愈矣。中风表解，自当即愈，设不了了，则余热未尽，俟至十二日经邪尽解，无不愈矣。

风寒与温热之病，里气不同，而其经脉之络属，伤受之日期，无有不同也。

------

① 病　原脱，诸本均同，据《伤寒论·辨太阳病脉证并治上》及上下文义补。

传经四　太阳五十一

伤寒二三日，阳明、少阳证不见者，为不传也。

伤寒，一日太阳，二日阳明，三日少阳，此定法也，二日、三日，无不传阳明、少阳之理。若阳明、少阳之里证不见者，是但传三阳之经，而不传阳明之腑也。

阳明病，皆腑病，非经病，故曰阳明之为病，胃家实也。胃家一实，则病邪归腑，终始不迁，虽未尝不传三阳之经，而不复入三阴之脏，所谓阳明中土，万物所归，无所复传，以其阳尽而阴退也。至于葛根汤证，则腑病之连经，而胃热之未实者。即其桂枝、麻黄二证，亦阳明之经病，未成阳实之腑病者也。二三日中，不见阳明胃家实证，此为不传阳明之腑也。

少阳病，小柴胡证，皆脏腑病之连经，亦非但是经病。缘脏腑经络，表里郁迫，故柴胡诸证，久而不罢，有至八①九日，以及十三日，且有过经十余日者。若不连脏腑，但在经络，则三日少阳，四日已见太阴经病证，五日已见少阴经病证，六日经尽而汗解，何得少阳一经之证，如此久远，而不退乎！即其麻黄一证，亦少阳之经病，未成内连脏腑之证者也。二三日中，不见少阳柴胡证，此亦为不传阳明之腑也。

传经五　太阳五十二

伤寒一日，太阳受之，脉若静者，为不传，颇欲吐，

---

① 八　原作"乃"，据宛邻本、蜀本、集成本、石印本改。

若烦躁，脉急数者，为传也。

浮紧之脉，断不能静，设脉若安静者，为不内传。若经邪郁迫阳明、少阳之经，胃气上逆，颇欲作吐，与夫烦躁不宁，脉候急数者，是其表邪束迫之重，与经气郁遏之极，此为必将内传也。

太阳经病，里气和平，阳不偏盛，则不内传于腑，阴不偏盛，则不内传于脏。伤寒一日，太阳受之，脉若安静者，为不传，谓不传于脏腑，非谓不传于六经也。程氏以为温病传经，伤寒不传经。果不传经，是伤寒一日，病在太阳，若脉候安静，则一日而汗解也，既是伤寒，安有一日即解之理！若不经汗解，六经部次相连，安有太阳既病，但在此经，绝不捱经而内传者乎！其谓数日仍在太阳，数日方过阳明，支离不通矣。又言或从太阳而阳明，或从太阳而少阳。阳明在太阳、少阳之间，既过阳明，而传少阳，阳明何以不病？若不过阳明，何由而及少阳？后世庸妄，旧有直中阴经之说，未知三阳在表，何由超越三阳而内及阴经也？此皆下愚之胡谈，不足深辨也。

太阳解期一章①

太阳解期　太阳五十三

太阳病，欲解时，从巳至未上。

巳、午、未，太阳得令之时，故解于此。

---

① 一章　原脱，据目录及前后文例补。

卷四 伤寒悬解

太阳经中篇五十六章

太阳坏病

太阳风寒，有正治之法，桂枝、麻黄是也。阳偏盛者，恐异日之入阳明，则有大青龙、白虎汤，早清其燥热。阴偏盛者，恐异日之入三阴，则有小青龙、五苓散，预去其湿寒。处治不差，病在太阳一经，自当应药而解，不成坏病。

医不知此，实其实而虚其虚，若汗、若吐、若下、若温针，补泻异施，遂成坏病，非复太阳本色矣。坏病者，即后日之阳明与三阴也。阳盛而泻其阴，则入阳明，阴盛而亡其阳，则入三阴，桂枝、麻黄之证，变为亢阳孤阴，是以曰坏。

至于阳明，俟其腑热内实，一下而愈，犹为逆中之顺。然而腑邪伤阴，失于急下，亦伏死机，则顺中之逆，正自不少。若夫三阴，阴盛阳负，动辄危亡，则逆居强半，而顺不十三。仲景于是，有救逆之法，随证处治，转逆为从，玄通微妙，良工苦心矣。

提纲二章①

桂枝、麻黄，太阳风寒主方也。若至三日之久，正将入阳明、太阴之期，业经汗、下、温针，而病仍不解，则事当大坏，未必犹在太阳，即太阳未罢，而亦未必尚属太阳桂、麻之证。是宜审观脉证，另立新法，故总立坏病之纲，详开救逆之门也。

太阳坏病提纲一　太阳五十四②

太阳病三日，已发汗，若吐，若下，若温针，仍不解者，此为坏病，桂枝不中与也。观其脉证，知犯何逆，随证治之。

太阳病，治之得法，当解于本经，不至入腑传脏而成坏病。若至三日之久，已经发汗、吐、下、温针诸治，而病不解，则不在太阳，定缘误治，入别③经而成坏病。当观其脉证，知其所犯何逆，随证治之。曰坏病者，非太阳之本病故也。

坏病提纲二　太阳五十五

本发汗，而复下之，此为逆也。若先发汗，治不为逆。先本下之，而复汗之，为逆。若先下之，治不为逆。

————————

① 提纲二章　原作"太阳坏病提纲一太阳五十四"，诸本均同，据目录改。

② 太阳坏病提纲一太阳五十四　原在"桂枝、麻黄，太阳风寒主方也"前，诸本均同，据前后文例移。

③ 别　原作"则"，音近之误，据宛邻本、蜀本、集成本、石印本改。

申明上章"逆"字之义。风寒外闭，宜辛温发散而不宜下，燥热内结，宜苦寒攻下而不宜汗。若表邪未解，里邪复盛，则宜先汗而后下。若里邪急迫，表邪轻微，则宜先下而后汗，错则成逆矣。若治法得宜，先后不失，不为逆也。

太阳坏病入阳明去路 十五章

阳明从燥金化气，阳旺之人，表郁则燥动，然不经误治，津液未耗，燥气之作，何至遽盛！及其汗、下、温针，伤津亡液，燥气大发，经腑合邪，乃成下证。虽不如三阴之险，然阴亏阳亢，亦伏危机，未可率然也。

太阳坏病入阳明桂枝证一　太阳五十六

太阳病，先发汗不解，而复下之，脉浮者，不愈。浮为在外，而反下之，故令不愈。今脉浮，故知在外，当须解外则愈，桂枝汤主之。 方在太阳五。

太阳病，先发汗不解，而复下之，设内有腑热，则下之当愈，若使脉浮，则表邪未解，必不能愈。以浮为邪在表，遗其外邪，而反下之，故令不愈。当须解外则愈，宜主桂枝也。

此太阳表证未罢，而内有腑热，固当下也，然必外解，而后可下。若发汗未解，而遽下之，设脉犹见浮，则外必不愈，故仍以桂枝解外。

发汗亡津证二　太阳五十七

大下之后，复发汗，小便不利者，亡津液故也。勿治

之，得小便利，必自愈。

膀胱者，州都之官，津液藏焉，气化则能出矣。土湿金郁，气不化水，土湿木郁，不能行水，皆令小便不利。小青龙、五苓散证之小便不利，悉缘土湿而水停，则小便之不利，必因湿旺。若汗下之后，而见小便之不利，是津液亡泄，燥而非湿也。然别无热渴之证，则其燥未甚，勿用治之，俟其津液续复，得小便一利，必自愈也。

汗下之后，小便不利，阳虚之人，则阳亡而病湿，阴虚之人，则阴亡而伤燥，此不见阳亡湿动之证，故知是亡津伤燥也。此亦人参白虎证，而燥热未作，则病势最轻，故不须治之。

麻杏甘石证三　太阳五十八

发汗后，不可更行桂枝汤，若汗出而喘，无大热者，可与麻黄杏仁甘草石膏汤主之①。

汗后表寒未解，郁其肺气，热蒸皮毛，窍开而不能透泄，故汗出而喘。表得汗泄，故外无大热。麻黄发表，杏仁降逆，石膏清金，甘草培土，则表里俱解矣。此大青龙证之轻者，以在汗后，故不用青龙。

汗后不可更②行桂枝，亦大概言之。他如发汗已解，半日许复烦，可更发汗，宜桂枝汤，未尝必禁桂枝也。

麻黄杏仁甘草石膏汤十七

麻黄四两　**杏仁**五十枚　**甘草**二两，炙　**石膏**半斤，碎，绵裹

---

① 主之　诸本均同，《伤寒论·辨太阳病脉证并治中》无此二字，疑衍。

② 更　原脱，诸本均同，据本章经文补。

上四味，以水七升，先煮麻黄，减二升，去上沫，内诸药，煮取二升，去滓，温服一升。

汗后作喘证四　太阳五十九

发汗后，饮水多者，必喘，以水灌之，亦喘。

推原上章"喘"字之义。汗出亡津液，燥渴饮水，饮水太多，而汗后阳虚，不能消散，水停则肺气壅遏，故必喘。以水灌之，皮毛外闭，肺气郁阻，故亦喘也。

麻杏甘石证五　太阳六十

下后，不可更行桂枝汤，若汗出而喘，无大热者，可与麻黄杏仁甘草石膏汤主之[①]。

下后表寒未解，郁其肺气，肺郁生热，蒸发皮毛，而不能透泄，故汗出而喘。表寒里热，宜麻杏甘石双解之可也。

下后不可更[②]行桂枝，亦大概言之。他如伤寒，医下之，续得下利清谷章，救表宜桂枝汤。又，伤寒，大下后复汗，心下痞章，解表宜桂枝汤。太阳病，先发汗不解，而复下之，脉浮者，不愈章，当须解外则愈，桂枝汤主之。未尝必禁桂枝也。

人参白虎证六　太阳六十一

服桂枝汤，大汗出后，大烦渴不解，脉洪大者，白虎

---

① 主之　诸本均同，《伤寒论·辨太阳病脉证并治中》无此二字，疑衍。

② 更　原脱，诸本均同，据本章经文补。

伤寒悬解

卷四

加人参汤主之。方在太阳三十九

服桂枝汤后，汗出表解，而津液亡泄，里热则增，是宜白虎清里。而大汗之后，大作烦渴，而脉又洪大，是亡津而气亦泄也。津由气化，《灵枢·决气》：上焦开发，宣五谷味，熏肤，充身，泽毛，若雾露之溉，是为气，此当益气以生津，故加人参。《素问·评热论》：脉躁疾，不为汗衰者死，以精气消亡，无以渗灌其枯燥也。白虎而加人参，使清气降洒，化而为露，滋润枯涸，涤洗烦躁，莫善于此矣。

人参白虎证七　太阳六十二

伤寒，若吐若下后，七八日不解，热结在里，表里俱热，时时恶风，大渴，舌上干燥而烦，欲饮水数升者，白虎加人参汤主之。方在太阳三十九。

吐下之后，气夺津伤，七八日不解，燥热内盛，而自里达表，表里俱热，热蒸窍泄，时时恶风，舌上干燥，而心内焦烦，欲饮水数升之多，主以人参白虎，清金而泻热，化气而生津也。

表里俱虚证八　太阳六十三

太阳病，先下之而不愈，因复发汗，以此表里俱虚，其人因致冒，冒家汗出则自愈，所以然者，汗出表和故也。得里未和，然后下之。

太阳病，先下之而不愈，伤其阴液，因复发汗，伤其阳津，表阳里阴，以此俱虚。表阳虚则阴气外束，里阴虚则阳气内郁，阳气内郁而不外达，其人因致昏冒，冒家汗出则自愈，所以然者，汗出则卫气外达，经脉和畅，阴退

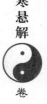

而阳宣也。表和之后，得里未和，然后下之。

调胃承气证九　太阳六十四

发汗后，恶寒者，虚故也。不恶寒，反恶热者，实也，当和胃气，与调胃承气汤。方在阳明二十。

阳虚之人，汗则亡阳，阴虚之人，汗则亡阴。汗后恶寒者，气泄而阳虚故也，故防入少阴。不恶寒，反恶热者，津伤而阳实故也，是已入阳明，将成大承气证，宜早以调胃承气和其胃气，预夺其实也。

阴阳俱虚证十　太阳六十五

太阳病中风，以火劫发汗，邪风被火热，血气流溢，失其常度，两阳相熏灼，其身发黄，阳盛则欲衄，阴虚则小便难，阴阳俱虚竭，身体则枯燥，但头汗出，剂颈而还，腹满微喘，口干咽烂，或不大便，久则谵语，甚者至哕，手足躁扰，捻衣摸床。小便利者，其人可治。

太阳中风，以火劫发汗，邪风一被火热，血气流溢，而失其常度，外劫之火与内郁之阳两相熏灼，其身发黄。上之阳盛则欲衄，下之阴虚则小便难。阴液阳津，俱至虚竭，身体则枯燥不润。阳气上燔，但头汗出，际颈而还。里气膹郁，而为胀满。肺气壅阻，而为微喘。火炎于上，口干而咽烂，其时或不大便。久则卫郁莫泄，浊气熏心，而为谵语。甚者胃气冲逆，而为呕哕，或手足躁扰，捻衣摸床。凡此诸证，总以表里壅遏，热无泄路，故郁闷懊憹烦乱如是。宜以辛凉之药，双泻表里。若小便利者，是阴气未绝，其人可治也。

此证湿热郁蒸，宜以麻黄、石膏泻其表热，大黄、芒硝泻其里热，半夏、生姜降其逆，猪苓、滑石渗其湿，表里双清，则神气慧爽矣。

火热入胃证十一　太阳六十六

太阳病二日，反躁，反熨其背，而大汗出，火热入胃，胃中水竭，躁烦，必发谵语。十余日，振栗，自下利者，此为欲解也。故其汗，从腰以下不得汗，欲小便不得，反呕，欲失溲，足下恶风，大便硬，小便当数而反不数，及大便已，头卓然而痛，其人足心必热，谷气下流故也。

太阳病，皮毛被感，表郁为热，内尚无热。俟其表热传胃，日久失清，乃见烦躁。今二日之内，方入阳明，不应躁而反躁，其胃阳素盛可知。乃不用清凉，反熨其背，而大汗出。火炎就燥，邪热入胃，胃中水竭，乃生烦躁。燥热熏心，必发谵语。若十余日后，微阴内复，忽振栗而自下利，则胃热下泄，此为欲解也。方其熨背取汗，火热蒸腾，上虽热而下则寒，故从腰以下绝无汗意。外寒郁其内热，故膀胱闭涩，欲小便而不得。阳气升泄，不根于水，膀胱无约，时欲失溲，如此则小便当数而反不数者，津液枯也。水枯则大便干硬，便干肠结，胃热不得下达，故气逆作呕。火热上逆，故足下逆冷而恶风寒。及振栗下利，大便已行，则谷气宣畅四达，头痛而火从上散，足热而阳从下达，胃中燥热，解散无余，缘谷气以便通而下流故也。便通而头痛者，如炉①底壅塞，火焰不升，一通则火即上

---

① 炉　原作"垆"，形近之误，据宛邻本、蜀本、集成本、石印本改。

炎也。

火邪圊血证十二　太阳六十七

太阳病，以火熏之，不得汗，其人必躁，到经不解，必清血，名为火邪。 清与圊同。

太阳病，当以汗解，乃以火熏之，又不得汗，内热愈增，其人必躁。到经尽之期，当解而不解，热伤血分，必当圊血，此名火邪也。

火逆助邪证十三　太阳六十八

脉浮，宜以汗解，用火灸之，邪无从出，因火而盛，病从腰以下必重而痹，名火逆也。

脉浮，宜以汗解，乃用火灸之，邪无从出，因外火而更盛，病从腰以下必重浊而痹塞，此名火逆。

火逆吐血证十四　太阳六十九

脉浮热甚，反灸之，此为实，实以虚治，因火而动，故咽燥吐血。

脉浮热甚，当汗之以泻其热，反灸之，此为实证，实证而用灸，是实以虚治也。内之实热，因外火而大动，必伤阴气，故咽燥而吐血。

火邪内攻证十五　太阳七十

微数之脉，慎不可灸，因火为邪，则为烦逆，追虚逐实，血散脉中，火气虽微，内攻有力，焦骨伤筋，血难

复也。

微数之脉，营血虚亏，慎不可灸，误灸而因火为邪，则为烦躁而气逆。追阴气之已虚，逐阳火之原实，因令血散脉中，耗亡失守。一灸之火虽微，而其煎熬内攻，则甚有力，焦骨伤筋，日就枯槁，营血消烁，终难复旧也。

太阳坏病入太阴去路二十一章

太阴以湿土主令，阴盛之人，病在太阳，表郁则湿动。然不经误治，则胃阳未亏，湿气之作，犹俟渐成。及夫汗、下、温针，阳亡阴旺，湿邪勃兴，土败水侮，危证叠出。防微杜渐之法，不可不亟讲也。

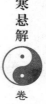

太阳坏病入太阴五苓散证一　太阳七十一

太阳病，发汗后，大汗出，胃中干燥[①]，烦不得眠，欲得饮水者，少少与之，令胃气和则愈。此太阳入阳明去路，将成白虎证者。**若脉浮，小便不利，热微消渴者，五苓散主之。**方在太阳四十一。

发汗后，阳盛之人，阴亡土燥，则入阳明，而成白虎证。阴盛之人，阳亡土湿，则入太阴，而成五苓证。如汗后胃中干燥，烦不得眠，欲得饮水，此将来之人参白虎证也，宜少少与饮，以在大汗之后，阳气新虚也。设燥热已甚，少水不救盛火，则用白虎。若燥热未甚，得少水和胃，则烦渴自愈，无事白虎也。若汗后脉浮，小便不利，热微

---

①　燥　原作"躁"，音同形近之误，据宛邻本、蜀本、集成本、石印本改。

消渴，则太阴之象已见端倪①，宜以五苓燥土而行水。盖阳格于外，表证未解，是以脉浮。湿动于内，木气不达，是以小便不利。木郁风动，耗伤肺津，是以消渴。此之消渴，消少水而频饮，不能大消，以其湿盛而热微也。

五苓散证二　太阳七十二

发汗已，脉浮数，烦渴者，五苓散主之。方在太阳四十一。

发汗已，热随汗散，乃脉见浮数而证见烦渴，是汗出阳虚，土湿而火升也。盖火秘阳蛰，全恃乎土，阳亡湿动，肺胃不降，君火升炎，故脉证如此，宜以五苓燥土泻湿。若未汗而见浮数烦渴之脉证，则宜大青龙而不宜五苓矣。

甘草干姜证三　太阳七十三

伤寒，脉浮，自汗出，小便数，心烦，微恶寒，脚挛急，反与桂枝汤，欲攻其表，此误也。得之便厥，咽中干，躁烦吐逆者，作甘草干姜汤与之，以复其阳。若厥愈足温者，更作芍药甘草汤与之，其脚即伸。若胃气不和，谵语者，少与调胃承气汤。若重发汗，复加烧针者，四逆汤主之。方在太阴三。

脉浮自汗，里热外泄也。小便数，则大便必硬。心烦者，胃热之熏冲也。阳明病，虽得之一日，恶寒将自罢，即自汗出而恶热。微恶寒者，表未全解，自汗虽出，而未能遽发也，亦是调胃承气证。"阳明篇"上：太阳病，若吐，若

---

① 端倪　肇始也。

下，若发汗，微烦，小便数，大便因硬，与小承气汤和之愈。阳明病，不吐不下，心烦者，可与调胃承气汤，即此证。医以脉浮自汗，病象太阳中风证，反与桂枝汤加附子而增桂枝，以攻其表，此大误也。得之汗多阳亡，使手足厥冷，咽喉干燥，阳气离根而生烦躁，胃气上逆而作呕吐。作甘草干姜汤与之，甘草培土而补中，干姜温胃而降逆，阳回肢暖，是以厥愈足温。其脚之挛急，缘其木燥而筋缩也，更作芍药甘草汤与之，甘草舒筋而缓急，芍药清风而润燥，其脚自伸。若胃气不和，土燥谵语，少与调胃承气，则胃气调和矣。桂枝发汗，是为一逆，若不以姜、甘回阳，而重发其汗，或复加烧针，以大亡其阳，是为再逆，当速用四逆以回阳，姜甘加附子，水土双温也。

甘草干姜汤十八

甘草四两，炙　**干姜**二两，炮

上㕮咀，以水三升，煮取一升五合，去滓，分温再服。

芍药甘草汤十九

芍药四两　**甘草**四两，炙

上㕮咀，以水三升，煮取升半，去滓，分温再服。

甘草干姜证四　太阳七十四

问曰：证象阳旦，按法治之而增剧，厥逆，咽中干，两胫拘急而谵语。师言：夜半手足当温，两脚当伸。后如师言。何以知此？答曰：寸口脉浮而大，浮则为风，大则为虚，风则生微热，虚则两胫挛。病证象桂枝，因加附子参其间，增桂令汗出，附子温经，亡阳故也。厥逆，咽中干，烦躁，阳明内结，谵语烦乱。更饮甘草干姜汤，夜半

阳气还，两足当温，胫尚微拘急，重与芍药甘草汤①，尔乃胫伸，以承气汤微溏，则止其谵语，故知病可愈。

此复述上章，设为问答。证象阳旦，即证象桂枝之互文。《金匮》：产后中风，数十日不解，头痛，恶寒，时时有热，干呕，汗出，虽久，阳旦证续在耳，可与阳旦汤。林亿以为即桂枝汤，按证是桂枝汤无疑。按法治之，即上章以桂枝攻其表，及此章因加附子增桂令汗出也。寸口脉浮而大，浮则为风，大则为虚，载在"脉法"，"脉法"：寸口脉浮而紧，浮则为风，紧则为寒，脉弦而大，大则为芤，芤则为虚也。所谓风则浮虚也。"脉法"语。风则生其微热，虚则两胫挛急，病与桂枝汤证形象符合，而热微足挛，又似阳虚，因增桂枝而加附子，以发其表。附子温经，汗多亡阳，是以厥逆咽干，而生烦躁，汗出津枯，胃腑燥结，是以谵语烦乱。不知寸口脉浮大，是阳明之里实，"阳明篇"：大便硬者，脉浮而缓，为阳明病。伤寒三日，阳明脉大。三阳合病，脉浮而大。而非太阳之表虚，误以桂附发汗，重亡其阳，里实变而为里虚。更饮甘草干姜，阳回足温，重与芍药甘草汤，即胫伸，少与调胃承气，变结粪为微溏，止其谵语，药良法精，应手愈矣，何不可知之有！喻嘉言误会②阳旦、阴旦二汤，谓桂枝加黄芩为阳旦汤，加桂枝为阴旦汤。按法用之，即桂枝加黄芩之法，所以得之便厥，误在黄芩，仲景即行桂枝之法，增桂枝令其汗出，更加附子温经，悖缪极矣！嗣后医书俱袭其说，皆载阳旦、阴旦二方，不通之至！仲景自有桂枝加桂汤，不名阴旦。阴旦之名，荒唐怪诞，所谓不知而妄作也。

――――――――――――

① 芍药甘草汤 原作"甘草芍药汤"诸本均同，据《伤寒论·辨太阳病脉证并治上》及前后文例改。

② 会 成也。

汗后吐逆证五　太阳七十五

发汗后，水药不得入口为逆，若更发汗，必吐下不止。

汗出阳泄，土败胃逆，水药不得入口，是谓逆治。若更发汗，阳败土崩，太阴吐利之证，必将俱作，无有止期矣。

汗后吐逆证六　太阳七十六

病人脉数，数为热，当消谷引食，而反吐者，此以发汗令阳气微，膈气虚，脉乃数也。数为客热，不能消谷，以胃中虚冷，故吐也。

阴阳互根，阳虚脱根，升浮于上，是以脉数。数为客热升浮，不能消化水谷，故作呕吐，缘其阳亡而胃中虚冷也。

吐后生烦证七　太阳七十七

太阳病，吐之，但太阳病，当恶寒，今反不恶寒，不欲近衣，此为吐之内烦也。

太阳病，伤寒、中风，表邪外闭，营卫不达，当见恶寒。吐伤胃气，里阳上逆，外达皮毛，故反不恶寒，而欲去衣被。此为吐之，令阳火离根，而内烦故也。

吐后作吐证八　太阳七十八

太阳病，当恶寒发热，今身自汗出，不恶寒发热，关上脉细数者，以医吐之过也。一二日吐之者，腹中饥，口

不能食，三四日吐之者，不喜糜粥，欲食冷食，朝食暮吐，以医吐之所致也，此为小逆。

吐伤胃阳，虚浮无根，故关脉细数。一二日胃病尚浅，吐则伤轻，胃中虚馁，故饥，而胃气上升，故不能食。三四日胃病颇深，吐则伤重，阳火虚浮，故不喜糜粥，欲食冷食，而胃中虚冷，不能化谷，故朝食暮吐。此亦过吐伤胃，是谓小逆，迟则微阳续复，逆气乃下也。

汗、吐、下、温针诸逆之中，惟吐为轻。凡胸腹之内，腐败壅塞，隔碍真阳，郁闷懊憹，头痛心烦，吐之清气通畅，即刻轻安，最妙之法也。即吐之过当，中虚内烦，亦无汗下亡阳诸祸，一温中气，虚烦立止，最易治疗，故曰小逆也。

身疼下利证九　太阳七十九

伤寒，医下之，续得下利清谷不止，身疼痛者，急当救里，后身疼痛，清便自调者，急当救表。救里宜四逆汤，<small>方在太阴三。</small>**救表宜桂枝汤。**<small>方在太阳五。</small>

伤寒表病，下之败其里阳，续得下利清谷不止，已成太阴自利，而身体疼痛，表证未解，是表里皆病。然急当救里，不暇及表也。救里之后，利止便调，然后表之。身疼痛者，急当救之，盖表邪不解，恐里阴复郁而生寒，故救之宜急。救里宜四逆以温中，救表宜桂枝以解外。伤寒而不用麻黄者，里阳既虚，不敢过汗也。<small>此与太阴下利腹胀满章彼此互文。救表即攻表，攻表即发表。</small>

新加汤证十　太阳八十

发汗后，身疼痛，脉沉迟者，桂枝加芍药生姜各一两人参三两新加汤主之。

汗泄血中温气，阳虚肝陷，故脉沉迟，经脉凝涩，风木郁遏，故身疼痛。新加汤，甘草补其脾精，桂枝达其肝气，芍药清风木之燥，生姜行经络之瘀，人参补肝脾之阳，以温营血而充经脉也。

新加汤二十

桂枝三两　甘草二两，炙　大枣十二枚　芍药四两　生姜四两　人参三两

于桂枝汤内，加芍药、生姜各一两，人参三两，余依前法。

葛根连芩证十一　太阳八十一

太阳病，桂枝证，医反下之，利遂不止，脉促者，表未解也，喘而汗出者，葛根黄连黄芩汤主之。

太阳病，桂枝证，有表邪而无里邪，医反下之，败其中气，利遂不止，此当温里。若脉促者，是表未解也。盖病在经络，不解表而攻里，表阳乘①里虚而内陷，为里阴所拒，不得下达，表里束迫，故见促象。脉来数，时一②止复来者，曰促。若喘而汗出者，是胃气上逆，肺阻而为喘，肺郁生热，气蒸而为汗也。虽内有四逆证，外有桂枝证，而热

---

① 乘　原作"承"，音同形近之误，据蜀本、集成本、石印本改。
② 一　原脱，诸本均同，据本书"脉法三十四"补。

在胸膈，二方俱不能受，宜葛根连芩汤主之。葛根达阳明之郁，芩、连清君相之火，胸膈肃清，然后中下之寒，徐可议温也。

桂枝证，解表而用葛根，以喘而汗出，胸膈郁蒸，宜葛根之辛凉，不宜桂枝之辛温也。

葛根黄芩黄连汤二十一

葛根半斤　**黄连**三两　**黄芩**二两　**甘草**二两，炙

上四味，以水八升，先煮葛根，减二升，入诸药，煮取二升，去滓，分温再服。

桂枝去芍药证十二　太阳八十二

太阳病，下之后，脉促胸满者，桂枝去芍药汤主之。若微恶寒者，桂枝去芍药加附子汤①**主之。**

下后脉促，表邪未解，是宜桂枝。而益以胸满，则阳衰胃逆，浊气冲塞，去芍药之酸寒，以解表邪。若微恶寒者，则不止脾阳之虚，而肾阳亦败，加附子之辛温，以驱里寒也。

桂枝去芍药汤二十二

桂枝三两　**甘草**二两　**生姜**三两　**大枣**十二枚

于桂枝方内去芍药，余依前法。

桂枝去芍药加附子汤二十三

桂枝三两　**甘草**二两　**大枣**十二枚　**生姜**三两　**附子**一枚，炮，去皮

于桂枝汤方内去芍药，加附子一枚，去皮，破八片，

---

① 桂枝去芍药加附子汤　原作"桂枝去芍药方中加附子汤"，诸本均同，据《伤寒论·辨太阳病脉证并治上》及下文此方方名改。

余依前法。

桂枝厚朴杏子证十三　太阳八十三

太阳病，下之微喘者，表未解故也，桂枝加厚朴杏子汤主之。

表病而攻其里，里阴上逆，而表邪未解，肺气郁阻，是以发喘。桂枝加厚朴、杏子，降冲逆而破壅塞也。

桂枝加厚朴杏子汤二十四

桂枝三两　**芍药**三两　**甘草**二两　**大枣**十二枚　**生姜**三两　**厚朴**二两　**杏仁**五十枚，去皮尖

于桂枝汤方内加厚朴二两，杏仁五十枚，去皮尖，余依前法。

桂枝厚朴杏子证十四　太阳八十四

喘家，作桂枝汤，加厚朴杏子仁。

平素喘家，胃逆肺阻，作桂枝汤解表，宜加朴、杏，降逆而破壅也。

桂枝去桂加茯苓白术证十五　太阳八十五

服桂枝汤，或下之，仍头项强痛，翕翕发热，无汗，心下满，微痛，小便不利者，桂枝去桂加茯苓白术汤主之。

服桂枝汤后，或又下之，仍复头项强痛，发热无汗，甚似表证未解，而加以心下满痛，小便不利，是非风邪之外束，实缘湿邪之内动也。盖土虚湿旺，脾陷而肝郁，不能泻水，故小便不利。胃逆而胆郁，不能降浊，故心下满痛。浊气冲塞，故头痛发热。桂枝去桂枝之解表，加茯苓、

白术，泻湿而燥土也。

桂枝去桂加茯苓白术汤二十五

芍药三两　甘草二两　大枣十二枚　生姜三两　茯苓三两
白术三两

于桂枝汤方内去桂枝，加茯苓、白术各三两，余依前法煎服。小便利则愈。

厚朴姜夏参甘证十六　　太阳八十六

发汗后，腹胀满者，厚朴生姜甘草半夏人参汤主之。

胃不偏燥，脾不偏湿，脾升胃降，中气转运，胸腹冲和，故不胀满。汗泄中气，阳虚湿旺，枢轴不运，脾陷胃逆，则生胀满。厚朴生姜甘草半夏人参汤，人参、甘草，补中而扶阳，朴、夏、生姜，降浊而行郁也。

厚朴生姜甘草半夏人参汤二十六

厚朴一斤，去皮　生姜半斤　甘草二两，炙　半夏半升，洗
人参一两

上五味，以水一斗，煮取三升，去滓，温服一升，日三服。

栀子厚朴证十七　　太阳八十七

伤寒下后，心烦腹满，卧起不安者，栀子厚朴汤主之。

下伤中气，枢轴不运，是以腹满。阳明上逆，浊阴不降，腐败壅塞，宫城不清，是以心烦。烦极则卧起不安。栀子厚朴汤，厚朴、枳实，泻满而降逆，栀子吐浊瘀而除烦也。

栀子厚朴汤二十七

栀子十四枚，劈　厚朴四两，姜炙　枳实四枚，水浸，去穰，炒

上①三味，以水三升半，煮取一升半，去滓，分二服，温进一服。得吐者，止后服。

栀子干姜证十八　太阳八十八

伤寒，医以丸药大下之，身热不去，微烦者，栀子干姜汤主之。

大下败其中气，浊阴上逆，瘀生腐败，阻格君火，不得下秘，故身热而心烦。栀子干姜汤，干姜降逆而温中，栀子吐瘀而除烦也。

栀子干姜汤二十八

栀子十四枚　干姜二两

上二味，以水三升半，煮取升半，去滓，分三服，温进一服。得吐者，止后服。

栀子香豉证十九　太阳八十九

发汗，若下之，而烦热胸中窒者，栀子豉汤主之。

汗下败其中气，胃土上逆，浊气填瘀，君火不得下行，故心宫烦热，胸中窒塞。栀子豉汤，香豉调中气而开窒塞，栀子吐浊瘀而除烦热也。

栀子豉汤二十九

栀子十四枚，劈　香豉四两，绵裹

---

① 上　原作"以上"，诸本均同，据《伤寒论·辨太阳病脉证并治中》此方方后语及前后文例改。

上二味，以水四升，先煮①栀子，得二升半，内豉，煮取一升半，去滓，分二服，温进一服。得吐者，止后服。

栀子香豉证二十　太阳九十

发汗、吐、下后，虚烦不得眠，若剧者，必反覆颠倒，心中懊憹者，栀子豉汤主之。若少气者，栀子甘草豉汤主之。若呕者，栀子生姜豉汤主之。

发汗、吐、下，土败胃逆，君火不降，故虚烦不得卧眠。剧则陈郁填塞，浊气熏心，故反覆颠倒，心中懊憹。栀子豉汤吐其瘀浊，则阳降而烦止矣。若少气者，加甘草以益气。若呕者，加生姜以止逆也。

栀子甘草豉汤三十

栀子十四枚　**香豉**四两，绵裹　**甘草**二两

于栀子豉汤内加甘草二两，余依前法。得吐者，止后服。

栀子生姜豉汤三十一

栀子十四枚　**香豉**四两，绵裹　**生姜**五两

于栀子豉汤加入生姜五两，余依前法。得吐，止后服。

忌栀子证二十一　太阳九十一

凡用栀子汤，病人旧微溏者，不可与服之。

栀子苦寒之性，泻脾胃而滑大肠，凡用栀子诸汤，设病人旧日脾阳素虚，大便微溏者，不可与服也。

---

① 煮　原作"煎"，据宛邻本、蜀本、集成本、石印本、《伤寒论·辨太阳病脉证并治中》此方方后语改。

太阳坏病入少阴去路十七章

少阴以寒水而化君火，平人水火交则肾水温。阴盛之人，水旺火衰，肾气原寒。病在太阳，表阳外郁，内寒已动，一有汗、下、温针之逆，阳亡土败，寒水无制，水邪泛溢，死不旋踵。扶阳明而抑少阴，良工当思患而预防也。

太阳坏病入少阴桂枝附子证一　太阳九十二

太阳病，发汗，遂漏不止，其人恶风，小便难，四肢微急，难以屈伸者，桂枝加附子汤主之。

卫阳汗泄，皮毛失敛，是以汗漏不止。表虚，是以恶风。汗亡血中温气，木郁不能行水，是以小便难。阳亡土败，不能温养四肢，是以四肢微急，难以屈伸。肾主五液，入心为汗，肾气者，诸阳之本，汗漏不止，则肾中阳根，泄而不藏。桂枝加附子汤，桂枝达肝木之郁陷，芍药敛风气之疏泄，姜、甘、大枣，补脾精而和中气，附子暖肾水以益阳根也。

桂枝加附子汤三十二

桂枝三两　芍药三两　甘草二两　大枣十二枚　附子一枚，炮，破八片　生姜三两

于桂枝汤内加附子一枚，破八片，余依前法。

芍药甘草附子证二　太阳九十三

发汗病不解，反恶寒者，虚故也，芍药甘草附子汤主之。

汗泄血中温气，木郁阳陷，故表病不解，而反加恶寒。

芍药甘草附子汤，芍药清风而敛营血，甘草培土而荣木气，附子暖水以补温气也。

芍药甘草附子汤三十三

芍药三两　**甘草**三两，炙　**附子**一枚，炮，破八片

上三味，以水五升，煮取一升五合，去滓，温服。

内外俱虚证三　太阳九十四

下之后，复发汗，必振寒，脉微细。所以然者，以内外俱虚故也。

申明上章恶寒之义。汗下亡阳，必身体振寒，而经脉细微。所以然者，以下伤其内，汗泄其外，内外之阳俱虚故也。

苓桂术甘证四　太阳九十五

伤寒，若吐、若下后，心下逆满，气上冲胸，起则头眩，脉沉紧，发汗则动经，身为振振摇者，茯苓桂枝白术甘草汤主之。

吐伤胃阳，则病上逆，浊气冲塞，故心下①逆满。阳气浮升而无根，故起则头眩。下泻脾阳，则病下陷，风木抑郁，故脉沉紧。木愈郁而愈升，升发太过，而不得平，故气上冲胸。又复发汗，以亡经中之阳，温气脱泄，木枯风动，于是身体振摇，势如悬旌。此缘于水旺土湿而风木郁动也，苓桂术甘汤，苓、术泻水，桂枝疏木，而甘草补中也。

———————

① 下　原脱，诸本均同，据本章经文补。

茯苓桂枝白术甘草汤①三十四

茯苓四两　甘草二两，炙　桂枝三两　白术二两

上四味，以水六升，煮取三升，去滓，分温三服。

真武汤证五　太阳九十六

太阳病，发汗，汗出不解，其人仍发热，心下悸，头眩，身𥇥动，振振欲擗地者，真武汤主之。方在少阴十九。

阳虚之人，发汗过多，土败阳飞，则头目眩晕。风木动摇，则心悸肉𥇥。盖木生于水而长于土，水寒土湿，木郁风生，是以悸动。根本摇撼，则悸在脐间，枝叶振摇，则悸在心下。振振欲擗地者，风动神摇，欲穴地以自安也。木郁风动，原于土湿而水寒，真武汤，生姜降浊而止呕，苓、术泻水而燥土，芍药清风而安振摇，附子温肾水以培阳根也。真武汤，治少阴病，内有水气，腹痛下利，小便不利，四肢沉重疼痛，或呕者。

桂枝甘草证六　太阳九十七

发汗过多，其人叉手自冒心，心下悸，欲得按者，桂枝甘草汤主之。

汗亡心液，火泄神虚，故叉手自冒其心。冒者，覆也。汗多阳亡，温气泄脱，风木不宁，而土败胃逆，浊气填塞，风木上行，升路郁阻，故心下动悸，欲得手按，以宁神宇。桂枝甘草汤，桂枝疏木而安动摇，甘草补土以培根本也。

---

① 茯苓桂枝白术甘草汤　原作"茯苓白术桂枝甘草汤"，诸本均同，据本章经文、黄解、宛邻本目录改。

桂枝甘草汤三十五

桂枝四两　**甘草**二两，炙

上二味，以水二升，煮取一升，去滓，顿服。

阳虚耳聋证七　太阳九十八

未持脉时，病人叉手自冒心，师因教试令咳，而不咳者，此必两耳聋无闻也。所以然者，以重发汗，虚故如此。

五脏阴也，阴中有阳，清阳升发，开窍五官，浊阴下降，七窍空灵，故能闻见。汗伤中气，肝脾不升，肺胃不降，清阳下陷，浊阴上逆，浊气堙塞，听宫障蔽，是以耳聋也。

身重心悸证八　太阳九十九

脉浮数者，法当汗出而愈，若下之，身重心悸者，不可发汗，当①自汗出乃解。所以然者，尺中脉微，此里虚，须表里实，津液自和，便自汗出愈。

浮数之脉，当以汗解，设在下后，而见身重心悸之证，虽有浮数之脉，不可发汗，当使其自汗出乃愈。盖水旺土湿，则身体重浊，木郁风生，则心下悸动，以其伤肝脾之阳故也。所以然者，寸口虽见浮数，而尺中则脉微弱，寸口主表，尺中主里，寸口浮数虽为表实，而尺脉微弱则为里虚。须里气渐复，表里俱实，则里气内拒，表气外发，邪无内陷之虑，便自汗出而愈。医家于此，贵有实里解表之法，虽汗出而无虚虚之嫌，则以人巧而代天工矣。

---

① 当　原作"乃"，据《伤寒论·辨太阳病脉证并治中》、本章黄解改。

苓桂甘枣证①九　太阳一百

发汗后，其人脐下悸者，欲作奔豚，茯苓桂枝甘草大枣汤主之。

汗亡血中温气，风木郁动，是以振悸。枝叶不宁，则悸在心下，根本不安，则悸在脐间，脐下振悸，根本撼摇，则奔豚欲作矣。奔豚者，风木奔腾，状如惊豚，上冲胸膈，及乎咽喉腹胁心首，诸病皆作，喘呼闭塞，七窍火生，病势凶恶，莫此为剧。仲景、扁鹊，以为肾邪，仲景"霍乱"：脐上筑者，肾气动也。扁鹊《难经》：肾之积，曰奔豚。其实纯是肝气。盖木气奔冲，原于阳亡而水寒也，苓桂甘枣汤，茯苓、桂枝，泻癸水而疏乙木，甘草、大枣，补脾精以滋肝血也。

茯苓桂枝甘草大枣汤三十六

茯苓半斤　桂枝四两　甘草二两，炙　大枣十二枚

上四味，以甘澜水一斗，先煮茯苓，减二升，内诸药，煮取三升，去滓，温服一升，日三服。

作甘澜水法：取水二斗，置大盆内，以杓扬之，水上有珠子五六千颗相逐，取用之。

桂枝加桂证十　太阳一百一

烧针令其汗，针处被寒，核起而赤者，必发奔豚，气从少腹上冲心者，灸其核上各一壮，与桂枝加桂汤，更加

---

① 苓桂甘枣证　原作"桂苓甘枣证"，诸本均同，据本章经文及黄解改。

桂二两。

汗后阳虚脾陷，木气不舒，一被外寒，闭其针孔，风木郁动，必发奔豚。若气从少腹上冲心胸，便是奔豚发作，宜先灸核上各一壮，散其外寒，即以桂枝加桂汤，更加桂枝，以疏风木而降奔冲[1]也。桂枝加桂者，于桂枝汤内，更加桂枝也。

桂枝加桂汤三十七

桂枝五两　芍药三两　甘草二两　大枣十二枚　生姜三两

于桂枝汤内更加桂枝二两，共五两，余依前法。

桂枝加桂证十一　太阳一百二

太阳病，下之后，其气上冲者，可与桂枝汤，用前法。若不上冲者，不可与之。

下后其气上冲，是奔豚发作也，可与桂枝汤，用如前法，疏风木而降奔冲。若不上冲者，奔豚未作，不可与前汤也。

桂枝去芍药加蜀漆龙骨牡蛎证十二　太阳一百三

伤寒脉浮，医以火迫劫之，亡阳，必惊狂，起卧不安者，桂枝去芍药加蜀漆龙骨牡蛎救逆汤[2]主之。

汗多亡阳，君火飞腾，神魂失归，是以惊生。浊气上逆，化生败浊，迷塞心宫，是以狂作。桂枝去芍药加蜀漆

────────────

① 冲　原作"豚"，诸本均同，据下章黄解"疏风木而降奔冲"及上下文义改。

② 桂枝去芍药加蜀漆龙骨牡蛎救逆汤　原作"桂枝汤去芍药加蜀漆龙骨牡蛎救逆汤"，诸本均同，据《伤寒论·辨太阳病脉证并治中》改。

龙骨牡蛎救逆汤①，桂枝、甘草，疏木而培中，生姜、大枣，补脾而降逆，蜀漆吐腐瘀而疗狂，龙骨、牡蛎，敛神魂而止惊也。

桂枝去芍药加蜀漆龙骨牡蛎救逆②汤三十八

桂枝三两，去皮　甘草二两，炙　大枣十二枚　生姜三两　蜀漆三两，洗去腥　龙骨四两　牡蛎五两，熬

上为末，以水一斗二升，先煮蜀漆，减二升，内诸药，煮取三升，去滓，温服一升。

温针亡阳证十三　太阳一百四

太阳伤寒者，加温针，必惊也。

温针发汗亡阳，土败胃逆，神魂无归，必生惊悸也。

桂枝甘草龙骨牡蛎证十四　太阳一百五

火逆，下之，因烧针，烦躁者，桂枝甘草龙骨牡蛎汤主之。

火劫发汗，是为火逆。火逆之证，下之亡其里阳，又复烧针发汗，亡其表阳，神气离根，因而烦躁不安。桂枝甘草龙骨牡蛎汤，桂枝、甘草，疏乙木而培中土③，龙骨、牡蛎，敛神气而除烦躁也。

桂枝甘草龙骨牡蛎汤三十九

桂枝一两　甘草二两　龙骨二两　牡蛎三两

---

① 桂枝去芍药加蜀漆龙骨牡蛎救逆汤　原作"桂枝加蜀漆龙骨牡蛎汤"，诸本均同，据本章经文改。

② 救逆　原脱，诸本均同，据本章经文、黄解补。

③ 土　原作"脘"，诸本均同，据前文"乙木"文例改。

上为末，以水五升，煮取①二升半，去滓，温服八合，日三服。

茯苓四逆证十五　　太阳一百六

发汗，若下之，病仍不解，烦躁者，茯苓四逆汤主之。

汗下亡阳，土败水侮，阳气拔根，扰乱无归，故生烦躁。茯苓四逆汤，茯苓、参、甘，泻水而补土，干姜、附子，温脾而暖肾也。

茯苓四逆汤四十

茯苓六两　　**人参**一两　　**甘草**二两，炙　　**干姜**一两五钱　　**附子**一枚，去皮

上五味，以水五升，煮取二升，去滓，温服七合，日三服。

干姜附子证十六　　太阳一百七

下之后，复发汗，昼日烦躁不得眠，夜而安静，不呕，不渴，无表证，脉微沉，身无大热者，干姜附子汤主之。

汗下亡阳，土败水侮，微阳拔根，不得下秘，故昼日烦躁不得眠。夜而阳气归根，是以安静。温气脱泄，乙木郁陷，故脉象沉微而身无大热。干姜附子汤，干姜温中以回脾胃之阳，附子温下以复肝肾之阳也。

干姜附子汤四十一

干姜一两　　**附子**一枚，生用，去皮，破八片

上二味，以水三升，煮取一升，去滓，顿服。

① 取　原脱，据宛邻本、蜀本、集成本、石印本补。

禹余粮证十七　太阳一百八

汗家，重发汗，必恍惚心乱，小便已阴痛，与禹余粮丸。方阙。

平素汗家，液亡神虚，重发其汗，阳亡神败，必恍惚心乱。湿动木郁，小便后阴痛。以木郁于水，疏泄不畅，便后滞气凝涩，故尿孔作痛。禹余粮敛阳神于阴精，蛰君火而达风木也。

太阳坏病入厥阴去路一章

厥阴以风木主令，阴盛之人，病在太阳，木郁将发，一有汗、下、温针之逆，阳败水寒，乙木失温，生气不遂，厥阴之病，相继作矣。

太阳坏病入厥阴胃冷吐蛔证一　太阳一百九

病人有寒，复发汗，胃中冷，必吐蛔。

脏腑素有积寒，复发汗以亡胃阳，胃冷不能安蛔，必吐蛔虫。

虫因木化，厥阴木郁，则生蛔虫。《素问》：厥阴者，阴之绝阳。厥阴以至阴之脏，寒极吐蛔，则水腾而火不能复，中伏死机，是以内外感伤诸病，一见吐蛔，便属险证。阳绝则死，阳复则生。惟温病吐蛔，是热非寒，与余证不同也。

伤寒悬解

卷五

太阳经下篇 二十五章

太阳坏病结胸痞证

太阳之病，不解于太阳，而入阳明之腑，太阴之脏，寒热之偏胜，危机伏藏，是皆太阳之坏病也。然悠忽失治，离表传里，俟其入于阳明而用承气，入于太阴而用四逆，犹有救坏之方。至于未成阳明，下早而为结胸，将成太阴，误下而为痞，则阳明不成为阳明，太阴不成为太阴，承气、四逆方俱不可用，是为坏中之坏，莫可救挽者也。仲景于此，变承气、四逆而为陷胸、泻心法，挽逆为顺，至德神功，无以加矣！

提纲一章①

病发于阳者，多入阳明而为热，病发于阴者，多入太阴而为寒。病发于阳，俟其表证已解，内热既实而用下，乃不为早，下早则表阳陷而为结胸，此阳明之坏病也。病发于阴，始终不可用下，误下则里阴升而为痞，此太阴之

---

① 提纲一章　原作"太阳坏病结胸痞证提纲一太阳一百十"，诸本均同，据前后文例改。

坏病也。

太阳坏病结胸痞证提纲一　　太阳一百十①

病发于阳，而反下之，热入因作结胸。病发于阴，而反下之，因作痞。所以成结胸者，以下之太早故也。

承病有发热恶寒者，发于阳也，无热恶寒者，发于阴也。在太阳首篇。病发于阳，风伤卫也。风伤卫气，遏逼营血，而生内热，脏阴衰者，多传于阳明。当其经热方盛，法宜解表，俟至表热传胃，乃可攻下。邪之内传，腑热未成，胸热先作，以阳盛于上也。热未入腑，下之若早，中气受伤，升降倒置。胃土上逆，胆木不得下行，君相合邪，刑克肺金，肺热愈隆，而皮毛不泄，经络之热，遂内入胸膈。经腑之气，两相拒格，硬满作痛，是为结胸。病发于阴，寒伤营也。寒伤营血，束闭卫气，而生外寒，腑阳弱者，多传于太阴。误下则脾阳下陷，阴邪上填，堵塞心下，是谓痞证。未下之前，经热非盛，故下后原无热入，但痞满不消，久而郁甚，则生热耳。内伤脾虚之证，往往心下痞满，误投寒凉，其痞愈甚，即此病也。

结胸上热下寒，而下寒不甚，故用陷胸汤泻上焦之湿热。痞证亦上热下寒，而下寒较重，故用泻心汤清上而温下。结胸证惟阳明、少阳有之，以阳旺而生上热也。阳明上逆，则少阳不降，二气郁升，膈热壅逼，皮毛不泄，故经热内入。痞证惟太阴有之，以阴旺而生下寒也。结胸因于下早，痞证因于误下，大不同也。结胸、痞证，总因胃气不舒，甲木上

逆，但有阴阳之分。

太阳坏病结胸证 十二章

结胸者，异日之阳明，今日下早而成者也。胃腑燥热，汗亡其阴，则成阳明，胸膈湿热，下陷其阳，则成结胸。若迟延数日，湿被燥夺，表寒已解，腑热既实，一下而愈，何至于此。故太阳而见阳明之证，宁迟迟而用承气，勿匆匆而用陷胸。盖结胸乃阳明之坏病也，阳明之病在腹，结胸之病在胸，承气泻下焦之燥热，陷胸泻上焦之湿热，高下不同，燥湿亦异也。

太阳坏病结胸大陷胸证一　太阳百十一

太阳病，脉浮而动数，浮则为风，数则为热，动则为痛，数则为虚，头痛发热，微盗汗出，而反恶寒者，表未解也。医反下之，动数变迟，膈内拒痛，胃中空虚，客气动膈，短气烦躁，心中懊恼，阳气内陷，心下因硬，则为结胸，大陷胸汤主之。若不结胸，但头汗出，余处无汗，剂颈而还，小便不利者，身必发黄也。

太阳病，脉浮而兼动数，浮则为表中于风，数则为营郁发热，动则为经气莫泄，郁迫而生疼痛，数从浮见，尚非内实，是以曰虚。其证头痛发热，微盗汗出，而反恶寒者，表邪未解故也。医不解表，而反下之，动数之脉，变而为迟，则胃气败矣。阳败胃逆，碍胆木降路，逆冲胸膈，胆胃相拒，则膈内疼痛。甲木下行，化相火而归癸水，相火在水，是为下焦主气。今阳败胃虚，甲木逆行，以下焦主气，客居膈上，冲动不已，此拒痛所由来也。心肺之气，以下降为顺，胃胆逆阻，心肺莫降，相火上炎，助君火而刑辛金，则烦躁懊憹，气短胸盈。膈热郁发，皮毛不开，经中阳气，亦遂内陷。经腑之热，彼此壅塞，心中坚凝，是为结胸。肺金郁遏，雾气淫蒸，津液瘀浊，化生痰涎。大陷胸汤，硝、黄清其郁热，甘遂决其痰饮，胸中邪热，推荡无余矣。若其不成结胸，但头上汗出，余处无汗，剂颈而还，下见小便不利者，是苦寒泻其脾阳，湿气内郁，而无降路，身必发黄也。

　　表热传胃，则为阳明证，阳明有阳而无阴，故病燥热，表热入膈，则为结胸证，结胸上阳而下阴，故病湿热。脏气发舒，则津液流溢，脏气埋塞，则痰涎凝结，无二理也。

　　按：大陷胸证，表阳即①陷，而经邪未解，是宜内清胸膈之热，外解皮毛之邪，使上郁之里热，固自里散，内陷之表阳，还从表出。仲景用大陷胸汤，但泻上焦湿热，而不用表药，是救急之法。此处尚可变通，愚意用石膏、甘遂、枳实、麻黄双解表里，得仲景法外之意矣。

　　程氏曰：结胸证，用枳实理中丸甚效。欲破其结，而软其坚，则黄芩、栝蒌、牡蛎为佳。

大陷胸汤四十二

大黄六两　**芒硝**一升　**甘遂**一钱匕

　　上三②味，以水六升，先煎大黄，取二升，去滓，内芒硝，煮一二沸，内甘遂末，温服一升。得快利，止后服。

---

　　①　即　半也。见《方言》。
　　②　三　原作"二"，据蜀本、集成本、石印本、《伤寒论·辨太阳病脉证并治下》此方方后语改。

大陷胸证二　太阳百十二

伤寒六七日，结胸热实，脉沉而紧，心下痛，按之石硬者，大陷胸汤主之。

伤寒六七日后，结胸而膈热内实，心下满痛，按之如石之硬者，是真大陷胸证也。

结胸之脉，寸浮而关沉，后章寸脉浮，关脉沉，名曰结胸是也。脉沉而紧，指关上言，抵当汤证，脉微而沉，反不结胸，盖结胸之脉，关上必沉也。后章：小结胸病，正在心下，脉浮滑者，太阳病，下之，脉浮者，必结胸也。皆指寸脉言。

大陷胸证三　太阳百十三

太阳病，重发汗，而复下之，不大便五六日，舌上燥而渴，日晡时小有潮热，从心下至少腹硬满而痛不可近者，大陷胸汤主之。

结胸证，攻下后，下寒逼热在上，病但在胸，不至少腹，此从心下至于少腹，硬满而痛，是结胸而兼阳明腑证也。合之舌上燥渴，日晡潮热，全是胃腑燥热。但小有潮热，腑邪尚轻，故用陷胸而不用承气也。

大陷胸丸证四　太阳百十四

结胸者，项亦强，如柔痉状，下之则和，宜大陷胸丸。

胸膈痞塞，湿热熏冲，俯则病甚，故项常反折，状如柔痉。大陷胸丸，硝、黄荡其结热，杏仁破其滞气，葶苈泻其水饮。变汤为丸，病连项颈，恐汤之速下也。

大陷胸丸 四十三

大黄半斤 **芒硝**半升 **葶苈**半升，熬 **杏仁**半升，去皮，熬

上四味，捣筛二味，内杏仁、芒硝，合研如脂，合散。取如弹丸一枚，别捣甘遂末一钱匕，白蜜二合，水二升，煮取一升，温顿服之，一宿乃下。如不下，更服，取下为效。禁如药法。

结胸忌下证五　太阳百十五

结胸证，其脉浮大者，不可下，下之则死。

结胸之脉，寸浮关沉，寸浮则上热，关沉则中寒。上热甚而中寒不甚，则浮多而沉少，是以可下。若其脉浮大，绝无沉意，是非无中寒也，乃中寒之极，阳气全格于上，是以但见浮大，而不见其沉。下之中气败竭，必死无疑也。

结胸可以下愈者，下焦之阳，未至绝根，故推陷其上郁之阳，使之通达于下，以接下焦之根，是以愈也。其脉浮大，则阳已绝根于下，是中虚外寒之诊，下之所以速其死也。

结胸烦躁证六　太阳百十六

结胸证悉具，烦躁者，亦死。

迁延日久，结胸证无一不具，若见烦躁，则热极矣。上热极者，下寒必极，如是者，虽不下，而亦死。非死于上热，非死于下寒，乃死于中气之败也。

小结胸证七　太阳百十七

小结胸病，正在心下，按之则痛，脉浮滑者，小陷胸

汤主之。

小结胸病，正在心下，位与大结胸同。但按之则痛，未如大结胸之不按亦痛也，脉则浮滑，亦不如大结胸之寸浮关沉。白虎汤证，脉浮滑者，此里有热，表有寒也。此虽不如大结胸之热实，而亦有里热，较之大结胸，证同而病轻。小陷胸汤，黄连泻热，半夏降逆而涤饮，栝蒌清金而去垢，是即大陷胸之制，变而从轻者也。

小陷胸汤四十四

黄连一两　半夏半升，洗　栝蒌实大者一枚

上三味，以水六升，先煮栝蒌，内诸药，煮取①三升，去滓，分温三服。

脏结证八　太阳百十八

问曰：病有结胸，有脏结，其状何如？答曰：按之痛，寸脉浮，关脉沉，名曰结胸也。何谓脏结？答曰：如结胸状，饮食如故，时时下利，寸脉浮，关脉细小沉紧，名曰脏结，舌上白苔滑者，难治。

结胸证，不按亦痛，前章膈内拒痛，从心下至小腹硬满而痛，心下不按亦痛也，此曰按之痛者，按之则痛剧耳。寸脉浮者，膈上有热也，关脉沉者，腹中寒也。脏结，如结胸状，病因阴邪逆冲，即太阴之胸②下结硬而上无热者也。其脉寸浮关沉，亦与结胸无异，加以脉小细紧，则阴

---

① 取　原作"出"，音近之误，据蜀本、集成本、石印本、《伤寒论·辨太阳病脉证并治下》此方方后语改。
② 胸　原作"心"，诸本均同，据后文"太阴经提纲"、《伤寒论·辨太阴病脉证并治》改。

邪独结而无阳也。关主中焦，人之卫气，出于下焦，升清阳于浊阴者，中焦也，宗气出于上焦，降浊阴于清阳者，中焦也。今关脉细小沉紧，则积寒内结，有阴无阳，是谓死阴，故名脏结。心窍于舌，白苔滑者，心火败而肺津凝也。金性收敛，得火以温之，则雾气飘洒而不凝，所谓相克而实相成也。火衰则肺气不布，而津液郁浊，胶塞心宫，故舌上苔生。滑者，气滞而津凝也。土燥则津枯而黄涩，金湿则液凝而白滑，寒热之分也。舌苔白滑，火败金郁，是以难治。

脏结证九　太阳百十九

病，胁下素有痞，连在脐旁，痛引少腹，入阴筋者，此名脏结，死。

肝脉行于两胁，素有痞者，肝气之郁结也。脐当脾胃之交，中气所在，胁下之痞，连在脐旁，土败木郁，肝邪之乘脾也。肝主筋，自少腹而络阴器，前阴者，宗筋之聚，肝气郁结，则痛引少腹，而入阴筋。土木郁迫，痞塞不开，此名脏结。久而木贼土崩，必主死矣。

脏结证十　太阳百二十

脏结，无阳证，不往来寒热，其人反静，舌上苔滑者，不可攻也。

脏结之证，阴胜则寒，阳复则热，寒为死机，热则生兆。阴阳相争，多见烦躁。复之过者，邪热如焚，亦有下证。若绝无阳证，不往来寒热，其人反静，舌上苔滑者，是为绝阴，不可攻也。

肝胆同气，寒热往来，而生烦者，胆木之阳复也，寒热不作，而反静者，肝木之阴胜也。

结胸脉法十一　太阳百二十一

太阳病，下之，其脉促，不结胸者，此为欲解也。脉浮者，必结胸也。脉紧者，必咽痛。脉弦者，必两胁拘急。脉细数者，头痛未止。脉沉紧者，必欲呕。脉沉滑者，协热利。脉浮滑者，必下血。

太阳病，下之，里邪既去，经热不得内传，而表邪未解，经热不能外达，表里迫束，故脉见促象。而不结胸者，则表阳未陷，经气郁勃，必当外发为汗，此为欲解也。若寸脉浮者，阴邪逆冲，膈热郁迫，必作结胸。脉紧者，表热被束，邪火上燔，必苦咽痛。肝胆之经，傍循胁肋，其脉象为弦，脉弦者，木气不舒，必两胁拘急。脉细数者，阳虚不能下秘，为浊阴冲逼，升浮无根，头痛发作，必当未止。脉沉紧者，胃气郁迫，容纳失职，必作呕吐。脉沉滑者，脾阳郁陷，肝木疏泄，必协热下利。脉浮滑者，乙木升发，而生气不畅，郁而生风，疏泄失藏，必病下血也。

结胸变证十二　太阳百二十二

太阳病，二三日，不得卧，但欲起，心下必结，脉微弱者，此本有寒分也，反下之，若利止，必作结胸，未止者，四日复下之，此作协热利也。

太阳病，二三日，正传阳明、少阳之时，但欲起，不能卧，外烦如是，知其心下必结。盖病入阳明、少阳，胃逆胆壅，经气郁迫，故心下结硬，相火上炎，是以烦生。

若脉见微弱，此必有寒气在内，格其阳火，乃反下之，寒盛脾亏，必当下利。若下利已止，脾气不陷，而寒邪在中，不得下泄，必当上逆，胆胃壅塞，则病结胸。若下利未止，脾气方陷，四日见其外热愈甚，而复下之，则里寒益增，外热更剧，寒益增而利益甚，此作协热利也。

结胸与协热利，皆有寒分之邪在内。寒邪上冲，则胃逆而为结胸，寒邪下泄，则脾陷而为协热利，其病标异而本同。协热利者，内寒协合外热而下利也。

太阳坏病痞证十二章

痞者，异日之太阴，今日误下而成者也。阳性虚而阴性实，人之心下虚空者，清阳升而浊阴降也。升降清浊之权，在乎中气，下伤中气，升降失职，浊气上逆，则生填胀，清气下陷①，则生飧泄，故痞证与下利兼见，悉因中气之败也。

太阴之证，腹满自利。腹满者，痞之根本，而未至成痞，下之而胸下结硬，乃成痞焉，痞乃太阴之坏病也。太阴脏寒，温宜四逆，阳旺寒消，自无余事。及其成痞，则下寒而兼上热，四逆不受，故变为泻心，清上温下，寒热并用，灵思妙解，神化无穷矣。

太阳坏病痞证桂枝人参汤证一② 太阳百二十三

太阳病，外证未解，而数下之，遂协热而利，利下不

---

① 陷 原作"降"，据蜀本、集成本、石印本改。
② 太阳坏病痞证桂枝人参汤证 原作"太阳坏病痞证人参桂枝汤证"，诸本均同，据本章经文改。

止，心下痞硬，表里不解者，桂枝人参汤主之。

太阳病，外证不解，而数下之，外热不退，而内寒亦增，遂协合外热，而为下利。利而不止，清阳既陷，则浊阴上逆，填于胃口，而心下痞硬。缘中气虚败，不能分理阴阳，升降倒行，清浊易位，是里证不解，而外热不退，是表证亦不解。表里不解，当内外兼医，桂枝人参汤，桂枝通经而解表热，参、术、姜、甘，温补中气，以转升降之机也。

太阴之胸下结硬，即痞证也，自利益甚①，即下利不止也。中气伤败，痞与下利兼见，人参汤即理中汤。助中气之推迁，降阳中之浊阴则痞消，升阴中之清阳则利止，是痞证之正法。诸泻心则因其下寒上热，从此而变通者也。

桂枝人参汤四十五

桂枝四两　　**人参**三两　　**白术**三两　　**甘草**四两②　　**干姜**三两

上五味，以水九升，先煮四味，取五升，内桂，更煮取三升，温服一升，日再夜一服。

大黄黄连泻心汤证二　太阳百二十四

伤寒，大下后，复发汗，心下痞，恶寒者，表未解也，不可攻痞，当先解表，表解方可攻痞，解表宜桂枝汤，方在太阳五。**攻痞宜大黄黄连泻心汤。**

伤寒，下后复汗，阳亡土败，遂成痞证。而外见恶寒者，表未解也。盖阴气外束，阳郁不达，则见恶寒。外见

---

①　甚　原作"盛"，音近之误，据宛邻本、蜀本、集成本、石印本改。
②　四两　原作"三两"，据蜀本、集成本、石印本、《伤寒论·辨太阳病脉证并治下》此方之甘草分量改。

恶寒，则内必发热。内热痞郁，法应攻之，而表未解者，不可攻也，当先解表，表解乃可攻痞。解表宜从中风例，用桂枝汤，病在汗下后，是以不用麻黄。攻痞宜大黄黄连泻心汤，去其痞郁之上热也。

上章用桂枝人参汤双解表里，此用桂枝汤解表，大黄黄连攻痞者，以上则外热而内寒，此则外寒而内热，攻补不同也。温中解表，可以并用，攻里发表，不可双行，故仲景于宜攻之病而有表证，皆先表而后下。

大黄黄连泻心汤四十六

大黄二两　**黄连**一两

上二味，以麻沸汤二升①渍之，去滓，分温再服。

附子泻心汤证三　太阳百二十五

脉浮而紧，而复下之，紧反入里，则作痞，按之自濡，但气痞耳。心下痞，按之濡，其脉关上浮者，大黄黄连泻心汤主之。心下痞，而复恶寒汗出者，附子泻心汤主之。

脉浮而紧，应以汗解，而复下之，紧反入里，浮紧变为沉紧，则作痞证。痞证阳气格郁，必生上热，阴气凝塞，必生下寒，寒热相逼，二气抟结，则心下石硬，而关脉沉紧，是当用诸泻心清上温下之法。若按之心下自濡，诊之关上脉浮者，是下寒未生，但是阳气痞塞，郁生上热，宜用大黄黄连泻其上热，无用温药也。若下寒已生，则心下不濡而关上不浮，其上热逼蒸，别无去路，是必开其皮毛，泄而为汗。如是心下痞硬，而复恶寒汗出者，是其下寒已

---

① 二升　原脱，诸本均同，据《伤寒论·辨太阳病脉证并治下》此方方后语补。

动，宜附子泻心汤，大黄、芩、连，泻其上热，附子温其下寒也。此以下伤其中气，土败胃逆，胆心不降，君相二火皆升，大黄泻胃而降逆，黄连泻其心火，黄芩泻其胆火。第曰泻心者，相火以君火为主也。

附子泻心汤四十七

附子一枚，炮，去皮，破，别煮取汁　　大黄二两　　黄连一两　　黄芩一两

上四味，下三味以麻沸汤二升渍之，须臾，绞去滓，内附子汁，分温再服。

十枣汤证四　太阳百二十六

太阳中风，下利呕逆，表解者，乃可攻之。其人漐漐汗出，发作有时，头痛，心下痞硬满，引胁下痛，干呕短气，汗出不恶寒者，此表解里未和也，十枣汤主之。

太阳中风，下利呕逆，是有水湿在内，于法可攻，然必表邪外解，乃可攻之。其人内有水气，格阳于外，气蒸窍泄，漐漐汗出者，而阴阳胜复，发作有时。水饮阻格，浊气不降，头为之痛。阴邪上填，心下痞结硬满，而引胁下疼痛。胃气上逆，而生干呕，肺气上逆，而苦短气。使非水饮郁格，何以至此！若其漐漐汗出而不复恶寒者，是表邪已解而里气未和也，宜十枣汤，大枣保其脾精，芫、遂、大戟，泻其水饮也。

十枣汤四十八

大枣十枚　芫花　甘遂　大戟

上三味，等分，各捣筛为散，以水一升半，先煮大枣肥者十枚，取八合，去滓，内诸药末，强人服一钱匕，羸

人服半钱，平旦温服。若下少，病不除者，明日更服，加半钱。得快下利后，糜粥自养。

生姜泻心汤证①五　太阳百二十七

伤寒，汗出解之后，胃中不和，心下痞硬，干噫食臭，胁下有水气，腹中雷鸣下利者，生姜泻心汤主之。

伤寒，汗出解后，胃中不和，心下痞硬。水谷不消，陈宿停留，浊气冲胸，而干呕食臭。胆邪克土，土虚不能制水，水郁胆部，而积于胁下。土败木贼，阴气激宕②，腹中雷鸣，而病下利者，生姜泻心汤。生姜、半夏，降其浊阴，黄芩、黄连，清其心胆，姜、甘、参、枣，温补中气，以转枢轴也。

生姜泻心汤四十九

生姜四两　半夏半升　黄芩三两③　黄连一两　甘草三两，炙　人参三两　干姜一两　大枣十二枚

上八味，以水一斗，煮取六升，去滓，再煎，取三升，温服一升，日三服。

甘草泻心汤证六　太阳百二十八

伤寒中风，医反下之，其人下利日数十行，谷不化，腹中雷鸣，心下痞硬而满，干呕，心烦不得安，医见其心下痞，谓病不尽，复下之，其痞益甚，此非结热，但以胃中虚，客气上逆，故使硬也，甘草泻心汤主之。

伤寒悬解 卷五

---

① 生姜泻心汤证　原作"生姜泻心证"，诸本均同，据前后文例改。
② 宕　通"荡"。
③ 三两　原作"一两"，据宛邻本、蜀本、集成本、石印本改。

伤寒中风，应当解表，医反下之，败其中气，水谷不化，土木皆郁，升降倒行。脾陷而贼于乙木，则腹中雷鸣而下利，胃逆而迫于甲木，则心下痞硬而干呕。君相二火皆升而心烦。医以痞为结热，而复下之，其痞益甚。不知此非结热，但以胃中阳虚，不能堤障阴邪，阴中客气，上逆阳位，故使心下结硬也。甘草泻心汤，甘草、姜、枣，补中而温下寒，半夏、芩、连，降逆而清上热也。

甘草泻心汤五十

甘草四两　大枣十二枚　干姜三两　半夏半升，洗　黄芩三两　黄连一两

上六味，以水一斗，煮取六升，去滓，再煎，取三升，温服一升，日三服。

赤石脂禹余粮汤证[①]七　太阳百二十九

伤寒，服汤药，下利不止，心下痞硬，服泻心汤已，复以他药下之，利不止，医以理中与之，利益甚。理中者，理中焦，此利在下焦，赤石脂禹余粮汤主之。复利不止者，当利其小便。

伤寒，误服寒凉汤药，伤其中气，利下不止，心下痞硬。服泻心汤已，下利未止，谓其中有积热，复以他药下之，阳气脱陷，下利不止。医又意中寒，以理中与之，其利益甚。理中者，但理中焦，此之下利，在于下焦滑脱，何以能止！宜赤石脂禹余粮汤，固下焦之滑脱，利乃可止也。若使复利不止者，必由土湿水停，前窍不通，而后注

---

① 赤石脂禹余粮汤证　原作"石脂禹余粮证"，诸本均同，据前后文例改。

二肠，当利其小便，水道开而谷道合矣。

赤石脂禹余粮汤五十一

赤石脂一斤，碎①　　**禹余粮**一斤，碎

上二味，以水六升，煮取二升，去滓，三服。

五苓散证八　　太阳百三十

本以下之，故心下痞，与泻心汤，痞不解，其人渴而口燥烦②，小便不利者，五苓散主之。方在太阳四十二。

本以攻下之，故得心下痞证，是宜服泻心汤，与泻心汤，而痞不解，其人土湿水停，口渴心烦，小便不利者，宜五苓散，泻水燥土，以利小便。土燥则中气转运，浊降清升，痞硬自消也。

痞证必兼下利，上章复利不止者，当利其小便，利小便之法，五苓散是也。五苓痞证与下利兼医，此但言痞而不言下利者，省文也。

旋覆代赭证九　　太阳百三十一

伤寒，发汗，若吐，若下，解后，心下痞硬，噫气不除者，旋覆花代赭石汤主之。

伤寒，汗、吐、下，解后，心下痞硬，噫气不除，以外证虽解，而汗下伤中，土败胃逆，碍胆经降路，胃口痞塞，肺气郁蒸，而化痰饮，胃土壅遏，而生哕噫。旋覆花代赭石汤，参、甘、大枣，补其中脘，半夏、姜、赭，降

① 碎　原脱，据宛邻本、蜀本、集成本、石印本补。
② 燥烦　原作"烦躁"，据蜀本、集成本、石印本、本章黄解"口渴心烦"改。

其逆气，旋覆花行痰饮而开郁浊也。

浊气上填，痞闷噫气，以旋覆花代赭石汤补虚降逆，噫气立除。若除后再用，则病下陷，不可常服也。

旋覆花代赭石汤五十二

旋覆花三两 **代赭石**一两 **生姜**五两 **半夏**半升①，洗 **甘草**三两，炙 **人参**二两 **大枣**十二枚

上七味，以水一斗，煮取六升，去滓，再煎，取三升，温服一升，日三服。

瓜蒂散证十　太阳百三十二

病如桂枝证，头不痛，项不强，寸脉微浮，胸中痞硬，气上冲咽喉，不得息，此为胸有寒也，当吐之，宜瓜蒂散。诸亡血家，不可与。

病如桂枝汤证，但头不痛，项不强，寸脉微浮，其内则心中痞硬，气上冲于咽喉，不得喘息，此为心有寒痰，阻塞窍隧，故令肺气壅塞，不得布散也。法当吐之，宜瓜蒂散，香豉行其滞，小豆泻其湿，瓜蒂涌其寒痰。若诸亡血之家，血惯上逆，不可与也。

瓜蒂散五十三

瓜蒂一分，熬 **赤小豆**一分

上二味，各别捣筛，为散已，合治之，取一钱匕，以香豉一合，用热汤七合，煮作稀糜，去滓，取汁合散，温

① 半升　原作"半斤"，据蜀本、集成本、《伤寒论·辨太阳病脉证并治下》此方半夏分量改。

顿服之。不吐者，少少加，得快吐①乃止。

经脉动惕证十一　　太阳百三十三

伤寒，吐下后，发汗，虚烦②，脉甚微，八九日，心下痞硬，胁下痛，气上冲咽喉，眩冒，经脉动惕者，久而成痿。

吐下而又发汗，阳虚生烦，脉甚微弱，至八九日，心下痞硬，胁下疼痛，缘阳亡土败，胃气上逆，碍胆经降路。胆脉自胃口而循两胁，胆经壅塞，故心下痞而胁下痛，胃口堵塞，肺气不得下行，故上冲咽喉。肺胃上逆，阳气升浮，旋转不宁，故头目眩冒。浊气郁蓄而不疏通，经脉莫容，故动惕不安。如是者，久而成痿。盖肝司营血而主筋脉，血旺筋柔，是以不痿。甲木逆升，相火上炎，乙木下陷③，郁而生风，营血瘀涩，经气不畅，风木抑遏，是以动摇，久而经脉失养，故成痿病也。

《素问·痿论》④：治痿独取阳明。阳明者，五脏六腑之海，主润宗筋，宗筋主束骨而利机关也。冲脉者，经络之海，主渗灌溪谷，与阳明合于宗筋。阴阳总宗筋之会，会于气冲，而阳明为之长，皆属于带脉，而络于督脉。故阳明虚而宗筋纵，带脉不引，故足痿不用也。阳明下降，则化金水，金水收藏，相火下秘，而温肾肝，木气滋荣，

---

① 吐　原作"利"，据蜀本、《伤寒论·辨太阳病脉证并治下》此方后语改。

② 虚烦　其上原衍"阳"字，据宛邻本、蜀本、《伤寒论·辨太阳病脉证并治下》删。

③ 陷　原作"降"，诸本均同，据上文"甲木逆升"改。

④ 痿论　原作"痿病"，诸本均同，据《素问》此篇篇名改。

故筋脉轻健而不痿软。阳明不降，胃逆胆升，火泄而水寒，生气枯槁，筋脉不荣，是以成痿。

表里俱虚证十二　太阳百三十四

太阳病，医发汗，遂发热恶寒，因复下之，心下痞。表里俱虚，阴阳气并竭，无阳则阴独，复加烧针，因胸烦。面色青黄，肤𥆧者，难治。令色微黄，手足温者，易愈。

太阳病，医发其汗，营卫俱虚，卫气内陷则发热，营血外束则恶寒。医见汗之不愈，因复下之，阳亡土败，心下痞结。汗泄其表，下泄其里，表里俱虚，内外之气并竭。表里阳亡，但有独阴，复加烧针，以泻心肺之气，因而胸膈生烦。若面色青黄，皮肤𥆧动者，是土败木贼，风动而经郁也，其病难治。若色微黄而不青，手足温暖而不冷，是土气续复而无木邪，四末阳回而非独阴，其病易愈也。

伤寒悬解

阳明经上篇五十章

阳明实证

阳明以戊土而化气于燥金，阳明者，胃之经，胃者，阳明之腑。阳明病，有经有腑，经主传输而腑主受盛。病在太阳之经，若胃阳非旺，则二日阳明，三日少阳，六日经尽汗解，不入阳明之腑。此总统于太阳一经，不论二三四日，俱系桂枝、麻黄之证。虽二日阳明之时，亦不得谓之阳明病，以其明日则传少阳，后日则传太阴，非阳明中土，无所复传之证也。若胃阳素盛，经邪内传，此方谓之阳明病。盖正阳当令，则太少无权，而三阴退避，自此而永留胃腑，终始不迁，所谓阳明中土，无所复传也。

方其腑热未实，经病不罢，是为葛根汤证。及其胃热郁蒸，汗出表解，潮热痛满，但用承气攻下，别无余事。使非下早里虚，万无意外之变，感病之百不一失，甚可庆慰者也。

然而物忌盛满，亢则害生，于此迁延失下，久而阴为阳并，精液消亡，土焦水涸，亦归于死。仲景所以示早攻之戒，而又垂急下之条，早攻则阳去而入阴，缓下则阴尽而阳亢，迟速均失也。是故承气之法，妙在缓急恰宜之交，使夫病去而人存，是在良工焉。

提纲二章①

胃为燥土，燥则生热，病在三阳，不论何经之感，郁其内热，胃病即作，以胃家之阳实也。顾②阴易盛而阳易亏，故胃有实热而非无虚冷。实热则阳神用事，并阴而归阳，虚冷则阴邪司权，出阳而入阴，非一致也。然名为阳明，以其两阳合明而极盛也，居阳实之名而有阳虚之实，则阳明不成为阳明，徒负虚声③矣。是以胃家之实，可曰阳明之为病，至于胃中之虚，是名为阳明而实为太阴，尚可曰阳明之为病乎？

仲景于阳明之为病，冷热虚实，两立而俱存之。而提纲则曰胃家实也，其崇阳黜阴之意，具见于文字之外矣。

阳明经提纲一　阳明一④

阳明之为病，胃家实也。

胃者，阳明之腑，阳明之为病，全缘胃家之阳实。阳实则病至阳明，腑热郁发，病邪归胃，而不复他传，非他经之不病也，三阳之阳，莫盛于阳明，阳明之邪独旺，不得属之他经也。胃家之实，而病归胃腑，终始不迁，故曰阳明之为病。若胃阳非实，则今日在阳明之经，明日已传少阳之经，后日已传太阴之经，未可专名一经，曰阳明之

伤寒悬解

卷六

· 152 ·

---

① 提纲二章　原作"阳明经提纲一阳明一"，诸本均同，据目录改。
② 顾　犹但也。
③ 虚声　虚名也。
④ 阳明经提纲一阳明一　原在"胃为燥土，燥则生热"前，诸本均同，据前后文例移。

为病也。

阳明提纲二　　阳明二

伤寒三日，阳明脉大。

伤寒，一日太阳，二日阳明，三日少阳。阳明之脉大，少阳之脉弦细，若三日正传少阳之时，不见少阳弦细之脉，而见阳明之大脉，知其传于阳明之腑矣。

外证五章①

阳明外证一　　阳明三

问曰：阳明病，外证云何？答曰：身热，汗自出，不恶寒，反恶热也。

里热外发，则身热。热气熏蒸，则汗自出。汗出表解，但热无寒，故不恶寒，反恶热。此后全是内热为害，与外寒无关也。

阳明外证二　　阳明四

问曰：病有得之一日，不发热而恶寒者，何也？答曰；虽得之一日，恶②寒将自罢，即自汗出而恶热也。

得阳明病之一日，太阳表证未罢，则犹见恶寒，以胃热未盛故也。迟则胃热隆盛，孔窍蒸泄，恶寒将自罢，即自汗出而恶热也。

---

① 外证五章　原脱，诸本均同，据目录补。
② 恶　原作"而"，据宛邻本、蜀本、集成本、石印本、本章黄解改。

阳明外证三　　阳明五

问曰：恶寒何故自罢？答曰：阳明居中，土也，万物所归，无所复传。始虽恶寒，二日自止，此为阳明病也。

感伤三阳则为热，传之三阴则为寒，以阳盛于腑，阴盛于脏，腑病则热，脏病则寒也。感证一传胃腑，则胃热日增，不复再传三阴而为寒。缘阴盛之人，三阳方病于外，三阴即应于中，传阴则后之恶寒无有止期，此但入三阴为寒，不入胃腑为热者也。阳盛之人，太阳被感，腑热郁生，其始热未极盛，犹见恶寒，俟至二日，热盛之极，气蒸汗泄，则恶寒自止，此但入胃腑为热，不入三阴为寒者也。

阳盛则生，阴盛则死，阴莫盛于少阴，阳莫盛于阳明。病入三阴，死多生少，虽用姜附回阳，难保十全无失，最可虑也。一传胃腑，则正阳司气，三阴无权，万不一死，至为吉兆。俟其胃热盛实，一用承气攻下，自无余事。阳贵阴贱，正为此也。

阳明外证四　　阳明六

伤寒，发热无汗，呕不能食，而反汗出濈濈然者，是转属阳明也。

太阳伤寒，经证未解，发热无汗，呕不能食，缘寒邪束迫，胃气壅逆，故无汗而呕，食不能下也。而反汗出濈濈然者，必因胃腑有热，蒸其皮毛，是为转属阳明也。

阳明外证五　　阳明七

伤寒，脉浮而缓，手足自温者，是为系在太阴。太阴者，

身当发黄，若小便自利者，不能发黄。至七八日，大便硬者，为阳明病也。伤寒转系阳明者，其人濈濈然微汗出也。

太阳伤寒，阳旺则传阳明，阴旺则传太阴。若脉浮而缓，手足自温，是阳明、太阴所同，且以系之太阴。然太阴身当发黄，缘湿土被郁，必见黄色。虽脾胃俱有黄证，而胃之发黄，乃太阴湿土所传也。若小便自利者，则湿去，又不能发黄。太阴、阳明，何从别之？必验之大便，太阴之大便自利，阳明之大便则硬。至七八日，大便硬者，此为阳明病也。又，太阴无汗，伤寒转系阳明者，其人濈濈然微汗出也。此与太阴至七八日，暴烦下利条，彼此互文。

来路四章①

阳明来路一　阳明八

问曰：病有太阳阳明，有正阳阳明，有少阳阳明，何谓也？答曰：太阳阳明者，脾约是也。正阳阳明者，胃家实是也。少阳阳明者，发汗利小便已，胃中燥烦热，大便难是也。

阳明之病，或自太阳传来，或自少阳传来，或由本经自入。自太阳来者，谓之太阳阳明。太阳阳明者，小便数而大便难，膀胱津涸，脾胃失润，因而脾气约结，粪粒坚小也。本经自入者，谓之正阳阳明。正阳阳明者，胃家阳实，不俟别经之传，一有表邪外郁，腑热自发也。自少阳来者，谓之少阳阳明。少阳阳明者，发汗利水，胆液枯槁，

---

① 来路四章　原脱，诸本均同，据目录补。

因而胃中燥热，大便艰难也。太阳阳明者，寒水之枯，少阳阳明者，相火之旺，正阳阳明者，燥金之盛也。

阳明来路二　　阳明九

问曰：何缘得阳明病？答曰：太阳病，若发汗，若下，若利小便，此亡津液，胃中干燥，因转属阳明。不更衣，内实，大便难者，是名阳明也。

阳明病，来自太阳者多，少阳者少。阳盛之人，太阳病感，汗、下、利水，亡其津液，以至胃中干燥，因而转属阳明。燥热内实，大便坚硬，此名为阳明也。

阳明来路三　　阳明十

本太阳病，初得时，发其汗，汗先出不彻，因转属阳明也。

太阳病，汗出透彻，则表解而里气亦达。若汗出不彻，表邪未解，腑热郁生，因而转属阳明也。

阳明来路四　　阳明十一

二阳并病，太阳初得病时，发其汗，汗先出不彻，因转属阳明，续自微汗出，不恶寒。若太阳病证不罢者，不可下，下之为逆，如此可小发汗。设面色缘缘正赤者，阳气拂郁在表，当解之熏之。若发汗不彻，不足言，阳气拂郁不得越，当汗不汗，其人烦躁，不知痛处，乍在腹中，乍在四肢，按之不可得，其人短气，但坐①以汗出不彻故

---

① 坐　因也，由于也。

伤寒悬解

卷六

也，更发汗则愈。何以知汗出不彻？以脉涩故知也。

病传阳明之腑，而太阳表证未罢，谓之二阳并病。以太阳初病，发汗不彻，经热内蒸，因而转属阳明。续自微汗出，而不恶寒，便是腑热作矣。腑热宜下，若太阳表证不罢者，不可下，下则表阳内陷，此之谓逆。如此可小发汗，以泻其表。设表邪外盛，面色缘缘正赤者，此阳气拂郁在表，不得出路，郁蒸头面之故，当内解外熏，令其透彻。不得小汗，以致邪留。若发汗不彻，阳气拂郁，不得外越，其人胃气内遏，必至烦躁，又觉疼痛，其痛不知其处，或在腹中，或在四肢，按之绝不可得，而且隧路壅阻，呼吸短气。凡此诸证，皆坐以汗出不彻故也，更发其汗则愈。此何以知是汗出之不彻？以其脉涩，故知之也。涩者，阳郁而不滑利也。

拂郁，抑郁之意。《汉书·邹阳传》：太后拂郁泣血。《楚辞·七谏》：沉江心拂郁而内伤。

熏法：以盆盛滚水，入被热熏，取汗最捷，宜于下部用之。

阳明经病腑病汗下总纲一章[①]　阳明十二

病人烦热，汗出则解，又如疟状，日晡时发热者，属阳明也。脉实者，宜下之，脉浮虚者，宜发汗，下之与大承气汤，发汗宜桂枝汤。方在太阳五。

太阳表证未解，而生烦热，汗出则烦热解矣。乃汗后又如疟状，每日日晡时发热者，此属阳明也。日晡，申戌之交，阳明旺盛之时也。《汉书·天文志》：正月旦决八风，旦至食为

---

① 章　原脱，诸本均同，据目录及前后文例补。

麦，食至昳为稷，昳至晡为黍，晡至下晡为菽，下晡至日入为麻。各以其时，用云色占种所宜。按：日晡在日昳之后，下晡在日入之前，正申酉戌，燥金得令之时也。阳明有经证，有腑证，经证表热外发，其脉浮虚，腑证里热内结，其脉实。脉实者，宜下之，以泻其里热，脉浮虚者，宜发汗，以泻其表热。下之与大承气汤，大黄、芒硝，破结而泻热，厚朴、枳实，降浊而消满也。发汗宜桂枝汤，姜、甘、大枣，补脾精而和中气，桂枝、芍药，通经络而泻营郁也。

阳明经病七章　腑病连经

阳明自太阳传来，未入于腑，全是经病。经病宜汗，其未离太阳之经，则用麻、桂，其将入阳明之腑，则加葛根。阳明一见吐利，虽未是里实可下之证，然而经迫腑郁，已是胃热将成之根，故用葛根双解经腑之郁。此证得法，自无离经入腑之患矣。

阳明经病桂枝证一　　阳明十三

阳明病，脉迟，汗出多，微恶寒者，表未解也，可发汗，宜桂枝汤。方在太阳五。

脉迟，汗出，恶寒，是太阳中风脉证，故宜桂枝。而多汗已属胃阳之盛，故曰阳明病也。

麻黄证二　　阳明十四

阳明病，脉浮，无汗而喘者，发汗则愈，宜麻黄汤。方在太阳二十。

脉浮，无汗而喘，是太阳伤寒脉证，故宜麻黄。

太阳经病，内传阳明之腑，阳明之腑邪未实，太阳之经邪未罢，是宜用太阳表药。即里有下证，而表病未解，亦不可下，当先以麻、桂表其风寒，然后议下也。

风脉浮缓，寒脉浮紧，迟者，缓之变文也。风脉不言缓①，寒脉不言紧，省文也。太阳传阳明，缓紧之中，必兼大象，以伤寒三日，阳明脉大，前章已经提明，故此不及。

麻黄证三　　阳明十五

太阳与阳明合病，喘而胸满者，不可下，麻黄汤主之。

太阳与阳明合病，经迫腑郁，胃逆肺胀，故喘而胸满。宜麻黄汤，麻黄发表而散寒②，杏仁降逆而止喘，不可下也。

桂枝葛根证四　　阳明十六

太阳病，项背强几几，反汗出、恶风者，桂枝加葛根汤主之。

阳明经行身之前，自头下膈而走足，太阳经行身之后，自头下项循背而走足。太阳经病，头痛项强而已，不至几几。缘太阳表病不解，郁遏阳明经腑之气，不得顺降，逆冲胸膈。背者，胸之府也，胸膈胀满，则项背壅阻，愈格太阳下行之路，故几几不柔。葛根泻阳明之经气，降逆而达郁也。

桂枝加葛根汤五十四

桂枝三两　**芍药**二两　**甘草**二两，炙　**大枣**十二枚　**生姜**三

---

① 缓　原作"浮"，诸本均同，据上文"风脉浮缓，寒脉浮紧"、下文"缓紧之中"文例改。

② 寒　原作"汗"，音近之误，据蜀本、集成本、石印本改。

两，切 葛根四两

上六味，以水一斗，先煮葛根，减二升，去上沫，内诸药，煮取三升，去滓，温服一升。覆取微似汗，不须啜粥。

葛根证五　阳明十七

太阳病，项背强几几，无汗恶风者，葛根汤主之。

营为寒伤，闭束二阳卫气。葛根汤，葛根泻阳明之卫，麻黄泻太阳之卫，桂枝、芍药，通经络而清营血，姜、甘、大枣，和中气而补脾精也。

葛根汤五十五

葛根四两　麻黄三两　桂枝二两　芍药二两　甘草二两　生姜三两　大枣十二枚

上七味，㕮咀，以水一斗，先煮麻黄、葛根，减二升，去上沫，内诸药，煮取三升，去滓，温服一升。覆取微似汗，不须啜粥，余如桂枝法将息及禁忌。

葛根证六　阳明十八

太阳与阳明合病者，必自下利，葛根汤主之。

太阳表寒外束，经络壅迫，郁遏阳明胃气，不能容纳水谷，已化之食，必当注泄而下。葛根、麻黄，泻二阳之卫郁，以松里气也。

葛根半夏证七　阳明十九

太阳与阳明合病，不下利，但呕者，葛根加半夏汤主之。

二阳合病，经迫腑郁，不能容纳水谷，未化之食，必当涌吐而上，半夏降胃逆而止呕吐也。

葛根加半夏汤五十六

葛根四两　**麻黄**三两，泡[①]，去黄汁，焙　**桂枝**二两　**芍药**二两　**甘草**二两　**生姜**三两　**大枣**十二枚　**半夏**半升，洗

上八味，以水一斗，先煮葛根、麻黄，减二升，去上沫，内诸药，煮取二升，去滓，温服一升。覆取微似汗。

阳明腑病二十七章

阳明病，自经传腑，腑病宜下。其经证未罢，犹见恶寒，则宜先汗而后下。经证已解，恶寒不作，而潮热汗出，全是腑证，当相[②]其缓急而用下法也。

阳明腑证调胃承气证一　阳明二十

太阳病三日，发汗不解，蒸蒸发热者，属胃也，调胃承气汤主之。

太阳病，二日阳明，三日少阳，此但传经络，而不入脏腑，发汗则解矣。乃当三日少阳之期，发汗不解，而反蒸蒸发热者，此不在经而在胃也。宜早以调胃承气调之，免后此之用大承气。此大承气之初证也。

调胃承气汤五十七

大黄三两，清酒浸，去皮　**甘草**二两，炙　**芒硝**半斤

上三味，哎咀，以水三升，煮取一升，去滓，内芒硝，更上火微煮，令沸，少少温服。

---

① 泡　原作"炮"，据蜀本、集成本、石印本改。
② 相（xiàng象）　视也，观察也。

大承气证二　阳明二十一

二阳并病，太阳证罢，但发潮热，手足漐漐汗出，大便难而谵语者，下之则愈，宜大承气汤。

二阳并病，太阳经证既罢，但有阳明腑证，潮热汗出，大便难而谵语，全是胃腑燥热，闭塞不通。下之泻其胃热则愈，宜大承气汤也。

潮热即日晡发热，按时发作，期如潮信也。

大承气汤五十八

大黄四两　**芒硝**三两　**枳实**五枚，炙　**厚朴**半斤，炙，去皮

上四味，以水一斗，先煮枳、朴，取五升，去滓，内大黄，煮取二升，去滓，内芒硝，更上火，微一两沸，分温再服。得下，余勿服。

小承气证①三　阳明二十二

阳明病，脉迟，虽汗出，不恶寒者，其身必重，短气，腹满而喘，有潮热者，此外欲解，可攻里也。手足濈然而汗出者，此大便已硬也，大承气汤主之。若汗多，微发热恶寒者，外未解也，其热不潮，未可与承气汤。若腹大满不通者，可与小承气汤，微和胃气，勿令大泄下。

阳明病而见脉迟，是湿旺之诊。虽汗出，不恶寒者，表证已解，然而里热未成。以其土湿也，其身必重浊濡滞。迫至胃热已盛，燥夺其湿，肺腑壅遏，短气，腹满而喘，有潮热者，此外证欲解，可攻里也。再验其手足，濈然而

---

①　小承气证　原作"小承气汤证"，诸本均同，据前后文例改。

汗出者，此胃热盛实，大便已硬也，宜以大承气泻之。盖四肢秉气于胃，胃寒则四肢厥冷，胃热则四肢气蒸汗泄，故手足汗出，是为胃热之极，大便硬也。若汗虽多，犹微发热而恶寒者，外未解也，不可攻里。即外已解，而其热不潮，尚非可下之时，未可与承气汤。若腹中大满不通者，急不能待，可与小承气汤，微和胃气，通其大满而止，勿令①大泄下也。

小承气汤五十九

大黄四两 **厚朴**二两 **枳实**三②枚，炙③

上④三味，以水四升，煮取一升二合，去滓，分温二⑤服。初服汤，当更衣，不尔者，尽饮之。若⑥更衣者，勿服也。

小承气证四 阳明二十三

太阳病，若吐，若下，若发汗，微烦，小便数，大便因硬者，与小承气汤和之愈。

吐、下、发汗，伤其津液，微觉心烦，小便数行，大便因硬者，此将来之大承气证。宜早以小承气汤和之，即

---

① 令 原作"合"，形近之误，据蜀本、集成本、石印本补。

② 三 原作"二"，据蜀本、集成本、石印本、《伤寒论·辨阳明病脉证并治》此方枳实分量改。

③ 炙 原作"煮"，诸本均同，据《伤寒论·辨阳明病脉证并治》此方枳实炮制法改。

④ 上 原作"以上"，诸本均同，据《伤寒论·辨阳明病脉证并治》此方方后语、前后文例改。

⑤ 二 原作"三"，诸本均同，据《伤寒论·辨阳明病脉证并治》此方方后语、下文"尽饮之"改。

⑥ 若 原脱，据宛邻本、蜀本、集成本、石印本补。

愈也。

调胃承气证五　阳明二十四

阳明病，不吐，不下，心烦者，可与调胃承气汤。

不因吐下，而心烦者，胃阳原盛，所谓正阳阳明也。燥土耗伤津液则烦，心烦即谵语之根，甚则谵语，此亦大承气之初证也。

亡津便硬证六　阳明二十五

阳明病，本自汗出，医更重发汗，病已差，尚微烦不了了者，此大便必硬故也。以亡津液，胃中干燥，故令大便硬。当问其小便日几行，若本小便日三四行，今日再行，故知大便不久出。今为小便数少，以津液当还胃中，故知不久必大便也。

本自汗出，又重发其汗，热随汗泄，病已差矣。尚微烦而不了了者，此过汗亡津，胃中干燥，大便必硬。当问其小便一日几行，若小便前多而今少，则大便必不久出，以津液还入胃中，肠胃滋润故也。

蜜煎导证七　阳明二十六

阳明病，自汗出，若发汗，小便自利者，此①为津液内竭，虽硬不可攻之，当须自欲大便，宜蜜煎导而②通之。若

---

① 此　原作"以"，形近之误，据宛邻本、蜀本、集成本、石印本改。
② 而　原作"之"，音近之误，据宛邻本、蜀本、集成本、石印本及本章黄解改。

土瓜根及与大猪胆汁，皆可为导。

本自汗出，若又发其汗，或小便自利者，此为津液内竭，非胃热土燥可比。大便虽硬，不可攻之，当须自欲大便，结而不下，宜蜜煎导而通之。若土瓜根土瓜根汁，入少水，筒吹入肛门，大便立通。及与大猪胆汁，皆可为导也。

蜜煎导方六十

蜜七合

上一味，入铜器中，微火煎之稍凝，似饴状，搅之，勿令焦著，欲可丸，并手捻作挺，令头锐，大如指，长二寸许。当热时急作，冷则硬。以内谷道中，以手急抱，欲大便时去之。

猪胆方六十一

大猪胆一枚

上一味，泻汁，和醋少许，以灌谷道中。如一食顷，当大便出。

麻仁丸证八　阳明二十七

跌阳脉浮而涩，浮则胃气强，涩则小便数，浮涩相抟，大便则难，其脾为约，麻仁丸主之。

阳明胃经，自头走足，行于足跌，动脉曰冲阳，故名跌阳。阳盛则脉浮，浮则胃气强壮也。血虚则脉涩，涩则风木疏泄而小便数也。浮涩相合，土燥水枯，大便则难，其脾气约结而粪粒坚小，此太阳阳明之证也。八章：太阳阳明者，脾约是也。宜麻仁丸，麻仁、杏仁，润燥而滑肠，芍药、大黄，清风而泻热，厚朴、枳实，行滞而开结也。

麻仁丸①六十二

麻子二升　**芍药**半斤　**杏仁**一升，熬，别作脂　**大黄**一斤，去皮

厚朴一斤　**枳实**半斤，炙

上六味，为末，炼蜜丸，桐子大，饮服十丸，日三服。渐加，以利②为度。

大承气证九　阳明二十八

得病二三日，脉弱，无太阳、柴胡证，烦躁，心下硬。至四五日，虽能食，与小承气汤，少少与，微和之，令小安。至六日，与承气汤一升。若不大便六七日，小便少者，虽不能食，但初头硬，后必溏，未定成硬，攻之必溏。须小便利，屎定硬，乃可攻之，宜大承气汤。

得病二三日，脉弱而无太阳、少阳表证，乃烦躁而心下硬满，是非少阳之证，而实阳明之证也。盖胆胃之经，自头走足，悉由胃口下行，少阳病则以甲木而迫戊土，阳明病则以戊土而遏甲木，经气不降，痞结胃口，皆有心下硬满之证。而此无少阳表证，而见烦躁，故定属阳明，而不关少阳也。至四五日，虽犹能食，然腑邪已成，可以小承气汤，少少与和之，令其烦躁少安。至六日，邪实之时，与承气汤一升以利之，则腑热泄矣。若不大便六七日，计期可下，而小便少者，则大便必不硬。便硬肠结，胃热不得下泄，浊气熏冲，必不能食。此证虽不能食，然胃非干燥，其大便初头结硬，阻浊气下泄之路，故不能食，其后必是稀溏，未至结硬，而遽攻之，必成溏泄。须小便利后，

① 麻仁丸　原作"麻仁丸方"，诸本均同，据目录、本章经文改。

② 利　原作"和"，形近之误，据集成本、石印本改。

伤寒悬解
卷六

津亡土燥，屎定全硬，乃可攻之，宜大承气汤也。

小承气证十　阳明二十九

阳明病，潮热，大便微硬者，可与大承气汤，不硬[1]者，不可[2]与之。若不大便六七日，恐有燥屎，欲知之法，少与小承气汤，汤入腹中，转失气者，此有燥屎，乃可攻之。若不转失气，此但初头硬，后必溏，攻之必胀满不能食也。欲饮水者，与水则哕，其后发热者，必大便复硬而少也，以小承气和之。不转失气者，慎不可攻也。

燥屎阻碍，滞气之郁遏者多，小承气泻其壅滞，隧道略通，故转失秽气，此当以大承气攻之。若不转失气，则胃无燥屎，攻之败其中气，必胀满不能食也。与水则哕，亦不能饮，虽其后阳回发热，大便坚矣，而粪必少也。以其不能食，故亦止可以小承气汤和之，不可攻也。

小承气证十一　阳明三十

阳明病，谵语，发潮热，脉滑而疾者，小承气汤主之。因与承气一升，腹中转失气，更服一升，若不转失气，勿更与之。明日不大便，脉反微涩者，里虚也，为难治，不可更与承气汤也。

脉滑而疾者，血热而阳旺也。脉反微涩者，血寒而阳虚也。

---

① 硬　原作"便"，据宛邻本、蜀本、集成本、石印本改。
② 可　原作"无"，据宛邻本、蜀本、集成本、石印本改。

大承气证十二　　阳明三十一

伤寒，若吐若下后，不解，不大便五六日，上至十余日，日晡所发潮热，不恶寒，独语如见鬼状。若剧者，发则不识人，循衣摸床，惕而不安，微喘直视，脉弦者生，涩者死。微者，但发热谵语耳。大承气汤主之。若一服利，止后服。

烦躁之极，则循衣摸床。木燥风生，则惕而不安。气阻肺热，则微喘。血枯系结，则直视。弦则木气犹存，故生。涩则营血已槁，故死。

亡津谵语证十三　　阳明三十二

伤寒四五日，脉沉而喘满，沉为在里，而反发其汗，津液越出，大便为难，表虚里实，久则谵语。

热在里，则脉沉。胃气壅遏，则肺阻而为喘，气滞而为满。误汗亡津，表阳虚而里热实，久则神气烦乱，而为谵语。

大承气证十四　　阳明三十三

汗出谵语者，以有燥屎在胃中，此为风也，须下之，过经乃可下之，下之若早，语言必乱，以表虚里实故也。下之则愈，宜大承气汤。

汗多耗其胃津，糟粕失润，结为燥屎，阻塞胃气，胃热不泄，消耗心液，故作谵语，此为木燥而风生也。胃热宜下，俟六日之外，已过经期，而后下之。下之若早，里热未实，语言必乱，而为郑声。以其汗多津亡，表虚里实，

伤寒悬解

卷六

经中清气不敌腑中邪火之旺，原有谵语之根，里实未至，而遽下之，故实家之谵语，变为虚家之郑声也。

调胃承气证十五　阳明三十四

伤寒十三日不解，过经谵语者，以有热也，当以汤下之。若小便利者，大便当硬，而反下利，脉①调和者，知医以丸药下之，非其治也。若自下利者，脉当微厥，今反和者，此为内实也，调胃承气汤主之。

十三日，已过再经之期，而作谵语，是有内热，当下。若小便利者，其大便当硬，而反下利，而脉又调和者，知医以丸药下之，内热未泄，非其治也。若内虚而自下利者，脉当微厥而不调，"脉法"：厥者，初来大，渐渐小，更来渐渐大是也。今反调和者，此为内实也。内实宜汤不宜丸，当服调胃承气汤也。

大承气证十六　阳明三十五

阳明病，下之，心中懊憹而烦，胃中有燥屎者，可攻。腹微满，初头硬，后必溏，不可攻之。若有燥屎者，宜大承气汤。

下之而心中懊憹而烦，胃中有燥屎者，可再攻也。平人燥屎俱在大肠，阳明病，热盛津枯，糟粕在胃，已成结燥，不须至肠，故曰胃中有燥屎。内无燥屎，胃气未至郁遏，故腹不大满也。

---

① 脉　其上原衍"胃"字，据《伤寒论·辨太阳病脉证并治中》、本章黄解删。

大承气证十七　阳明三十六

阳明病，谵语，有潮热，反不能食者，胃中必有燥屎五六枚也，宜大承气汤下之。若能食者，但硬耳。

燥屎结塞，浊气上冲，则不能食。

大承气证十八　阳明三十七

病人小便不利，大便乍难乍易，时有微热，喘冒不得卧者，有燥屎也，宜大承气汤。

土燥水枯，则小便不利。气有通塞，则大便乍难乍易。胃热内燔，则肌表时有微热。胃气郁遏，则喘阻昏冒，不得寝卧。此有燥屎堵塞之故也。《素问·腹中论》：不得卧而息有音者，是阳明之逆也。足三阳者下行，今逆而上行，故息有音也。阳明者，胃脉也，胃者，六腑之海，其脉亦下行，阳明逆，不得从其道，故不得卧也。

大承气证十九　阳明三十八

病人不大便五六日，绕脐痛，烦躁，发作有时者，此有燥屎，故使不大便也。

胃气郁遏，无下①泄之窍，故绕脐作痛。

大承气证二十　阳明三十九

大下后，六七日不大便，烦不解，腹满痛者，此有燥

---

① 下　原脱，据宛邻本、蜀本、集成本、石印本补。

屎也，所以然者，本有宿食故也，宜大承气汤。

本有宿食未消，被胃火炼成燥屎，阻碍肠胃之窍。胃气以下行为顺，下窍不通，胃气壅遏，不得降泄，逆为[1]上行，故生烦躁而腹满痛也。

大承气证二十一　　阳明四十

阳明少阳合病，必下利，其脉不负者，顺也，负者，失也，互相克贼，名为负也。脉滑而数者，有宿食也，当下之，宜大承气汤。

阳明少阳合病，胆经郁迫，胃气壅遏，失其受盛之职，故必下利。甲木为贼，土气未败，则脉不负，不负为顺，负则木贼土败，是之为失。负者，互相克贼之名。宿食阻碍，经气浮荡，故脉[2]滑而数。胃主受盛，脾主消化，水谷入胃，以脾土之湿济胃土之燥，燥湿互济，阴阳交蒸，是以消烂腐化，中无宿物。阳明病，胃强脾弱，燥夺其湿，未及腐化，已成结硬，是宿食者，虽太阴之咎，而实阳明之过也。

三阳合病证二十二　　阳明四十一

三阳合病，脉浮大，上关上，但欲眠睡，目合则汗。

太阳传阳明、少阳，阳明腑病，而太、少之经邪未解，是为三阳合病。太阳之脉浮，阳明之脉大。胆气候于左关，胃气候于右关，胆胃不降，二气逆行，故脉上关上。胆热

---

① 为　犹而也。

② 脉　原作"振"，形近之误，据宛邻本、蜀本、集成本、石印本改。

则甲木克土，土气困乏，故欲眠睡。平人寐则阳气内蛰，三阳合病，阳盛于外，寐时阳气不敛，郁蒸而开皮毛，故目合则汗也。

汗多亡津证①二十三　　阳明四十二

脉阳微而汗出少者，为自和②也。汗出多者，为太过，阳脉实，因发其汗，多出者，亦为太过，太过为阳绝于里，亡津液，大便因硬也。

脉阳微寸为阳。而汗出少，是阳不亢而津未耗，故为自和。阳脉实而汗出多，是阳既亢而津又泄，故为太过。阳绝于里者，极盛而无其匹也。

胃热阳绝证二十四　　阳明四十三

脉浮而芤，浮为阳，芤为阴，浮芤相抟，胃气生热，其阳则绝。

浮者，阳盛而不藏也。芤者，阴虚而内空也。外实中空谓之芤。浮芤相合，阳亡阴枯，是③以胃气生热，其阳独绝而无伦也。

大承气证二十五　　阳明四十四

发汗不解，腹满痛者，急下之，宜大承气汤。

发汗不解，是非表证，乃胃气之实也，汗之愈亡其阴，

① 证　原脱，据宛邻本、蜀本、集成本、石印本及前后文例补。
② 和　原作"利"，形近之误，据宛邻本、蜀本、集成本、石印本及本章黄解改。
③ 是　原作"定"，据宛邻本、蜀本、集成本、石印本改。

伤寒悬解

卷六

燥屎阻其胃火，伤及太阴，故腹满而痛。阳亢阴亡，则成死证，故当急下之。

此下三章与少阴急下三章，彼此互文，是阳明之阳亢而伤阴者。阳未盛而下早，则亡其阳，阳已亢而下迟，则亡其阴，故有缓攻之法，又有急下之条。

此与少阴六七日，腹胀，不大便章义同。

大承气证二十六　　阳明四十五

阳明病，发热汗多者，急下之，宜大承气汤。

肾主五液，入心为汗，发热汗多，木枯土燥，伤及少阴，故当急下。

此与少阴口燥咽干章义同。

大承气证二十七　　阳明四十六

伤寒六七日，目中不了了①，睛不和，无表里证，大便难，身微热者，此为实也，急下之，宜大承气汤。

肝窍于目，目中不能了了，睛不和，是胃火伤及厥阴，血亡木枯，目系干硬，是以睛直。无表里证，表无寒热，里无满痛也②。身热虽微，而腑热则剧，故当急下。

此与少阴自利清水，色纯青章义同。

阳明之病，胃家实也。篇中脉实者下之，以表虚里实故也。此为内实也，此为实也，皆发明胃家实之义。

---

① 不了了　原作"不能了了"，诸本均同，据《伤寒论·辨阳明病脉证并治》、本章黄解改。

② 也　原作"者"，据宛邻本、蜀本、集成本、石印本改。

阳明瘀血证三章①

阳明瘀血抵当证一　　阳明四十七

阳明病，其人喜忘者，必有蓄血，所以然者，必有久瘀血，故令喜忘，屎虽硬，大便反易，其色必黑，宜抵当汤下之。方在太阳四十五。

魂知来，魄藏往，以肺主魄而生水，肾水蛰藏，阳神下秘，故往事藏蓄而不忘。燥热伤血，瘀结不流，阻格阳神下蛰之路，阳泄神飞，水精失藏，是以喜忘。此必有瘀血在下，伤其冬藏之气。热在血室，不及大肠，是以便易。血海热结，不归于下，故不及肠。黑者，水气之郁，肾水下郁，故粪见黑色。宜抵当汤，下其蓄血也。

抵当证二　　阳明四十八

病人无表里证，发热七八日，虽脉浮数者，可下之。假令已下，脉数不解，合热则消谷善饥，至六七日不大便者，有瘀血也，宜抵当汤。方在太阳四十五。**若脉数②不解，而下利不止，必协热而便脓血也。**

病人无表证之恶寒，无里证之满痛，乃发热至七八日之久，是必有里热，虽脉见浮数者，亦可下之。盖浮数虽是表脉，而外无表证，则不得作表脉论也。假令已下，而脉数不解，表里合热，消谷善饥，至六七日不大便者，此

伤寒悬解

卷六

---

① 阳明瘀血证三章　原脱，诸本均同，据前后文例补。

② 数　原脱，诸本均同，据《伤寒论·辨阳明病脉证并治》、本章黄解补。

· 174 ·

非胃热，必有瘀血也。缘脉数系有里热，下之而脉数不解，里热不清，是里热不在中焦气分，而在下焦血分，宜抵当汤下其瘀血。若服抵当，脉数犹然不解，而加以下利不止，此血分伤深，必将协合外热而便脓血也。

热入血室证三　　阳明四十九

阳明病，下血谵语者，此为热入血室，但头汗出者，刺期门，随其实而泄之，濈然汗出则愈。

心藏神，而神之魂藏于血，血热则心神昏乱，而作谵语。但头汗出者，阳盛于上，而表不能闭也。身上无汗，则热郁血分，不得外泄。宜刺期门，以泻血热，随其实处而泻之，令其濈然汗出则愈也。期门，肝脉之穴，在于乳上，肝藏血，故刺厥阴之期门。此妇人病，《金匮》入妇人杂病中。

阳明解期—章①

阳明解期　　阳明五十

阳明病，欲解时，从申至戌上。

申、酉、戌，阳明得令之时，故解于此。

---

① 一章　原脱，诸本均同，据前后文例补。

伤寒悬解

阳明经下篇三十三章

阳明虚证 阳明入太阴去路①

阳明从燥金化气，是为燥土，太阴以湿土主令，是为湿土。脾胃以膜相连，《素问》语。感应最捷，胃家实则燥土司气，而湿土②以化燥，胃中虚则湿土主令，而燥土亦化湿。燥则阳明之证也，湿则太阴之证也，而化气之燥，究不敌主令之湿，杂证湿居其九，而燥不得一。盖胃家之阳实，非风寒郁为内热，则不病也，惟伤寒有胃家实证，乃胃家之实者，未能强半，而胃中之虚者，不止十三。实则始终于阳明，所谓阳明中土，无所复传，承气之的证也。虚则病在阳明，而阳衰气退，太阴脾脏，将起而代秉其权，是名为阳明，而实则太阴③。自此而传变无穷，四逆、真武之证，悉伏于此矣。

阳明为阳盛之经，犹且虚实之相半，况乎太阳为三阳

---

① 阳明入太阴去路 原脱，诸本均同，据目录补。
② 土 原脱，诸本均同，据下文"燥土亦化湿"补。
③ 太阴 其下原衍"无所复传者"五字，诸本均同，与上下文义不相连属，因删。

之终，少阳为三阳之始。此将①盛方长之气，则动入三阴，未可屈指也。

盖脾阴胃阳，胜负之机，在乎中气，临病而不知中气，见阳明之经热，昧阳明之腑冷，汗、下、烧针，孟浪错缪，中气一败，祸生不测。虽胃家之实，攻泻之早，犹且阳去而入阴，矧②胃中之虚，汗下一误，有不亡神失国，而登鬼录③者哉！《老子》有言：治人事天莫若啬④。医家宝啬中气，不肯孟浪轻泻，则燥湿移易，虚实贸迁，金书玉诀，尽在此矣。

提纲一章⑤

饮食者，胃家之能事也，胃气右降，上脘清虚，而善容受，是以能食。阳莫盛于阳明，阳盛而土燥，则胃降而善纳，阳虚而土湿，则胃逆而不食。不能食者，是胃土湿而肾水寒也。土克水，土性湿而水寒，阳盛则土燥而克水，阴盛则水寒而侮土。以肾家之寒，移于土位，则病中寒。中寒者，水胜而土负，胃败而气逆，故不能食。

胃主受盛，脾主消克，食谷不化者，脾家之弱，绝粒不食者，胃家之虚。凡病一见不食，则责阳明而不责太阴，以其受盛之失职也。

---

① 此将　原作"曲汗"，据宛邻本、蜀本、集成本、石印本改。
② 矧（shěn 审）　况且。
③ 鬼录　死者之名册也。
④ 啬　节省也。
⑤ 提纲一章　原作"阳明虚证提纲阳明五十一"，诸本均同，据目录及前后文例改。

阳明虚证提纲　阳明五十一①

阳明病，若能食，名中风，不能食，名中寒。

阳明之为病，胃家实也，胃实则当能食。若能食者，名为中风，是风中于表也，不能食者，名为中寒，是寒生于里也。阳明承气之证，来自中风者多。能食者，腑中阳旺，乃异日胃家燥热之根，不能食者，是阳虚而中寒，胃阳已不用事，脾阴将司其权，不得与实家之中风并论也。

下篇胃中虚冷与上篇胃家实也，虚实相对。实者，阳明之始基，虚者，太阴之初气也。

中风瘕泄证一　阳明五十二

阳明病，若中寒，不能食，小便不利，手足濈然汗出，此欲作固瘕，必②大便初硬后溏。所以然者，胃中冷，水谷不别故也。

阳明病，若中寒，不能食，土湿而小便不利，手足阳泄而濈然汗出，此寒气凝结，欲作坚固之癥瘕，大便必初硬后溏。所以然者，胃中寒冷，不能蒸化水谷，水谷不别，俱入二肠，而成泄利故也。

凡水寒土湿，阴气凝结，瘕块坚硬，多病溏泄。服暖水燥土之剂，阳回泄止，寒消块化，续从大便而出，滑白

---

① 阳明虚证提纲阳明五十一　原在"饮食者，胃家之能事也"前，诸本均同，据前后文例移。

② 必　原脱，诸本均同，据《伤寒论·辨阳明病脉证并治》、本章黄解补。

黏联，状如痰涕，是即固瘕之泮解①而后行者也。五十七难所谓大瘕泄者，即此。

四逆证二　阳明五十三

脉浮而迟，表热里寒，下利清谷者，四逆汤主之。方在太阴三。**若胃中虚冷，不能食者，饮水则哕。**

水寒侮土，胃中虚冷，不能食者，饮水则以水济水，必发哕也。

胃中虚冷证三　阳明五十四

阳明病，不能食，攻其热必哕，所以然者，胃中虚冷故也。以其人本虚，故攻其热必哕。

外热内寒，误谓内热而攻之，土败胃逆，必发呕哕。

胃中寒冷证四　阳明五十五

伤寒，大吐大下之，极虚，复极汗出者，以其人外气拂郁，复与之水，以发其汗，因得哕。所以然者，胃中寒冷故也。

吐下亡阳，中气极虚，而卫泄失敛，复极汗出者，以其人表阳拂郁，离根外浮。误谓表邪，复与之水，以发其汗，土败胃逆，故作呕哕。

哕而腹满证五　阳明五十六

伤寒，哕而腹满，视其前后，知何部不利，利之则愈。

① 泮（pàn 判）解　"泮"，散也。"泮解"，散解也。

·179·

哕而腹满，阳明之浊气不降，太阴之清气不升也，前后二阴，必有不利之部。前部不利，利其水道，后部不利，利其谷道。腹满之病，不过气水停郁二者而已。

身痒无汗证六　阳明五十七

阳明病，法多汗，反无汗，其身如虫行皮中状者，此以久虚故也。

气虚不能透发，郁于皮腠，故痒如虫行也。

咳呕厥逆证七　阳明五十八

阳明病，反无汗而小便利，二三日，咳而呕，手足厥者，必苦头痛。若不咳，不呕，手足不厥者，头不痛。

无汗则阳气内虚，小便利则阳气下虚，经所谓水泉不止者，是膀胱不藏也。《素问》语。二三日后，胃阳愈虚，气逆咳呕，手足厥冷，浊气上壅，必苦头痛。不咳，不呕，手足不厥逆者，浊气未逆，故头不痛。

咳逆咽痛证八　阳明五十九

阳明病，但头眩，不恶寒，故能食而咳，其人必咽痛。若不咳者，咽不痛。

阳明以下行为顺，上行为逆，胃土上逆，阳气不降，浮越无根，是以头眩。表解，故不恶寒。胃阳未败，故能食。胃土上逆，肺金壅碍则为咳。咳则相火逆冲，是以咽痛。不咳者，相火未冲，故咽不痛。

吴茱萸证九　阳明六十

食①谷欲呕者，属阳明也，吴茱萸汤主之。得汤反剧者，属上焦。

土败胃逆，则作呕吐，食谷欲吐者，属阳明也。吴茱萸汤，人参、大枣，培土而补中，茱萸、生姜，温胃而降逆。若得汤反剧者，则由上焦之痞热，非关中焦之虚寒也。

吴茱萸汤六十三

吴茱萸一升，洗　**生姜**六两　**人参**三两　**大枣**十二枚

上四味，以水七升，煮取二升，去滓，温服七合，日三服。

呕多忌攻证十　阳明六十一

伤寒呕多，虽有阳明证，不可攻也。

伤寒经腑郁迫，不能容受，是以作呕。呕缘土虚胃逆，虽有阳明里证，不可攻之也。

五苓散证十一　阳明六十二

太阳病，寸缓关浮尺弱，其人发热汗出，复恶寒，不呕，但心下痞者，此以医下之也。如其不下者，病人不恶寒而渴者，此转属阳明也。小便数者，大便必硬，不更衣十日，无所苦也。渴欲饮水，少少与之，但以法救之，渴者，宜五苓散。方在太阳四十一。

太阳病，寸缓关浮，犹是中风之脉，而尺弱，则肾气

伤寒悬解

卷七

---

① 食　原脱，据宛邻本、蜀本、集成本、石印本补。

不充。其人发热汗出，复恶寒，不呕，太阳表证未解。而但有心下痞者，此以医误下而成痞，非阳明也。如其心下痞①不因攻下，外不恶寒而内有渴证者，此是太阳表解，转属阳明也。盖太阳之病，表未解而误下，则成痞，阳明之病，不俟攻下，而胃气上逆，壅碍胆经降路，亦成痞。而胃逆必呕，土燥必渴，胃热外蒸，必不恶寒，合观诸证，故知是转属阳明。若其小便数者，其大便必硬，然尺弱肾寒，原非阳旺，虽不更衣十日，亦无所苦也。其渴欲饮水，止可少少与之，但以法稍救其口舌干燥而已。缘其渴是土湿，而非火升，非土燥而水涸，宜以五苓散泻水而燥土也。

心下硬满证十二　　阳明六十三

阳明病，心下硬满者，不可攻之。攻之利遂不止者死，利止者愈。

心下痞者，太阴之证，太阴病，腹满而吐，自利益甚，下之必胸下结硬是也。阳明之病，而见太阴心下硬满之证，阴盛阳弱，故不可攻之。攻之脾阳陷败，利遂不止者死，阳回利止者则愈也。

寒热脉紧证十三　　阳明六十四

阳明中风，口苦咽干，腹满微喘，发热恶寒，脉浮而紧，若下之，则腹满小便难也。

阳明中风，而口苦咽干，是有少阳证，腹满，是有太阴证，发热恶寒，脉浮而紧，脉证又与伤寒太阳中风大青

---

① 心下痞　原作“心痞”，诸本均同，据本章经文改。

龙汤相似。此在阳明，腑热外蒸，应当汗出而脉缓，乃脉紧而恶寒者，是卫气外敛，胃家阳虚而不能发也。外有甲木之克，里有太阴之侵，而经腑双郁，不得发越，阳明至此，困惫极矣。若复下之，则遂成太阴之证，腹满而小便难也。法详下章猪苓汤一段。

栀子白虎猪苓证十四　阳明六十五

阳明病，脉浮而紧，咽燥口苦，腹满而喘，发热汗出，不恶寒，反恶热，身重。若发汗，则躁，心愦愦，反谵语。若加烧针，必怵惕烦躁，不得眠。若下之，则胃中空虚，客气动膈，心中懊侬，舌上苔者，栀子豉汤主之。方在太阳八十九。若渴欲饮水，口干舌燥者，白虎加人参汤主之。方在太阳三十九。若脉浮发热，渴欲饮水，小便不利者，猪苓汤主之。

阳明病，脉浮而紧，有①太阳证，咽燥舌干，有少阳证，腹满，有太阴证。发热汗出，不恶寒，反恶热，则胃热外发矣，但有太阴腹满，则土湿颇旺，未免身重耳。湿盛阳虚，汗、下、烧针，俱属不可。若发汗，则阳亡躁生，神败心惛，而反谵语。若加烧针，汗去阳亡，必怵惕烦躁，不得眠卧。若下之，则阳亡土败，胃中空虚，不能堤防阴邪，下焦客气，遂逆动于膈下，拒格胸中之阳，心中懊侬，而生瘀浊。心窍于舌，瘀浊在心，舌上苔生者，宜栀子豉汤，涌瘀浊而清烦热也。若下后阴亡，渴欲饮水，口干舌燥者，宜白虎加人参汤，清金而泻热，益气而生津也。若

---

① 有　犹为也。

下后阳败①而土湿，脉浮发热，渴欲饮水，小便不利者，宜猪苓汤，二苓、滑、泽，利水而泻湿，阿胶润木而清风也。土湿木遏，郁生下热，是以发热。木气堙塞，疏泄不行，故小便不利。木郁风生，肺津伤耗，是以发渴。风气发扬，是以脉浮。腹满身重之人，下之阳败湿增，故见证如此。

此申明上章腹满小便难之义。

猪苓汤六十四

猪苓去皮　**茯苓**　**泽泻**　**滑石**碎　**阿胶**各一两

上五味，以水四升，先煎四味，取二升，去滓，内②阿胶，烊消，温服七合，日三服。

汗多亡阳证十五　　阳明六十六

发汗多，若重发汗者，亡其阳，谵语，脉短者，死。脉自和者，不死。

汗多亡阳，神败而发谵语。脉短者，阳绝乃死。脉自和者，阳复则生。

此申明上章发汗则躁，心愦愦，反谵语之义。

谵语喘满证十六　　阳明六十七

直视谵语，喘满者，死，下利者，亦死。

直视谵语，阳亡而神败也。喘满则胃逆而阳上脱，下利则脾陷而阳下脱，是以皆死。

此推广上章阳亡谵语之义。

---

① 败　原作"旺"，据蜀本、下文"下之阳败湿增"改。
② 内　其下原衍"下"字，诸本均同，据《斜寒论·辨阳明病脉证并治》此方方后语删。

谵语郑声证十七　　阳明六十八

夫实则谵语，虚则郑声。郑声，重语也。

阳实则为谵语，阳虚则为郑声。郑声之义，语之繁絮重复者。实者，上篇之胃家实是也，虚者，本篇之胃中虚冷是也。

此申明上章①亡阳谵语之义。

栀子豉证十八　　阳明六十九

阳明病，下之，其外有热，手足温，不结胸，心中懊憹，饥不能食，但头汗出者，栀子豉汤主之。 方在太阳八十九。

下伤中气，阳浮于表，故外有热而手足温。胃中空虚，客气动膈，故成结胸。义在结胸。今不成结胸，只觉心中懊憹，饥不能饮食者，膈下之阴与膈上之阳逼迫郁蒸，而生瘀浊故也。膈热熏腾，故头上汗出。此宜栀子豉汤，吐瘀浊而清烦热也。

此申明六十五章若②下之，胃中空虚，客气动膈，心中懊憹，舌上苔者，栀子豉汤主之一段之义。

白虎证十九　　阳明七十

三阳合病，腹满身重，难以转侧，口不仁而面垢，谵语，遗尿，发汗则谵语，下之则额上生汗，手足逆冷， 此阳

---

① 章　原脱，据蜀本、集成本、石印本补。
② 若　原脱，据宛邻本、蜀本、集成本、石印本补。

明入太阴去路。**若自汗者，白虎汤主之**。方在太阳三十七。此阳明承气初证。

六十五章：脉浮而紧，为太阳证，咽燥口干，为少阳证，发热汗出，不恶寒，反恶热，为阳明证，是三阳合病也。而其腹满身重，以至难以转侧，则太阴证。脾窍于口，阳虚湿盛，开阖蹇涩，故口不仁。木主五色，土湿木郁，气色晦暗，是以面垢。神明不慧，是以谵语。膀胱失约，是以遗尿。此补六十五章未详之义也。若发汗，则为郑声之谵语。此复申明若发汗，则心愦愦，反谵语一段。若下之，则额上生汗，手足厥冷，阳泄而土败。此复申明上章手足温，头汗出之义，而推广之。头汗肢温，是阳虚而上热，额汗肢冷，是阳泄而外寒也。若汗不止头额，而通身自汗者，则津亡而土燥，宜白虎汤，泻热而清金也。

此复申六十五章白虎汤之义。

汗多胃燥证二十　　阳明七十一

阳明病，汗出多而渴者，不可与猪苓汤，以汗多胃中燥，猪苓汤复利其小便故也。

六十五章：渴而小便不利者，乃与猪苓汤。若汗出多而渴者，则应白虎，不可与猪苓汤。以汗多则胃中已燥，猪苓汤复利其小便，以亡津也。

此申明上章及六十五章猪苓汤之义。

口燥欲衄证二十一　　阳明七十二

阳明病，口燥，但欲漱水，不欲咽，此必衄。

口干而漱水不咽，以热在经而不在腑。经热不泄，此必衄也。

鼻燥欲衄证二十二　　阳明七十三

脉浮发热，口干鼻燥，能食者，则衄。

脉浮发热，表寒外束，口干鼻燥，经热内蒸，能食则热不在腑，经热不能旁泄，则上衄也。

脉浮盗汗证二十三　　阳明七十四

阳明病，脉浮而紧者，必潮热，发作有时，但浮，必盗汗出。

脉浮而紧，太阳之脉，阳明得之，必潮热，按时而发，以表寒郁其腑热也。若但浮而不紧，则外无表寒而内无里热，寐时卫气不入阴分，皮毛失敛，经热蒸泄，必盗汗出。凡盗汗之家，皆阴盛脏寒，阳不内交者也。

汗解紧愈证二十四　　阳明七十五

阳明病，初欲食，小便反不利，大便自调，其人骨节疼，翕翕如有热状，奄然发狂，濈然汗出而解者，此水不胜谷气，与汗共并，脉紧则愈。

初欲食，是有谷气。小便不利，大便自调，骨节疼，湿流关节，故疼。是土湿而水停也。谷气胜则汗出，水气胜则汗不出，乃翕翕如有热状，忽然发狂，濈然汗出而解者，此谷气欲发，水气郁热而不能发，是以躁乱发狂。究之水气不胜谷气，故濈然汗出，汗出而水气亦随汗泄，与汗共并于外，表寒与里水皆去，脉紧自愈也。

发热色黄证二十五　　阳明七十六

阳明病，面合赤色，不可攻之，必发热，色黄，小便不利也。

表寒外束，郁其经热，则面见赤色，此可汗而不可攻。以面之赤色，是经热而非腑热，腑热则毛蒸汗泄，阳气发越，而无赤色。攻之则阳败湿作，而表寒未解，湿郁经络，必发热色黄，小便不利也。

无汗发黄证二十六　　阳明七十七

阳明病，无汗，小便不利，而心中懊恼者，身必发黄。

饮入于胃，胃阳蒸动，化而为气，气降则水化。阳气升发，则化水之气外泄而为汗，阳气收藏，则气化之水下注而为尿，汗出水利，湿热发泄，故不发黄。无汗而小便不利，湿气莫泄，郁而生热，熏蒸于上，则心中懊恼，身必发黄也。

微汗发黄证二十七　　阳明七十八

阳明病，被火，额上微汗出，小便不利者，必发黄。

阳明病，无汗，是阳虚而土湿者。以火熏发汗，但额上微汗出，而身上无汗，小便不利者，湿无泄路，郁而生热，必发黄也。

茵陈蒿证二十八　　阳明七十九

阳明病，发热汗出者，此为热越，不能发黄也。但头

汗出，身无汗，剂颈而还，小便不利，渴饮水浆者，此为
瘀热在里，身必发黄，茵陈蒿汤主之。方在太阴十二。

汗出而湿热发泄，则不发黄。但头汗而身无汗，湿热
莫泄，而小便又复不利，故身必发黄。茵陈蒿汤，茵陈利
水而泻湿，栀子、大黄，除烦而荡热也。

脉迟发黄证①二十九　　阳明八十

阳明病，脉迟，食难用饱，饱则微烦头眩，必小便难，
此欲作谷疸。虽下之，腹满如故，所以然者，脉迟故也。

阴盛②则脉迟。阳虚胃逆，饮食不甘，故难以至饱。饱
则脾不能化，中焦郁满，浊气不降，故心烦头眩。土湿木
郁，必小便艰难。此欲作谷疸，缘谷气陈宿，是以郁而发
黄也。虽下之，而腹满不减，以其阴盛而脉迟故也。

柴胡麻黄证三十　　阳明八十一

阳明中风，脉弦浮大，而短气，腹都③满，胁下及心
痛，久按之气不通，鼻干，不得汗，嗜卧，一身及面目悉
黄，小便难，有潮热，时时哕，耳④前后肿，刺之小差，外
不解，病过十日，脉续浮者，与小柴胡汤。方在少阳二。脉
但浮，无余证者，与麻黄汤。方在太阳二十。若不尿，腹满
加哕者，不治。

---

① 证　原脱，据石印本、前后文例补。
② 盛　原作"胜"，音同之误，据蜀本、集成本、石印本、本章黄解
"阴盛而脉迟"改。
③ 都　大也。
④ 耳　原作"二"，音近之误，据宛邻本、蜀本、集成本、石印本改。

阳明病，脉弦浮大，弦为少阳，浮为太阳，大为阳明脉，是以①三阳合病。而气短，腹都满，则太阴证。少阳之脉，自胃中而布胁肋，胆胃郁遏，故胁下及心作痛。经气痞塞，故久按之而气不通。表寒外束，相火郁升，而刑肺金，故鼻干，不得汗。<small>肺窍于鼻。</small>胆木刑胃，土气困乏，故嗜卧。湿土贼于甲木，土木皆郁，故一身及面目悉黄。土湿木郁，疏泄不行，故小便难。胃气壅遏，故发潮热。胃腑郁迫，浊气上逆，故时呕哕。少阳脉循两耳，经气逆行，壅塞不降，故耳前后肿。经郁热盛，故刺之小差，而外证不解，病过十日之外，脉自里达表，续续外浮者，是未传阳明之腑、太阴之脏，犹在少阳之经也。宜小柴胡汤，柴胡、黄芩，清半表之火，参、甘、大枣，补半里之阳，生姜、半夏，降胃逆而止呕哕也。若脉但浮而不弦，又无少阳诸证者，则全是太阳病，与麻黄汤，以泻表郁。中风而用麻黄者，发汗以泻太阴之湿也。《金匮》<small>风湿诸证，俱用麻黄。</small>若不尿，腹满而愈加呕哕者，木贼土败，不可治也。

小柴胡证三十一　阳明八十二

阳明病，发潮热，大便溏，小便自可，胸胁满不去者，小柴胡汤主之。<small>方在少阳二。</small>

阳明胃腑，为少阳经邪所郁，阳气遏逼，故发潮热。糟粕莫容，故便滑溏。胃逆胆壅，经气不降，故胸胁满结。宜小柴胡汤，半补阳明之里气，半泻少阳之表邪也。

---

① 以　犹谓也。

小柴胡证三十二　阳明八十三

阳明病，胁下硬满，不大便而呕，舌上白苔者，可与小柴胡汤。方在少阳二。上焦得通，津液得下，胃气因和，身濈然而汗出解也。

阳明为少阳所遏，下脘之气陷，则病溏泄，上①脘之气逆，则病呕吐。胃逆而津液不降，心部瘀浊，故舌起白苔，由肺胃壅塞，而上焦不通也。柴、芩泻少阳经邪，松其郁迫，故上焦通而津液下，胃气和而汗出解也。

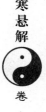

伤寒悬解

卷七

---

① 上　原作"土"，形近之误，据宛邻本、蜀本、集成本、石印本改。

卷八 伤寒悬解

少阳经上篇 二十二章

少阳本病 腑病脏病连经 [1]

少阳以甲木而化气于相火，经在二阳、三阴之间，阴阳交争，则见寒热。久而阳胜阴败，但热而无寒，则入阳明，阴胜阳败，但寒而无热，则入太阴。小柴胡清解半表而杜阳明之路，温补半里而闭太阴之门，使其阴阳不至偏胜，表邪解于本经，是谓和解。

少阳之经，自头走足，下行则相火蛰藏而温腰膝，上逆则相火燔腾而焚胸膈。相火升炎，津血易耗，是以少阳之病，独传阳明者多。大柴胡汤，治少阳之经而兼阳明之腑者。以此温针、汗、下，亡津耗血之法，俱少阳之所切忌，恐其阴伤而入阳明也。然太阳少阳合病，则有呕利之条。呕利者，非太阳、少阳之病，而实阳明之病也。缘甲木郁则克戊土，胃以仓廪之官，而被甲木之邪，经迫腑郁，不能容纳，故病上呕而下利。究之胃病则气逆，逆则为呕，脾病则气陷，陷则为利。呕多者，少阳传阳明之病，利多者，少阳传太阴之病也。然则少阳之传太阴者，正自不乏，

---

[1] 腑病脏病连经 原不载，诸本均同，据目录补。

其义见于第十八章，曰：伤寒六七日，其人烦躁者，阳去入阴也。则篇中不必琐及，而大旨炳然矣。

提纲—章①

少阳之气，化于相火，其经自头走足，病则气逆而火炎，升燎咽喉而上燔头目。少阳之兼证不一，而口苦、咽干、目眩，则为主证，以相火之上郁故也。病情递变而三者不变，病状善移而三者不移，缘相火不得下秘，离本根而上浮，故口苦咽干，头目旋转而不宁也。是则少阳之他证，皆在于或然之中，而少阳之三者，则处于必然之例。提纲揭三证以概少阳，少阳虽幻化无常，然或有殊状，而必无遁情矣。

少阳经提纲　少阳—②

少阳之为病，口苦、咽干、目眩也。

足少阳之经，起目锐眦，下颈，合缺盆，口、咽、目，皆少阳经脉之所循。少阳以下行为顺，病则经气壅遏，逆循头面，相火燔腾，故见证如此。苦者火之味，炎上作苦也。眩者相火离根，升浮旋转之象也。《素问·标本病传论》：肝病头目眩，肝胆同气也。

---

① 提纲一章　原作"少阳经提纲少阳一"，诸本均同，据目录、前后文例改。

② 少阳经提纲少阳一　原在"少阳之气，化于相火"前，诸本均同，据前后文例移。

少阳经病小柴胡证一 少阳二

伤寒五六日，中风，寒热往来，胸胁苦满，嘿嘿不欲饮食，心烦喜呕，或心中烦而不呕，或渴，或腹中痛，或胁下痞硬，或心下悸，小便不利，或不渴，身有微热，或咳者，小柴胡汤主之。

伤寒五六日，又中风邪，此在太阳，即风寒双感，桂麻各半证也。风寒在表，逼遏少阳经气，于是少阳病作。少阳经在太阳、阳明之里，三阴之表。表则二阳，故为半表，里则三阴，故为半里。半表者，居二阳之下，从阳化气而为热，半里者，居三阴之上①，从阴化气而为寒。

人之经气，不郁则不盛，郁则阳盛而生热，阴盛而生寒。经气郁迫，半表之卫，欲发于外，营气束之，不能透发，故闭藏而生表寒。半里之营，欲发于外，而卫气遏之，不能透发，故郁蒸而生里热。盖寒伤营，则营束其卫而生表寒，及其营衰，则寒往而热又来矣。风伤卫，则卫遏其营而生里热，及其卫衰，则热往而寒又来矣。一往一来，胜负不已②，此所以往来寒热也。少阳经脉，下胸贯膈，由胃口而循胁肋，病则经气郁遏而克戊土，戊土胀塞，碍胆经降路，经脉壅阻，故胸胁苦满。戊土被贼，困乏堙瘀，故嘿嘿不欲饮食。甲木既逆，相火上燔，而戊土升填，君火又无下降之路，是以心烦。胃土上逆，浊气不降，是以喜呕。或相火熏心，而胃未甚逆，是以心烦而不呕。或相火刑肺，是以渴生。或土寒木燥，土木逼迫，是以腹痛。

---

① 上 原作"土"，据宛邻本、蜀本、集成本、石印本改。
② 已 原作"一"，诸本均同，音同之误，据上下文义改。

或经气盘塞，而胁下痞硬。或土湿木郁，心下悸动而小便不利。或肺津未耗，而内不作渴。太阳未罢，而身有微热。或胃逆肺阻，而生咳嗽。凡此诸病，总是少阳中郁，表里不和之故。小柴胡汤，柴、芩，清半表而泻甲木，参、甘、枣，温半里而补己土，生姜、半夏，降胃逆而止呕吐也。

少阳在半表半里之间，半表之阴虚，则自阳明之经而入于阳明之腑，半里之阳虚，则自太阴之经而入太阴之脏。小柴胡，柴芩清泻半表，使不入于阳明，参甘温补半里，使不入于太阴，则邪解于本经，而无入阴入阳之患，是之谓和解表里也。盖木病则传土，所谓病则传其所胜也。《素问》语。少阳与阳明、太阴为邻，防其克土而传阳明，故以柴芩泻半表而清阳明，防其克土而传太阴，故以参甘补半里而温太阴，于是表里双解矣。

小柴胡汤六十五[①]

柴胡半斤　黄芩三两[②]　半夏半升[③]，洗　人参三两　甘草三两　生姜三两　大枣十二枚

上七味，以水一斗二升，煮取六升，去滓，再煎，取三升，温服一升，日三服。

若胸中烦而不呕，去半夏、人参，加栝蒌实一枚。栝蒌实涤瘀而清烦。若渴者，去半夏，加人参合前成四两半，栝蒌根四两。人参、栝蒌根，益气而生津，清金而止渴。若腹痛者，去黄芩，加芍药三两。芍药泻甲木而清相火，息风燥而止腹痛。若胁下痞硬，去大枣，加牡蛎四两。牡蛎软坚而消痞硬。

---

① 六十五　原脱，诸本均同，据目录补。

② 三两　原作"半斤，洗"，据蜀本、集成本、石印本、《伤寒论·辨太阳病脉证并治中》此方黄芩分量改。

③ 半升　原作"半斤"，据宛邻本、蜀本、集成本、石印本改。

若心下悸，小便不利者，去黄芩，加茯苓四两。茯苓泻水而去湿，湿去则木达风息，悸动自安。若不渴，外有微热者，去人参，加桂三两，温覆，取微似汗愈。桂枝解太阳之表邪。若咳者，去人参、大枣、生姜，加五味子半升、干姜二两。五味子、干姜，降逆气而止咳。

小柴胡证二　少阳三

血弱气尽，腠里①开，邪气因入，与正气相搏，结于胁下，正邪分争，往来寒热，休作有时，默默不欲饮食，脏腑相连，其痛必下，邪高痛下，故使呕也，小柴胡汤主之。

少阳之病，缘太阳、阳明之经外感风寒，经气郁勃，逼侵少阳。少阳之经，因于二阳之侵，血弱气尽，腠里开泄，二阳经邪，因而内入，与本经正气，两相搏战，经气郁迫，结滞胁下。少阳之经，自头走足，脉循胁肋，病则经气不降，横塞胁肋，此胸胁苦满，胁下痞硬之故也。正气病则正亦为邪，阴郁而为寒，是为阴邪，阳郁而为热，是为阳邪。邪正分争，休作有时，此往来寒热之故也。分争之久，正气困乏②，精神衰倦，静默无言，饮食不思，此默默不欲饮食之故也。脾脏胃腑，以膜相连，一被木邪，则胃气上逆，脾气下陷。脾气既陷，则肝气抑遏而克脾土，其痛必在下部，此腹中作痛之故也。胃土既逆，则上脘填塞，君火不降，浊气涌翻，于是心烦而喜呕吐。胃土逆则邪高，脾土③陷则痛下，痛下而邪高，此心烦喜呕之故也。

---

① 里　犹理也。
② 乏　原作"之"，形近之误，据宛邻本、蜀本、集成本、石印本改。
③ 土　原作"下"，诸本均同，形近之误，据上文"胃土"改。

是皆小柴胡证，宜以主之。

邪气入内者，正气病而成邪，是即邪气之内传，非必风寒之里入也。

小柴胡证三　少阳四

伤寒、中风，有柴胡证，但见一证便是，不必悉具。
总结上二章柴胡诸证言。

小柴胡证四　少阳五

伤寒四五日，身热恶寒，颈项强，胁下满，手足温而渴者，小柴胡汤主之。

颈项强，是太阳之病，而肝胆主司筋脉，相火旺则筋脉燥急，少阳之经，自头下行，而循颈项，故亦有颈项强证。胁下满者，少阳之病。手足温者，阳明之病。四肢秉气于胃，胃阳盛旺，则手足温。而手少阳自手走头，足少阳自头走足，故亦有手足温证。是宜小柴胡汤也。

小柴胡证五　少阳六

呕而发热者，小柴胡汤主之。

少阳经气不舒，侵迫阳明胃腑，胃气上逆，必作呕吐。相火郁蒸，是以发热。少阳之经，往来寒热，此但云发热而不言寒，是半表之阳盛，而将传于阳明者，是宜小柴胡汤泻其表热也。

柴胡桂枝证六　少阳七

伤寒六七日，发热，微恶寒，肢节烦疼，微呕，心下

支结，外证未去者，柴胡桂枝汤主之。

太阳病，发热恶寒，骨节疼痛，此发热恶寒，肢节烦痛者，以太阳之外证未去，而相火旺于半表，故恶寒不甚。甲木侵克戊土，土主四肢，故痛在四肢。《素问·太阴阳明论》：四肢皆秉气于胃。胃与四肢气脉流通，则疼痛不作，胃病而气不四达，四肢经络，壅滞不行，是以痛生。节者，四肢之溪谷，经气郁遏，溪谷填塞，故痛在骨节。相火郁发，是以烦生也。少阳经自胃口旁下胁肋，故心下支结。支结者，旁支偏结也。经病多而腑病①少，故微呕不甚。此皆少阳之病，而微见恶寒，则太阳之外证未去也，宜柴胡合桂枝，双解太少之经邪也。

小柴胡加减：外有微热者，加桂枝，此微恶寒，即外有微热之互文。少阳以相火化气，寒往则纯是发热，若但热无寒，则发热更剧，无发热而兼恶寒者，微有恶寒，或外热轻微，便是太阳外证未去，故与桂枝汤合用。伤寒而不用麻黄者，以其恶寒之微也。

柴胡桂枝汤六十六

柴胡四两　黄芩一两五钱　人参一两五钱　半夏二合五勺　大枣六枚　生姜一两五钱　桂枝一两五钱　芍药一两五钱　甘草一两，炙

上九味，以水七升，煮取三升，去滓，温服一升②。

---

① 病　原脱，诸本均同，据上文"经病"补。
② 煮取三升，去滓，温服一升　原作"煮三升，温服"，诸本均同，据《伤寒论·辨太阳病脉证并治下》此方方后语、前后文例改。

小柴胡证七① 少阳八

太阳病，十日已去，脉浮细而嗜卧者，外已解也。设胸满腹痛者，与小柴胡汤。脉但浮者，与麻黄汤。方在太阳二十。

太阳病，十日以外，脉浮细而嗜卧者，是太阳之外证已解也。表邪离太阳而入少阳，故浮紧变而为浮细，少阳之脉弦细也。胆热者善眠，是其嗜卧，必入少阳。设其胸满胁痛者，又见少阳经证，宜与小柴胡汤。若脉但浮而不细者，则未入少阳，而犹是太阳，宜与麻黄汤也。

小柴胡证八 少阳九

伤寒，阳脉涩，阴脉弦，法当腹中急痛者，先用小建中汤，不差者，与小柴胡汤主之。

甲乙同气，甲木不降，则寸脉涩，乙木不升，则尺脉弦。甲木上逆，而克戊土，法当痛见于胸膈，乙木下陷，而克己土，法当痛见于腹胁，木气枯燥，是以其痛迫急。肝胆合邪，风火郁发，中气被贼，势难延缓，宜先用小建中汤，胶饴、甘、枣，补脾精而缓急痛，姜、桂、芍药，达木郁而清风火。若不差者，仍与柴胡，再泻其相火也。

此申明首章腹痛者加芍药之义。

小建中汤六十七

桂枝三两 **芍药**六两 **甘草**二两，炙 **大枣**十二枚 **生姜**三两 **胶饴**一升

①　七　原脱，据石印本、前后文例补。

伤寒悬解

卷八

上六味，以水七升，煮取①三升，去滓，内胶饴，更上微火消解，温服一升，日三服。

小柴胡证九　少阳十

呕家，不可与建中汤，以甜故也。

素惯呕家，不可与建中汤，以桂、甘、饴、枣之甜，最动呕吐也。

属阳明证十　少阳十一

服柴胡汤已，渴者，属阳明也，以法治之。

服柴胡汤已，半表之热清，应当不渴，渴者，胃腑燥热，属阳明也。以法治之，去其燥热，则胃病不成矣。

黄芩半夏证十一　少阳十二　入阳明去路

太阳与少阳合病，自下利者，与黄芩汤。若呕者，黄芩加半夏生姜汤主之②。

太阳与少阳合病，少阳经气郁而克戊土，土病而下脘不容，自下利者，与黄芩汤，甘草、大枣，补其脾精，黄芩、芍药，泻其相火，恐利亡脾阴，以致土燥，而入阳明也。若呕者，黄芩加半夏生姜汤，降胃逆而止呕吐也。

黄芩汤六十八

黄芩三两　**芍药**二两　**甘草**二两，炙　**大枣**十二枚

---

① 取　原脱，诸本均同，据《伤寒论·辨太阳病脉证并治中》此方方后语、前后文例补。

② 主之　原脱，诸本均同，据《伤寒论·辨太阳病脉证并治下》、上下文义补。

上四味，以水一斗，煮取三升，去滓，温服一升，日再夜一服。若呕者，加半夏半升①、生姜三两。

黄芩加半夏生姜汤六十九

黄芩三两　芍药二两　甘草二两　大枣十二枚　半夏半升　生姜三两

于黄芩汤方内加半夏、生姜，余依黄芩汤服法。

大柴胡证十二　少阳十三　入阳明去路

伤寒发热，汗出不解，心下痞硬，呕吐而下利者，大柴胡汤主之。

伤寒表证发热，汗出当解，乃汗出不解，是内有阳明里证。热自内发，非关表寒，汗去津亡，则燥热愈增矣。心下②痞硬，是胆胃两家之郁塞也。呕吐而下利者，是戊土迫于甲木，上下二脘不能容纳水谷也。吐利心痞，自是太阴证，而见于发热汗出之后，则非太阴而阳明也。大柴胡汤，柴、芩、芍药，清少阳之火，枳实、大黄，泻阳明之热，生姜、半夏，降胃逆而止呕吐也。

大柴胡汤七十

柴胡半斤　黄芩三两　芍药三两　半夏半升③，洗　生姜五两　大枣十二枚　枳实四枚，炙　大黄二两

上八味，以水一斗二升，煮取六升，去滓，再煎，温服一升，日三服。

---

① 升　原作"斤"，据宛邻本、蜀本、集成本、石印本改。
② 心下　原作"心中"，诸本均同，据本章经文改。
③ 升　原作"斤"，据宛邻本、蜀本、集成本、石印本改。

大柴胡证十三　少阳十四　入阳明去路

伤寒五六日，头汗出，微恶寒，手足冷，心下满，口不欲食，大便硬，脉细者，此为阳微结，必有表，复有里也，脉沉，亦在里也。汗出为阳微，假令纯阴结，不得复有外证，悉入在里，此为半在表半在里也。脉虽沉紧，不得为少阴病①，所以然者，阴不得有汗，今头汗出，故知非少阴也，可与小柴胡汤。设不了了者，得屎而解。

伤寒五六日，头汗出，微恶寒，手足冷，心下满，口不欲食，嘿嘿不欲饮食。大便硬，脉细者，包下沉紧。此为阳明经之微结。以少阳、阳明两经郁迫，结于胃口，故心下满胀。经热熏蒸，故头上汗出。必有少阳之表证，如汗出、恶寒、肢冷、心满之类，复有阳明之里证，如大便硬之类也。盖少阳与阳明合病，戊土不能胜甲木，必传阳明胃腑，故决②有里证。其脉之沉，主在里也。汗出为阳经之微结，假令纯是阴分之结，阳以少阳经言，阴以阳明腑言。必不得复有外证，如汗出恶寒之类，应当悉入在里。既有外证，此为半在里半在表也。其脉虽沉紧，亦不得为少阴病，所以然者，少阴病不得有汗。今头汗出，故知非少阴，而实少阳也。此大柴胡证，先与小柴胡汤，以解少阳之经邪。设服后犹不了了者，再以承气泻阳明之腑邪，得屎而解矣。

调胃承气证十四　少阳十五入　阳明去路

太阳病，过经十余日，心中温温欲吐，而胸中痛，大

---

① 病　原作"结"，据宛邻本、蜀本、集成本、石印本、本章黄解改。
② 决　必也。

伤寒悬解

卷八

便反溏，腹微满，郁郁微烦，先此时自极吐下者，与调胃承气汤。方在阳明二十。**若不尔者，不可与。但欲呕，胸中痛，微溏者，此非柴胡证，以呕故知极吐下也。**

太阳病，过经十余日，应不在少阳，其心中温温欲吐，而胸中痛，大便反溏，腹微满，郁郁微烦，又似少阳柴胡证，胃土迫于胆木，其见证如此。岂有少阳证如此之日久者。若先此时自已曾极吐下者，则是少阳之传阳明。少阳之经证微在，阳明之腑证已成，可与调胃承气汤，无事柴胡也。以少阳之传阳明，经迫腑郁，必见吐下。大柴胡证吐下盛作，正是少阳、阳明经腑双病之秋，故大柴胡柴胡与承气并用，双解经腑之邪。此已吐下在先，仅存欲吐便溏，止是少阳余波，故不用柴胡，而用承气。若非由自极吐下而得者，便是太阴证，不可与承气也。所以知其自吐下来者，以今日之欲呕①与便溏，少阳之余波犹在故也。

少阳传经三章②

少阳传经一　少阳十六

伤寒三日，少阳脉小者，欲已也。

伤寒一日太阳，二日阳明，三日少阳。阳明篇：伤寒三日，阳明脉大。若三日而见少阳之小脉，不见阳明之大脉，是不传阳明之腑，而病欲已也。此与太阳经伤寒一日，太阳受之，脉若静者，为不传义同。言六经俱遍，邪不里传，自能汗解也。

---

① 呕　原作"吐"，诸本均同，据本章经文改。
② 少阳传经三章　原脱，诸本均同，据目录、前后文例补。

传经二　少阳十七

伤寒三日，三阳为尽，三阴当受邪，其人反能食不呕，此为三阴不受邪也。

伤寒一日一经，六日六经俱遍，则正复邪退，汗出而解。其不应期而解者，阳盛而入阳明之腑，阴盛而入三阴之脏者也。少阳居阳明、太阴之界，阳盛则入于腑，阴盛则入于脏。于伤寒三日，病在少阳之时，候之少阳脉小，不传阳明之腑，是阳不偏盛。使阴气偏盛，当入三阴之脏，是时三阳既尽，三阴当受邪矣。若其人反能食不呕，此为三阴之脏不受外邪。再俟三日，但传三阴之经，自能应当汗解也。

太阴为病，腹满而吐，食不下，是脏病而非经病也，故仲景曰：以其脏有寒故也。"阳明篇"皆言腑病，其经病，皆有腑证也。"三阴篇"皆言脏病，并非经病也。阴阳和平，脏腑可以不传，经无不传之理。所谓发于阳者七日愈，发于阴者六日愈，必然之数也。

六经经证，总统于太阳一经，凡中风在六日之内，不拘何经，皆宜桂枝，伤寒在六日之内，不拘何经，皆宜麻黄。惟入脏入腑，则阴阳偏胜，愈期不齐，而法亦百变不穷矣。盖入脏入腑而后，太阳证罢，不入脏腑，而在经络，万无太阳遽罢，但有别经表证者。所谓表者，止有皮毛一层，皮毛既开，太阳已罢，别经如何不罢！若皮毛未开，太阳何缘遽罢！太阳不罢，是以六经俱尽，总宜麻、桂也。

程氏谓：伤寒一日，太阳受之，脉若静者，为不传。伤寒三日，少阳脉小者，欲已也。伤寒三日，三阴当受邪，其人反能食不呕，此为三阴不受邪也，为经亦不传，悖谬之至！

传经三　少阳十八　入三阴去路

伤寒六七日，无大热，其人烦躁者，此为阳去入阴也。

伤寒六七日，经尽之期，外无大热，而其人烦躁者，此为阳去而入三阴之脏也。脏阴旺则阳气离根而失归，必至烦躁。

热入血室三章①

妇人热入血室一　少阳十九

妇人中风，发热恶寒，经水适来，得之七八日，热除而脉迟身凉，胸胁下满，如结胸状，谵语者，此为热入血室，当刺期门，随其实而泻之。

妇人中风，发热恶寒，而值经水适来之时。及得病七八日后，发热已除，而脉迟身凉，是当解矣。乃胸胁之下胀满，如结胸之状，而作谵语者，此为热入血室，热不在上而在下也。当刺厥阴之期门，随其经中之实处而泻之，以肝主藏血，肝胆同气。此与阳明刺期门章义同。

热入血室二　少阳二十

妇人中风，七八日续得寒热，发作有时，经水适断者，此为热入血室，其血必结，故使如疟状，发作有时，小柴

---

① 热入血室三章　原脱，诸本均同，据前后文例补。

胡汤主之。

妇人中风，七八日后，续得寒热往来，发作有时之证，而值经水适断之时者，此为热入血室，其血必当瘀结。热结血分，少阳之经气不得外达，阴阳交争，互相束闭，故使寒热如疟，发作有时也。小柴胡汤发少阳之经邪，热去则血可自下。不下，然后用抵当攻之。

上章因经水适来而热入，是血实之时，此因经水适断而热入，是血虚之时。实宜清泻，虚宜凉补。

热入血室三　少阳二十一

妇人伤寒，发热，经水适来，昼日明了，暮则谵语，如见鬼状者，此为热入血室，无犯胃气及上二焦，必①自愈。

妇人伤寒，发热，而值经水适来之时，昼日清白明了，暮则谵语，如见鬼状者，此为热入血室。以血为阴，夜则阳气潜入阴分，血热发作，故谵妄不明也。热邪在下，治之勿犯中焦胃气及上焦清气，必自愈也。

少阳解期—章②

少阳解期　少阳二十二

少阳病，欲解时，从寅至辰上。

寅、卯、辰，少阳得令之时，故解于此。

---

① 必　原作"则"，诸本均同，据《伤寒论·辨太阳病脉证并治下》、本章黄解改。

② 一章　原脱，诸本均同，据前后文例补。

伤寒悬解

少阳经下篇 十六章

少阳坏病

少阳在半表半里之间，故宜小柴胡，半表半里治之。而半表之阳盛，则小柴胡之黄芩不足以清表阳，而人参反益半表之热，服柴胡汤已，渴者，属阳明是也。半里之阴盛，则小柴胡之人参不足以温里阴，而黄芩反益半里之寒，与柴胡汤，后必下①重是也。小柴胡未尝犯本经之禁，而于阴阳偏盛者，犹有助虚之弊，况乎汗、下、温针，倒行逆施，阳盛而泻其阴，阴盛而伐其阳，则入阴入阳，坏病百出矣。

仲景于是，有救逆之法，补苴②挽回，使之离阳明之腑，而出太阴之脏，所谓明辅造化，幽赞鬼神者也。

提纲 一章③

太阳表证不解，传于少阳之经，胁下硬满，干呕不食，

---

① 下 原作"不"，形近之误，据"少阳三十三"经文、蜀本、集成本、石印本改。

② 补苴（jū居） 弥补也。

③ 提纲一章 原作"少阳坏病提纲一少阳二十三"，诸本均同，据目录、前后文例改。

往来寒热，谵语，是其腑病而经郁也。若汗、下、温针，一经逆治，阳盛则入阳明之腑，阴盛则入三阴之脏，少阳之证已罢，他经之证蜂生，病自少阳而坏，是谓少阳之坏病。其逆犯不同，则病坏非一，知其所犯，治之以法，法在则人存，病虽坏而人不坏，是贵乎良工也。

少阳坏病提纲一　　少阳二十三①

本太阳病不解，转入少阳者，胁下硬满，干呕，不能食，往来寒热，尚未吐下，脉沉紧者，与小柴胡。若已吐、下、发汗、温针，谵语，柴胡证罢，此为坏病。知犯何逆，以法治之。

本太阳表证不解，传入少阳者，胁下硬满，干呕，不能食，往来寒热，此皆柴胡本证。少阳之脉，弦细沉紧，若尚未吐下，而脉候沉紧者，又有柴胡本脉，与小柴胡汤，病自解矣。若已经吐、下、发汗、温针，谵语不明，柴胡证罢，非入阳明之腑，即入三阴之脏，此为少阳坏病。柴胡，少阳之方，不中与也，审犯何逆，以法治之。

少阳坏病入阳明去路 八章②

少阳坏病入阳明去路谵语烦悸证一　　少阳二十四

伤寒，脉弦细，头痛，发热者，属少阳。少阳不可发汗，发汗则谵语，此属胃。胃和则愈，胃不和则烦而悸。

---

① 少阳坏病提纲一少阳二十三　原在"太阳表证不解，传于少阳之经"前，诸本均同，据前后文例移。

② 少阳坏病入阳明去路八章　原脱，诸本均同，据前后文例补。

少阳为三阳之始，阳气未盛，故脉弦细。少阳经脉，自头走足，病则经气逆升，壅于头上，故善头痛。少阳从相火化气，病则相火郁蒸，故善发热。相火熏烁，津液既损，故不可发汗，汗之津亡土燥，则作谵语，此属胃病。盖君相下根，全由胃土之降，汗亡津液，土燥胃逆，二火飞腾，神明扰乱，故作谵语。胃津续复，行其清降之令，二火渐下，不至为病。若胃燥而不和，二火拨根，则心家烦生，而风木郁冲，必作悸动也。法详下章。

小建中证二　少阳二十五

伤寒二三日，心中悸而烦者，小建中汤主之。方在少阳九。

少阳甲木，化气于相火，随戊土下行，而交癸水，与少阴君火，并根坎腑，是以神宇清宁，不生烦乱。汗泄中脘，津亡土燥，胃逆不能降蛰相火，相火升炎，消烁心液，故生烦扰。胆胃两经，痞塞心胁，阻碍厥阴升达之路，风木郁冲，振摇不已，是以动悸。风火交侵，伤耗胃脘津液，小建中汤，胶饴、甘、枣，补脾精而生胃液，姜、桂、芍药，疏甲木而清相火也。

炙甘草证三　少阳二十六

伤寒，脉结代，心动悸者，炙甘草汤主之。

少阳经脉，自头走足，循胃口而下两胁，病则经气上逆，冲逼戊土，胃气郁满，横隔胆经隧道，是以心胁痞硬。经络壅塞，营血不得畅流，相火升炎，渐而营血消亡，经络梗涩，是以经脉结代。血亡木燥，风木郁冲，而升路阻

伤寒悬解

卷九

隔，未能顺达，是以悸动。相火上燔，辛金受刑，甲木上郁，戊土被克，土金俱败，则病传阳明，而中气伤矣。炙甘草汤，参、甘、大枣，益胃气而补脾精，胶、地、麻仁，滋经脉而泽枯槁，姜、桂，行营血之瘀塞，麦冬清肺金之燥热也。

炙甘草汤七十一

甘草四两，炙　人参二两　大枣十二枚　生地黄一斤　阿胶二两　麦冬半升，去心　麻仁半升　桂枝三两①　生姜三两

上九味，以清酒七升，水八升，先煮八味，取三升，去滓，内胶，烊消尽，温服一升，日三服。一名复脉汤。

烦满惊悸证四　少阳二十七

少阳中风，两耳无所闻，目赤，胸中满而烦者，不可吐下，吐下则悸而惊。

太阳中风，而传少阳，是谓少阳中风。少阳脉循两耳，病则经脉逆行，浊气上填，是以耳聋。少阳脉起目之锐眦，相火升炎，是以目赤。少阳脉循胸膈而下两胁，经气壅阻，肺胃不降，是以胸中烦满。如此者，不可吐下，吐下则悸而且惊。盖耳聋目赤，胸满心烦，胆胃两经已自不降，再以吐下伤其胃气，胃气愈逆，甲木拔根，是以胆怯而神惊。胆胃双郁，胸膈闭塞，风木郁冲，升路壅碍，是以悸作。**法详下章。**

---

① 三两　原作"二两"，据蜀本、集成本、石印本、《伤寒论·辨太阳病脉证并治下》此方桂枝分量改。

柴胡龙骨牡蛎证五　少阳二十八

伤寒八九日，下之，胸满烦惊，小便不利，谵语，一身尽重，不可转侧者，柴胡加龙骨牡蛎汤主之。

下伤中气，胃逆而为胸满。胆木拔根，而为烦惊。心神扰乱，而为谵语。乙木郁遏，疏泄不行，则小便不利。己土湿动，机关壅滞，则一身尽重，不可转侧。柴胡加龙骨牡蛎汤，大枣、参、苓，补土而泻湿，大黄、柴胡、桂枝①，泻火而疏木，生姜、半夏，下冲而降浊，龙骨、牡蛎、铅丹，敛魂而镇逆也。

柴胡加龙骨牡蛎汤七十二

柴胡四两　半夏二合，洗　人参一两五钱　大枣六枚　生姜一两五钱　桂枝一两五钱　茯苓一两五钱　大黄二两　铅丹一两五钱　龙骨一两五钱　牡蛎一两五钱

上十一味，以水八升，煮取四升，内大黄，切如棋子大，更煮一二沸，去滓，温服一升。

小柴胡证六　少阳二十九

凡柴胡汤病证而下之，若柴胡证不罢者，复与柴胡汤，必蒸蒸而振，却发热汗出而解。

柴胡证本不宜下，而误下之，柴胡证罢，此为坏病。若其证不罢，复与柴胡汤，必蒸蒸而振栗，却发热汗出而解。阳气欲发，为阴邪所束，郁勃鼓动，故振栗战摇，顷之透发肌表，则汗而解矣。

---

① 桂枝　原脱，据蜀本、集成本、石印本补。

大柴胡证七　少阳三十

太阳病，过经十余日，反二三下之，后四五日，柴胡证仍在者，先与小柴胡汤。呕不止，心下急，郁郁微烦者，为未解也，大柴胡汤下之则愈。 *方在少阳十三。*

下后柴胡证仍在，若但有少阳经证而无阳明腑证，先与小柴胡汤，应当解矣。若呕不止，心下急，郁郁微烦者，是经迫而腑郁，为未解也，与大柴胡汤下之，经腑双解则愈矣。

大柴胡证八　少阳三十一

伤寒十三日不解，胸胁满而呕，日晡所发潮热，已而微利。此本柴胡证，下之而不利，今反利者，知医以丸药下之，非其治也。潮热者，实也，先宜小柴胡汤以解外，后以柴胡加芒硝汤[①]**主之。**

十三日不解，已过再经之期。胸胁满而呕，是少阳经证。日晡时发潮热，是阳明腑证。腑病则大便续硬，乃已而微利，定服丸药矣。少阳而兼阳明，此本大柴胡证，下之当腑热清而不利，今反利者，知医以丸药下之，缓不及事，而又遗其经证。表里俱未罢，经邪束迫，腑热日增，故虽利不愈，此非其治也。潮热者，胃家之实也，是固宜下，而胸胁之满，尚有少阳证，先宜小柴胡汤以解其外，后宜柴胡加芒硝汤主之，解外而并

---

① 汤　原脱，诸本均同，据《伤寒论·辨太阳病脉证并治中》、本章黄解补。

清其里也。但加芒硝而不用大黄者，以丸药下后，宿物去而腑热未清也。

柴胡加芒硝汤七十三

柴胡半斤　黄芩三两　半夏半升，洗　生姜三两　人参三两
甘草三两　大枣十二枚　芒硝六两

于小柴胡汤内加芒硝六两，余依前法。不解，更服。

少阳坏病入太阴去路二章①

少阳坏病入太阴去路柴胡桂枝干姜证一　少阳三十二

伤寒五六日，已发汗而复下之，胸胁满微结，小便不利，渴而不呕，但头汗出，往来寒热，心烦者，此为未解也，柴胡桂枝干姜汤主之。

伤寒五六日，已发汗而复下之，伤其中气，胆胃俱逆，胸胁满结。脾湿肝遏，小便不利。胆火刑肺，是以渴生。胃逆未甚，不至作呕。相火逆升，故头上汗出。营卫交争，故往来寒热。君相升泄，是以心烦。此为少阳之经而传太阴之脏，表里俱未解也。柴胡桂枝干姜汤，柴胡、黄芩，疏甲木而清相火，桂枝、栝蒌，达乙木而清燥金，姜、甘，温中而培土，牡蛎除满而消结也。

柴胡桂枝干姜汤七十四

柴胡半斤　黄芩三两　甘草二两　干姜三两　桂枝三两　牡蛎二两　栝蒌根四两

上七味，以水一斗二升，煮取六升，去滓，再煎，取

伤寒悬解

卷九

---

① 二章　原脱，诸本均同，据前后文例补。

三升，温服一升，日三服。初服微烦，复服汗出便愈。

误下身黄证二　少阳三十三

得病六七日，脉迟浮弱，恶风寒，手足温，医二三下之，不能食而胁下满痛，面目及身黄，颈项强，小便难者，与柴胡汤，后必下重。本渴而饮水呕者，柴胡汤不中与也，食谷者哕。

得病六七日，脉迟浮弱，而恶风寒，是太阳中风脉证。手足温，是少阳证，而亦阳明、太阴中气之未败也。医乃二三下之，伤其中气，胆胃俱逆，故不能食而胁下满痛。浊气冲塞，颈项亦强。脾湿肝遏，遍身发黄而小便难者，与柴胡汤，黄芩寒中，肝脾郁陷，后必下重。本来作渴，而饮水则呕者，此土湿中寒，柴胡不中与也。不能容水，亦当不能纳食，饮水既呕，食谷亦哕也。

少阳坏病结胸痞证五章①

病在少阳，或入阳明之腑，或入太阴之脏。将入阳明，而经证未罢，下早则为结胸，将入太阴，误下则为痞，与太阳之结胸、痞证由来正同也。

少阳坏病结胸初证一　少阳三十四

太阳与少阳并病，头项强痛，或眩冒，时如结胸，心下痞硬者，当刺大椎第一间肺俞、肝俞。慎不可发汗，发汗则谵语，脉弦。五六日，谵语不止，当刺期门。

① 五章　原脱，诸本均同，据前后文例补。

太阳传少阳，两经并病，太阳则头项强痛，少阳则或觉眩冒，时如结胸，心下痞硬者，此已是结胸初证，当刺大椎第一间之肺俞、肝俞。刺肺俞以泻太阳之郁，刺肝俞以泻少阳之郁，缘肺与太阳同主卫气而司皮毛，肝与少阳同藏营血而司筋膜也。慎不可发汗以伤少阳津血，发汗则土燥而为谵语，木枯而为脉弦。盖其胸隔痞硬，已是胆胃俱逆，再发其汗，火烈土焦，遂入阳明，而为谵语。胆胃愈逆，则时如结胸者，当不止如是而已。若五六日，谵语不止，则胆胃之津益耗，当刺厥阴之期门，以泻少阳而救阳明也。

结胸初证二　少阳三十五

太阳少阳并病，心下硬，颈项强而眩者，当刺大椎、肺俞、肝俞，慎勿下之。

颈项强，太阳之证，而少阳自头下耳，循颈而入缺盆，亦当有之。心下①硬，目眩，则纯是少阳证。大椎，脊骨第一大节，正当项后，肺俞，在第三椎两旁，肝俞，在第九椎两旁，皆是足太阳之经穴。《灵枢·背腧》篇名。作腧，经气之所输泄也，义与输同。汗之脏阴外亡，则为谵语，上章是也。下之表阳内陷，则成结胸，下章是也。

结胸证三　少阳三十六

太阳少阳并病，而反下之，成结胸，心下硬，下利不止，水浆不下，其人心烦。

---

① 下　原脱，诸本均同，据本章经文、下章黄解补。

太少并病，不解经邪，而反下之，因成结胸，心下硬者，下而下利不止，上而水浆不入，清陷浊逆，相火郁升，其人必心烦也。

结胸证四　少阳三十七

伤寒十余日，热结在里，复往来寒热者，与大柴胡汤。但结胸，无大热者，此为①**水结在胸胁也。但头微汗出者，大陷胸汤主之。**方在太阳百十一。

伤寒十余日，热结在阳明之里，复往来寒热，火郁于少阳之表者，与大柴胡汤，双解表里之邪。若但是结胸，而里无大热者，此为阴阳逼蒸，而生水饮，结在胸胁之间也。但头上微汗出者，缘于膈热熏蒸，宜大陷胸汤，泻其胸胁之结水也。

太阳、阳明结胸，必兼少阳之邪，缘胆胃两经郁迫不降，而胸胁硬满，是为结胸之根。下之太早，里阴上逆，表阳内陷，则成结胸。而少阳脉循胁肋，故有胁下硬满之证也。

结胸痞证五　少阳三十八

伤寒五六日，呕而发热者，柴胡汤证具，而以他药下之，柴胡证仍在者，复与柴胡汤。此虽已下之，不为逆，必蒸蒸而振，却发热汗出而解。若心下满而硬痛者，此为结胸也，大陷胸汤主之。方在太阳百十一。**但满而不痛者，**

---

① 为　原作"谓"，诸本均同，据《伤寒论·辨太阳病脉证并治下》、本章黄解改。

此为痞，柴胡汤不中与也，宜半夏泻心汤。

呕而发热，柴胡证具，不解经邪，而以他药下之，柴胡证仍在，是表阳未陷，邪犹在经，宜复与柴胡汤，以解经邪。此虽已下之，不至为逆，必蒸蒸而振栗，却发热汗出而解。若下后经证已罢，心下满而硬痛者，此表阳内陷，热入而为结胸也，宜大陷胸汤。但满而不痛者，此里阴上逆，而为痞也，柴胡汤不中与也，宜半夏泻心汤，参、甘、姜、枣，温补中脘之虚寒，黄芩、黄连，清泻上焦之郁热，半夏降浊阴而消痞满也。方①以半夏名，因原有呕证，下后气愈逆而呕愈增也。

半夏泻心汤七十五

半夏半升，洗　**人参**三两　**大枣**十二枚　**干姜**三两　**甘草**三两，炙　**黄芩**三两　**黄连**一两

上七味，以水一斗，煮取六升，去滓，再煎，取三升，温服一升，日三服。

---

① 方　原脱，据蜀本、集成本、石印本补。

卷十　伤寒悬解

太阴全篇十七章①

太阴脏病

太阴以湿土主令，故太阴脾脏不病则已，病则是湿。土之所以克水者，以其燥也，湿则反被水侮。少阴寒水之气传之于土，是以其脏有寒。湿者，太阴之主气，寒者，少阴之客气也，而太阴之病寒湿者，总因阳明之虚。脾为湿土，胃为燥土，阳明之阳盛，则湿为燥夺而化热，太阴之阴盛，则燥为湿夺而生寒。而阴阳虚实之权，在乎中气，中气旺则脾家实，太阴从化于阳明，中气衰则胃气逆，阳明从化于太阴。阳明下篇诸证，皆阳明入太阴之病也。

未入太阴，阴气外侵，犹俟渐夺，故太阴之病象颇多，半寓于阳明之内。已入太阴，阴邪内传，势不久驻，故太阴之病条甚少，全见于少、厥之中。盖脾阳亏虚，则水侮而木贼，少、厥之阴邪，勃起而内应，于是未去太阴，已传少、厥。自此少、厥告急，而太阴之病，俱附于少、厥之篇矣。

大凡少、厥之死病，皆由脾阳之颓败，少、厥之生证，

---

① 十七章　原脱，据目录、前后文例补。

悉因脾阳之来复，太阴一脏，是存亡生死之关。仲景四逆之垂法，大黄、芍药之示戒，不可不详思而熟味也。

提纲—章①

太阴湿土，气本上行。《素问》：脾气散精，上归于肺，是脏气之上行也。足之三阴，自足走胸，是经气之上行也。病则湿盛气滞，陷而不升，脾陷则胃逆而不降矣。盖燥为阳而湿为阴，阳本于天而亲上，阴本乎地而亲下，故阳明燥土，病则气逆，太阴湿土，病则气陷，自然之性也。

太阴提纲，腹满而吐，食不下者，太阴之累及阳明而气逆也。自利益甚，时腹痛者，太阴之伤于厥阴而气陷也。脾陷而不升，胃逆而不降，病见于上下，而根在乎中宫，以中宫枢轴之不运也。若下之，枢轴败折，陷者益陷而逆者益逆。逆之至，则胸下结硬，而不止于腹满，陷之极，不过于自利之益甚，无以加矣。故但言其逆而不言其陷，非省文也，无庸言也。

太阴经提纲一　太阴一②

太阴之为病，腹满而吐，食不下，自利益甚，时腹自痛。若下之，必胸下结硬。

太阴，脾之经也。脾主升清，胃主降浊，清升浊降，腹中冲和，是以不满。脾病则清阳不升，脾病累胃，胃病则浊阴不降，中气凝滞，故腹满也。吐者，胃气之上逆，

---

① 提纲一章　原作"太阴经提纲一太阴一"，诸本均同，据目录改。
② 太阴经提纲一太阴一　原在"太阴湿土，气本上行"前，诸本均同，据前后文例移。

逆而不纳，故食不下也。利者，脾气之下陷，清阳不升，寒生于下，水谷不消，故自利益甚也。湿寒郁塞，木气不舒，侵克脾土，故时腹自痛也。若下之，土愈败而胃愈逆，甲木壅碍，不得下行，痞郁胃口，故胸下结硬。即病发于阴，而反下之，因作痞也。

程氏曰：太阴湿土，其脏有寒，则病自是寒，岂有传经为热之理！使阳入阴，能化阴为阳，则水入火，亦能变水为火，必无之事也。吐利痛满，纯是阴邪用事。下之阴邪入于阳位，究与结胸之邪，高下稍异，彼因阳从上陷而阻留，此缘阴从下逆而不归，寒热大别。

三阴篇皆言脏病，非经病也。经病而不入于脏，伤寒不过六日，中风不过七日，无不汗解之理。三阴经病，总统于太阳一经，四日太阴，未可曰太阴之为病，亦不必痛满吐利，脏寒而用四逆。五日少阴，未可曰少阴之为病，亦不必厥冷吐利，水盛而用真武。六日厥阴，未可曰厥阴之为病，亦不必蛔厥吐利，风动而用乌梅。不拘何经，其在六日之内者，悉宜麻、桂发表，无异法也。至于自经而入脏，然后太阴有痛满吐利之证而用四逆，少阴有厥冷吐利之证而用真武，厥阴有蛔厥吐利之证而用乌梅，以其一脏之为病如此，用药不得不如此也，而桂枝、麻黄之法，不可用矣。

昔人传经为热，直中为寒之说，固属庸妄之胡谈，程氏乃以脏病为经病，且谓伤寒不传经，亦悖谬不通。义详少阳传经中。

太阴经病桂枝证一　太阴二

太阴病，脉浮者，可发汗，宜桂枝汤。方在太阳五。此太阴经病。

太阴病，已传脾脏，宜见腹满吐利，腹痛不食诸证。若不见诸证，而脉浮者，是脏病未成而但见经病也，宜桂枝发汗。

太阴脏病四逆证二　太阴三

病发热头痛，脉反沉，不差，身体疼痛，当温其里，宜四逆汤。

发热头痛，是太阳表证，脉应见浮，乃脉反沉，是已入太阴之脏。若脉沉[①]，不差，虽身体疼痛，表证未解，然当先温其里，宜四逆汤，甘草培其土，干姜温其中，附子温其下也。

四逆汤七十六

甘草二两，炙　**干姜**一[②]两半　**附子**一枚，生用[③]，去皮脐，破八片

上三味，㕮咀，以水三升，煮取一升二合，去滓，分[④]温再服。强人可大附子一枚，干姜三两。

下利清谷证三　太阴四

下利清谷，不可攻表，汗出必胀满。

---

① 沉　原作"迟"，诸本均同，据本章经文改。

② 一　原脱，诸本均同，据《伤寒论·辨太阳病脉证并治上》此方干姜分量补。

③ 用　原脱，诸本均同，据《伤寒论·辨太阳病脉证并治上》此方附子炮制法补。

④ 分　原脱，诸本均同，据《伤寒论·辨太阳病脉证并治上》此方方后语补。

脉沉已当温里，不可发表，若见下利清谷之证，则脏病益显，不可攻表。汗出亡阳，必生胀满。

四逆桂枝证四　太阴五

下利腹胀满，身体疼痛者，先温其里，乃攻其表。温里宜四逆汤，攻表宜桂枝汤。方在太阳五。

下利而腹又胀满，是太阴脏病，腹满自利之证俱见矣，而其身体疼痛者，又有太阳经病，是当先温其里，乃攻其表。温里宜四逆汤以驱寒，攻表宜桂枝汤以驱风，里温则发汗不虑其亡阳矣。此与太阳伤寒，医下之，续得下利清谷章法同。

四逆证五　太阴六

自利不渴者，属太阴，以其脏有寒故也。当温之，宜服四逆辈。

三阳之利，津亡里燥，多见渴证。自利而不渴者，此属太阴，以其脏有寒故也。是当温之，宜四逆辈也。

黄连证六　太阴七

伤寒，胸中有热，胃中有邪气，腹中痛，欲呕吐者，黄连汤主之。

伤寒，胸中有热，而胃中有肝胆之邪气，肝邪克脾，腹中疼痛，胆邪克胃，欲作呕吐者，是土气湿寒而木气郁遏也。黄连汤，黄连、半夏，清上热而止呕吐，参、甘、姜、枣，温中寒而止疼痛，桂枝疏木而通经也。

黄连汤七十七

黄连三两　半夏半升，洗　人参二两　甘草二两，炙　大枣十二枚　干姜三两　桂枝三两

上七味，以水一斗，煮取六升，去滓，温服一升，日三服，一日夜二服。

桂枝芍药证七　太阴八

本太阳病，医反下之，因而腹满时痛者，属太阴也，桂枝加①芍药汤主之。

本太阳表证，医不解表，而反下之，脾败肝郁，因而腹满时痛者，此属太阴也。桂枝加芍药汤，桂枝解太阳之表邪，芍药清乙木之风燥也。

桂枝加②芍药汤七十八

桂枝三两　甘草二两　大枣十二枚　生姜三两　芍药六两

于桂枝汤方更加芍药三两，随前六两，余依桂枝汤法。

桂枝大黄证八　太阴九

大实痛者，桂枝加大黄汤主之。

满痛而加大实，非泻不可，桂枝加大黄汤，倍芍药以清木燥，而加大黄以泻土郁。

桂枝加大黄汤七十九

桂枝三两　甘草二两，炙　大枣十二枚　生姜三两　芍药六两　大黄一两

---

① 加　原脱，诸本均同，据目录、本章黄解补。
② 加　原脱，诸本均同，据《伤寒论·辨太阴病脉证并治》此方方名、目录、本章黄解补。

上六味，以水七升，煮取三①升，去滓，温服一升，日三服。

芍药大黄证九　　太阴十

太阴为病，脉弱，其人续自便利，设当行大黄、芍药者，宜减之，以其胃气弱，易动故也。

太阴为病，其脉软弱，其人当续自便利。设腹满时痛，以至大实，当行芍药、大黄者，宜稍减之。以其人太阴既病，胃气必弱，易于伤动故也。

暴烦下利证十　　太阴十一

伤寒，脉浮而缓，手足自温者，系在太阴。太阴身当发黄，若小便自利者，不能发黄。至七八日，虽暴烦下利，日十余行，必自止，以脾家实，腐秽当去故也。

伤寒浮缓之脉，而见手足自温，浮为太阳，缓为阳明、太阴。脾胃同主四肢，中焦阳旺，四肢自温，其为阳明、太阴，无以辨也，且以系在太阴。太阴湿土，表病湿郁，身当发黄，若小便自利者，湿气下泄，又不能发黄。何以别之？必验之大便，阳明则大便自硬，太阴则大便自利矣，至续自便利，则系在太阴确矣。然手足温而小便利，则脾家未衰，至七八日，虽暴烦下利，日十余行，必当自止。以此之自利，乃脾家之实，腐秽当去之故，非益甚之自利也。此与阳明至七八日，大便硬章彼此互文，提下发黄诸

---

① 三　原作"二"，诸本均同，据《伤寒论·辨太阴病脉证并治》此方后语、下文"温服一升，日三服"改。

伤寒悬解　卷十

· 224 ·

章之纲。

茵陈蒿证十一　　太阴十二

伤寒七八日，身黄如橘子色，小便不利，腹微满者，茵陈蒿汤主之。

伤寒七八日，表寒郁其里湿，而生内热，湿热瘀蒸，身上发黄如橘子色，小便不利，腹微满者，以土湿木郁，疏泄不行，则小便不利，木郁克土，脾气胀塞，则腹里微满①，脾被肝刑，土色外见，则皮肤熏黄，缘木主五色，入土化黄故也。茵陈蒿汤，茵陈利水而除湿，栀子、大黄，泻热而荡瘀也。

茵陈蒿汤八十

茵陈蒿六两　**栀子**十四枚，劈　**大黄**二两，去皮

上三味，以水一斗，先煮茵陈，减六升，内二味，煮取三升，去滓，分温三服。小便当利，尿如皂角汁状，色正赤。一宿腹减，黄从小便去也。

麻黄连翘赤小豆证十二　　太阴十三

伤寒，瘀热在里，身必发黄，麻黄连翘赤小豆汤主之。

伤寒表病，湿瘀而生里热，不得汗尿疏泄，身必发黄。麻黄连翘赤小豆汤，麻黄泻皮毛之郁，杏仁降肺气之逆，生梓白皮清相火而疏木，连翘、赤小豆，泻湿热而利水，姜、甘、大枣，和中气而补脾精也。以湿旺腹满，胆胃逆升，相火郁遏，湿化为热，外无出路，是以发黄。发汗利

---

① 满　原作"急"，诸本均同，据本章经义、上下文义改。

水，使湿气渗泄，则黄消矣。

麻黄连翘赤小豆汤八十一

麻黄二两　**杏仁**四十枚，去皮尖　**生姜**二两　**生梓白皮**一升
连翘二两　**甘草**二两，炙　**大枣**十二枚　**赤小豆**一升

上①八味，以潦水一斗，先煮麻黄再沸，去上沫，内诸药，煮取三升，去滓②，分温三服，半日服尽。

栀子柏皮证十三　　太阴十四

伤寒，身黄发热者，栀子柏皮汤主之。

瘀热在里，则身热而腹满，瘀热在表，则身黄而发热。栀子柏皮汤，甘草培土而补中气，栀子、柏皮，泻湿而清表热也。

栀子柏皮汤八十二

栀子十五枚，劈　**甘草**一两，炙　**黄柏皮**一两

上三味，以水四升，煮取一升半，去滓，分温再服。

寒湿发黄证十四　　太阴十五

伤寒，发汗已，身目为黄，所以然者，以寒湿在里不解故也。以为不可下也，当于寒湿中求之。

黄缘湿热里瘀，若发汗以后，身目为黄，则是湿寒而非湿热，以汗后热泄而寒生，阳消而湿长也。寒湿不可下，当于寒湿中求之，用温寒去湿之法也。

----

① 上　原作"以上"，诸本均同，据《伤寒论·辨阳明病脉证并治下》此方方后语、前后文例改。
② 去滓　原脱，诸本均同，据《伤寒论·辨阳明病脉证并治下》此方方后语、前后文例补。

中风欲愈十五　太阴十六

太阴中风，四肢烦疼，阳微阴涩而长者，为欲愈。

太阳中风，而传太阴，是谓太阴中风。脾主四肢，脾病不能行气于四肢，气血壅塞，故四肢烦疼。寸微则阳不上格，尺涩则阴不下盛，脾阳续复，脉渐舒长，是为欲愈也。

太阴解期—章①

太阴解期　太阴十七②

太阴病，欲解时，从亥至丑上。

亥、子、丑，太阴得令之时，故解于此。

伤寒悬解

卷十

---

① 一章　原脱，诸本均同，据前后文例补。
② 太阴解期太阴十七　原脱，诸本均同，据前后文例补。

卷十一

伤寒悬解

少阴经全篇 四十六章

少阴脏病

少阴以癸水而化气于君火，无病之时，丁火下降而交水，癸水上升而交火，水火互根，阴阳交济，二气合为一气，故火不上热而水不下寒。及其一病，丁火上炎而为热，癸水下润而为寒，遂成冰炭矣。

少阴病，但见其下寒而不显其上热者，以水能胜火而火不胜水，病则水胜而火负，一定之理也。水之所以不胜火者，全赖乎土。水虽有胜火之权，而中州之土，堤其阴邪，则寒水不至泛滥，而君火不至渐亡。

盖土旺则水邪不作，少阴不病也。中气一败，堤防崩溃，寒水无制，侵凌君火，上之则飞灰不燃，下之则坚冰不解。虽有四逆、真武之法，第恐阳神已去，阴魄徒存，挽之末路，桑榆难追。故少阴之死证，总因土气之败也。

其恶寒踡卧者，少阴之本病。其厥逆吐利者，水土之合病。以水邪侮土，脾胃虚寒，不能温养四肢，则手足逆冷，胃寒而气逆则吐，脾寒而气陷则利。脾胃之寒，肾气之所移也，仲景于少阴之病，而曰少阴负趺阳者，为顺也。少阴之窍妙，具此一语，无余蕴矣。

提纲—章①

少阴虽从君火化气，病则还其本原，寒水司权，有阴无阳。寒主蛰藏，藏气当令，而无微阳以鼓之，是以脉微细而善寐。阳明之病，脉实大而不得卧者，少阴之负趺阳也；少阴之病，脉微细而但欲寐者，趺阳之负少阴也。盖土旺则不眠，水旺则善寐，自然之性如此。少阴提纲揭此一语，而少阴之性情体状，传真如画，则夫扶趺阳而泻少阴，自为第一要义。于此而稍事滋润，将使之千古长寐矣。少阴醒梦之关，不可不急讲也。

少阴经提纲一　少阴一②

少阴之为病，脉微细，但欲寐也。

少阴，肾之经也。阴盛于水，独阴无阳，故脉微细。阳动而阴静，静则善眠，故但欲寐。

"脉法"：浮为在表，沉为在里，数为在腑，迟为在脏，少阴之脉微细，必兼沉也。

少阴脏病连经麻附细辛证一　少阴二

少阴病，始得之，反发热，脉沉者，麻黄附子细辛汤主之。

少阴水脏，其脉自沉，乃始得病时，反发热而脉沉者，是已传肾脏，而犹带表寒。内有少阴，则宜温里，外有太

---

① 提纲一章　原作"少阴提纲少阴一"诸本均同，据目录、前后文例改。

② 少阴提纲一少阴一　原在"少阴虽从君火化气"前，据前后文例移。

阳，则宜发表，麻黄附子细辛汤，麻黄散太阳之外寒，附子温少阴之内寒，细辛降阴邪之冲逆也。

温里以发表，少阴之汗法如此。此与太阴病，发热头痛，脉反沉章同。

麻黄附子细辛汤八十三

麻黄二两　　**附子**一枚，炮，去皮脐，破八片　　**细辛**二两

上三味，以水一斗，先煮麻黄，减二升，去上沫，内诸药，煮取三升，去滓，温服一升，日三服。

麻附甘草证二　　少阴三

少阴病，得之二三日，麻黄附子甘草汤微发汗。以二三日无里证，故微发汗也。

少阴病，得之二三日，麻黄附子甘草汤微发其汗，麻黄发太阳之表，附子、甘草，温癸水而培己土。少阴禁汗，此微发汗者，以二三日内，尚无少阴之里证，故微发汗也。

此推原上章之义。无里证，何以知为少阴？是必脉已见沉。沉为在里，何以宜汗？是必发热也。

麻黄附子甘草汤八十四

麻黄二两　　**附子**一枚，炮，去皮脐，破八片　　**甘草**二两，炙

上三味，以水七升，先煮麻黄一两沸，去上沫，内诸药，煮取三升，去滓，温服一升，日三服。

少阴脏病忌汗证三　　少阴四

少阴病，脉细沉数，病为在里，不可发汗。

少阴病，发热脉沉，犹可微汗，若身无发热，而沉兼细数，此为病已在里，不可发汗。盖火旺土燥，寒水不能

独盛，水盛而寒作者，由火土俱败也。再汗之以泻阴中丝微阳根，则纯阴而无阳，大事坏矣，故不可汗。

少阴脏病连经者二章，麻黄附子二方是也。自此章之下，悉是脏病，并无一字言经病者。脏寒水动，乃可曰少阴病，若五日经传少阴，未入肾脏，少阴诸里证丝发未形，而其时三阳、太阴经证俱在，何得曰少阴病乎！曰少阴病者，少阴盛极，独自为病也。阳明、三阴俱同。

四逆证四　少阴五

少阴病，脉沉者，急温之，宜四逆汤。方在太阴三。

阳消阴长则人衰，阳虚阴旺则人病，阳绝阴孤则人死。阳盛于火，阴盛于水，火性浮而水性沉。少阴水脏，病见沉脉，则经阳卸事，脏阴司权，死机攸伏。法当急温，宜用四逆。迟则水动寒作，死证蜂生，温之无及矣。

肾水有泻而无补，凡人之死，死于水寒之盛也。仲景《伤寒》，少阴但有泻水补火之法，而无泻火补水之方。其余六经，以及《金匮》杂证，泻火则有之，补水则未有。后世庸愚妄缪，乃有泻火补水之法。俗子腐生，群而效之，著作纷纭，以为天下万世祸。今日遂成海内恶风，江河日下，不可挽也。

附子证五　少阴六

少阴病，身体疼，手足寒，骨节痛，脉沉者，附子汤主之。

少阴水旺，阴凝气滞，故骨节疼痛。土败水侮，四肢失温，故手足寒冷。水寒木陷，生气欲绝，故脉沉细。附子汤，附子温癸水之寒，芍药清乙木之风，参、术、茯苓，培土而泻水也。

附子汤八十五

附子一枚，去皮脐　　**茯苓**三两　　**人参**二两　　**白术**四两　　**芍药**三两

上五味，以水八升，煮取三升，去滓，温服一升，日三服。

附子证六　少阴七

少阴病，得之一二日，口中和，其背恶寒者，当灸之，附子汤主之。

一二日中，背恶寒者，督脉之阳衰，太阳寒水之旺。当灸之以温外寒，附子汤以温内寒也。后章口燥咽干者，急下之，此曰口中和，则纯是湿寒，而非燥热也，互观自明。

咳利谵语证七　少阴八

少阴病，咳而下利，谵语者，被火气劫故也，小便必难，以强责少阴汗也。

少阴寒水之脏，下利则有之，不应谵语。咳而下利，谵语者，此被火气逼劫发汗，耗其心液，阳随汗泄，神明惑乱故也。其小便必难，以少阴阳弱，不宜发汗，火逼劫而强责之，泻其血中温气，湿旺木郁，不能疏泄也。

发汗动血证八　少阴九

少阴病，但厥无汗，而强发之，必动其血，未知从何

道出，或从口鼻，或从目出，是名下厥上竭，为难治。

汗生于血而酿于气，譬之釜水腾沸，气蒸为露也。少阴病，气虚血寒，但有厥逆而无汗，而强发之，必动其血。血之所以不上溢者，气敛之也。气根于水，强发其汗，泻其阳根，卫虚不敛，营血失统，上走七窍。未知从何道而出，或从口鼻，或从目出，是名下厥上竭，最为难治。以阴盛于下，阳盛于上，下之阴盛，故见厥逆，上之阳盛，故见血脱。血中温气，绝根外亡，则阳竭矣。

发汗亡阳证九　少阴十

少阴病，脉微，不可发汗，亡阳故也。阳已虚，尺脉弱涩者，复不可下之。

阳虚故脉微，脉微发汗，则阳根亦亡，是以不可发汗。阳气已虚，而尺脉弱涩者，则血中之温气非旺，复不可下之也。

咽痛吐利证十　少阴十一

病人脉阴阳俱紧，反汗出者，亡阳也，此属少阴，法当咽痛而复吐利。

阴阳俱紧，阴阳即尺寸也。伤寒之脉，不应有汗，反汗出者，阳亡于外也。则此之脉紧，乃里阴之内盛，非表寒之外束矣，此属少阴。法当咽痛而复吐利，水旺火盛则咽痛，水旺土湿则吐利也。

此提少阴咽痛吐利之纲，下分应之。

甘草桔梗证十一　少阴十二

少阴病，二三日，咽痛者，可与甘草汤。不差，与桔梗汤。

二三日，初觉咽痛者，可与甘草汤，以少阴水旺，君相皆腾，二火逆冲，是以咽痛，甘草泻热而缓急迫也。不差者，与桔梗汤，甘草泻热而缓急迫，桔梗降逆而开结滞也。

甘草汤八十六

甘草二两

以水三升，煮取一升半，去滓，温服七合，日二①服。

桔梗汤八十七

桔梗一两　**甘草**二两

以水三升，煮取一升，去滓，分温再服。

半夏散证十二　少阴十三

少阴病，咽中痛，半夏散及汤主之。

浊阴上逆，冲击咽喉，因而作痛。半夏、桂枝，降其冲气，甘草缓其急迫也。

半夏散八十八

半夏洗　**桂枝**去皮　**甘草**炙　以上等分

上三②味，各别捣筛已，合治之，白饮和，服方寸匕，日三服。若不能服散者，以水一升，煎七沸，内散两方寸

---

① 二　原作"三"，诸本均同，据《伤寒论·辨少阴病脉证并治》此方方后语、上文"煮取一升半，温服七合"改。

② 三　原作"二"，据蜀本、集成本、石印本改。

匕，更煎三沸，下火，令小冷，少少咽之。

苦酒汤证十三　少阴十四

少阴病，咽中伤，生疮，不能语言，声不出者，苦酒汤主之。

寒水下旺，火盛咽伤，故生疮，不能语言。金被火刑，故声不出。苦酒汤，苦酒散结而消肿，半夏降逆而驱浊，鸡子白清肺而发声也。

苦酒汤八十九

半夏十四枚，破　　**鸡子**一枚，去黄，内苦酒，着鸡子壳中

上二味，内半夏，着苦酒中，以鸡子壳置刀镮中，安火上，令三沸，去滓，少少含咽之。不差，更作三剂服之。苦酒即醋也。

猪肤汤证十四　少阴十五

少阴病，下利咽痛，胸满心烦者，猪肤汤主之。

寒水侮土，肝脾郁陷，而为下利。胆胃俱逆，相火炎升，故咽喉痛肿，胸满心烦。猪肤、白蜜，清金而止痛，润燥而除烦，白粉收泄利而涩滑溏也。

猪肤汤九十

猪肤一斤

上一味，以水一斗，煮取五升，去滓，加白蜜一升，白粉五合，熬香，和令相得，温分六服。猪肤即猪皮，能清热润燥。白粉即铅粉，能止泄断利。

四逆证十五　少阴十六

少阴病，饮食入口即吐，心中温温欲吐，复不能吐，始得之，手足寒，脉弦迟者，此胸中实，不可下也，当吐之。若膈上有寒饮，干呕者，不可吐也，急温之，宜四逆汤。方在①太阴三。

入口即吐者，新入之饮食，心中温温欲吐，复不能吐者，旧日之痰涎。此先有痰涎在胸，故食入即吐，而宿痰胶滞，故不能吐。温温者，痰阻清道，君火郁遏，浊气翻腾之象也。手足寒者，阳郁不能四达也。阳衰湿旺，是以脉迟。土湿木郁，是以脉弦。此胸中邪实，不可下也，腐败壅塞，法当吐之。若膈上有寒饮，干呕，则土败胃逆，不可吐也，当急温之，宜四逆汤。

下利烦渴证十六　少阴十七

少阴病，欲吐不吐，心烦，但欲寐，五六日，自利而渴者，属少阴也。虚故引水自救，若小便色白者，少阴病形悉具。小便白者，以下焦虚有寒，不能制水，故令色白也。

心火上腾则生烦，肾水下旺故欲寐，五六日，自利而渴者，此属少阴也。利亡津液，于是作渴。津愈亡而阳愈泄，口虽作渴，而实属阳虚，阳虚津亡，故引水自救。若小便色白，则少阴病形悉具矣。小便之白者，以下焦阳虚而有寒，不能制水，故令色白也。制水者土，土郁则克水，

---

　　① 在　原作"见"，据蜀本、集成本、石印本改。

湿热郁蒸而小便黄者，土色之下传也，土败阳亡，不能制水，故小便色白。

吴茱萸证十七　　少阴十八

少阴病，吐利，手足厥冷，烦躁欲死者，吴茱萸汤主之。方在阳明六十。

吐利厥冷，烦躁欲死，则中气颓败，微阳离根矣。吴茱萸汤，人参、大枣，培土而补中，吴茱萸、生姜，温胃而回阳也。

真武汤证十八　　少阴十九

少阴病，二三日不已，至四五日，腹痛，小便不利，四肢沉重疼痛，自下利者，此为有水气，其人或咳，或小便利，或不利，或呕者，真武汤主之。

二三日不已，以至四五日，寒水泛滥，土湿木郁，风木贼土，是以腹痛。土湿而木不能泄，故小便不利。湿流关节，淫注四肢，故沉重疼痛。寒水侮土，故自下利。凡此诸证，为土病不能制水，有水气停瘀故也。其人或肺气冲逆而为咳，或木能疏泄而小便利，或土湿木郁而小便不利，或胃气上逆而作呕者，皆缘水气之阻格。真武汤，苓、术泻水而燥土，生姜止呕而降浊，附子温癸水之寒，芍药清乙木之风也。

真武汤九十一

茯苓三两　　**白术**二两　　**生姜**三两　　**附子**一枚，炮，去皮，破八片　**芍药**三两

上五味，以水八升，煮取三升，去滓，温服七合，日

三服。

　　若咳者，加五味半升①，细辛、干姜各一两。五味、干姜、细辛，敛肺降逆，所以止咳。若小便利者，去茯苓。茯苓利水之剂，故去茯苓。若下利者，去芍药，加干姜二两。利缘脾阳之败，去芍药之泻脾，加干姜以温中。若呕者，去附子，加生姜足前成半斤。生姜降胃逆而止呕吐也。

呕利汗出证十九　少阴二十

　　少阴病，下利，脉微涩，呕而汗出，必数更衣，反少者，当温其上，灸之。

　　脾陷则为利，利亡血中温气，是以脉涩。胃逆则为呕，阳气升泄，是以汗出。阳气愈升，则下愈寒而利愈多，必数更衣，乃利少者，是脾阳续复而胃阳欲脱也。当温其上，灸之以回胃阳也。

猪苓证二十　少阴二十一

　　少阴病，下利六七日，咳而呕渴，心烦，不得眠者，猪苓汤主之。方在阳明六十五②。

　　脾陷而为利，胃逆而为呕，肺逆而为咳，火升而为烦渴，阳泄而废卧眠，是皆水泛而土湿故也。宜猪苓汤，二苓、滑、泽，渗己土而泻湿，阿胶滋乙木而润燥也。

---

① 升　原作"斤"，据蜀本、集成本、石印本、《伤寒论·辨少阴病脉证并治》此方方后语改。
② 阳明六十五　原作"阳明六十"，诸本均同，据"卷七·阳明下篇·阳明虚证"改。

· 238 ·

四逆散证二十一　少阴二十二

少阴病，四逆，其人或咳，或悸，或小便不利，或腹中痛，或泄利下重者，四逆散主之。

寒水侮土，四肢厥逆，其人或肺逆而为咳，或木郁而为悸，或土湿木遏而小便不利，或寒气凝滞而腹中痛，或清气沉陷而泄利下重者，是皆土郁而木贼也。宜四逆散，甘草、枳实，培土而泻滞，柴胡、芍药，疏木而清风也。

四逆散九十二

甘草炙　**枳实**破，水渍，炙　**柴胡**　**芍药**

上四味，各十分，捣筛，白饮和，服方寸匕，日三服。咳者，加五味子、干姜各五分，并主下利。五味子、干姜，敛肺而止咳，升陷而止利，缘干姜温中，则陷者自升，逆者自降也。悸者，加桂枝五分。土湿木郁，则为悸动，桂枝疏木而达郁也。小便不利者，加茯苓五分。茯苓利水。腹中痛者，加附子一枚，炮令坼。水寒木郁，贼伤脾土，则腹中痛，附子暖水而温寒，荣木而舒肝。泄利下重者，先以水五升，入薤白三升，煮取三升，去滓，以散方寸匕内汤中，煮取一升半，分温再服。薤白散滞而升陷也。

通脉四逆证二十二　少阴二十三

少阴病，下利清谷，里寒外热，手足厥逆，脉微欲绝，身反不恶寒，其人面色赤，或腹痛，或干呕，或咽痛，或利止脉不出者，通脉四逆汤主之。其脉即出者愈。

下利清谷，里寒外热，手足厥逆，脉微欲绝，阴旺阳虚。设见恶寒，则阳败而无生望，若身反不恶寒，其人面见赤色，或风木贼土而腹痛，或浊气上逆而干呕，或滞气冲击而咽痛，或下利虽止而脉微欲绝不出者，是阳弱而气郁也。通脉四逆汤，姜、甘温中而培土，附子暖下而回阳。服之其脉即出者，是阳回而气达，其病当愈，以其阳微欲绝，而实原未尝①绝也。

通脉四逆汤九十三　　此即四逆汤，而分两不同。

甘草三两，炙　**干姜**三两，强人可四两　**附子**大者一枚，生用②，去皮，破八片

上三味，以水三升，煮取一升二合，去滓，分温再服。

面色赤者，加葱九茎。阳郁不达则面赤，加葱以达阳气也。腹中痛者，去葱，加芍药二两。芍药泻风木而止腹痛。呕者，加生姜二两。生姜降浊止呕。咽痛者，去芍药，加桔梗一两。桔梗开结滞而利咽喉。利止脉不出者③，去桔梗，加人参二两。人参补阳气以充经脉。

白通汤证二十三　少阴二十四

少阴病，下利，白通汤主之。

少阴病，下利，气虚阳陷，则脉绝不出。白通汤，姜、附回阳，葱白达郁，阳回气达，则利止而脉出矣。

白通汤九十四

葱白四茎　干姜一两　附子一枚，生用，去皮，破八片

---

① 尝　原作"常"，诸本均同，音同形近之误，据上下文义改。
② 用　原脱，诸本均同，据《伤寒论·辨少阴病脉证并治》此方附子炮制法补。
③ 者　原脱，据集成本、石印本、本章经文补。

伤寒悬解

卷十一

上三味①，以水三升，煎一升，去滓，分温再服。

白通猪胆汁证二十四　　少阴二十五

少阴病，下利脉微者，与白通汤。利不止，厥逆无脉，干呕烦者，白通加猪胆汁汤主之。服汤脉暴出者死，微续者生。

白通汤原为下利脉微，故以葱白通其脉也。乃下利脉微者，与白通汤而下利不止，厥逆无脉，加以干呕而心烦者，此以阴盛阳格，姜、附不得下达，愈增上热，故下利脉微依然，而呕烦并作。宜白通加猪胆汁汤，人尿、猪胆，清君相而除烦呕，姜、附下行而温水土，葱白上达而通经脉。脉应出矣，而出不宜骤，服汤而脉暴出者，阳根已绝而外脱则死，脉微续者，阳根未断而徐回则生也。

白通加猪胆汁汤九十五

葱白四茎　干姜一两　附子一枚，去皮，破八片，生用　人尿五合　猪胆汁一合

上②三味，以水三升，煮取一升，去滓，内胆汁、人尿，和令相得，分温再服。若无胆，亦可用。

桃花汤证二十五　　少阴二十六

少阴病，二三日至四五日，腹痛，小便不利，下利不止，便脓血者，桃花汤主之。

二三日以至四五日，水寒土湿，愈久愈盛，脾陷肝郁，

---

① 上三味　原脱，诸本均同，据《伤寒论·辨少阴病脉证并治》，前后文例补。

② 上　原作"以上"，据《伤寒论·辨少阴病脉证并治》、前后文例改。

二气逼迫，是以腹痛。木郁不能行水，故小便不利。木愈郁而愈泄，水道不通，则谷道不敛，故下利不止。木郁血陷，寒湿腐败，风木摧剥，故便脓血。桃花汤，粳米补土而泻湿，干姜温中而驱寒，石脂敛肠而固脱也。

桃花汤九十六

粳米一升① **干姜**三两 **赤石脂**一斤，一半煮用，一半筛末

上三②味，以水七升，煮米令熟，去滓，温服七合，内石脂末方寸匕，日三服。若一服愈，余勿服。

桃花汤证二十六　少阴二十七

少阴病，下利便脓血者，桃花汤主之。

少阴水脏，下利而便脓血，总是湿寒，万无湿热之理，桃花汤实为主方，不可易也。

下利脓血证二十七　少阴二十八

少阴病，下利便脓血者，可刺。

《灵枢·脉度》：盛者泻之，虚者饮药以补之。桃花汤之治便脓血之虚者也，若稍盛而生热者，可刺经穴以泻之。

身热便血证二十八　少阴二十九

少阴病，八九日，一身手足尽热者，以热在膀胱，必便血也。

---

① 升　原作"斤"，据蜀本、集成本、石印本、《伤寒论·辨少阴病脉证并治》此方粳米分量改。

② 三　原作"二"，据蜀本、集成本、石印本、《伤寒论·辨少阴病脉证并治》此方方后语改。

少阴与太阳为表里，八九日，一身手足尽热者，以热在膀胱。膀胱，太阳之经，为诸阳主气，总统皮毛，故腑热则一身俱热，是必病便血。《素问·五脏别论》：五脏者，藏精气而不泄，六腑者，传化物而不藏。肾，脏也，膀胱，腑也，肾温则阳气秘藏而血不流溢，肾寒则脏中之阳散于膀胱之腑，腑热，故血海不秘，随膀胱而输泄，必便血也。

癸水上升，而化丁火，故少阴水火同经，而独以君火主令。水升而化火，则癸水不寒。丙火下降，而化壬水，故太阳水火同气，而独以寒水司权。火降而化水，则丙火不热。病则癸水不化丁火，故少阴肾善于病寒，丙火不化壬水，故太阳膀胱善于病热，此其中有甲乙之木邪焉。肝以风木而主疏泄，胆以相火而主秘藏，肾之温暖而蛰封者，相火之秘藏也，膀胱之清凉而通利者，风木之疏泄也。病而风木不能疏泄，故水道不通，相火不能秘藏，故膀胱有热。

足少阳自头走足，病则上逆，手少阳自手走头，病则下陷。膀胱之热者，手少阳三焦之相火离肾脏而泄于膀胱，一身手足之热者，足少阳胆经之相火离肾脏而泄于肢体也。肝木藏血，而其性疏泄，木陷于水，疏泄不行，怒而生风，愈欲疏泄，泄而不畅，其轻则为水淋，其重则为血淋。淋血之家，痛涩而频数者，风木强泄而不畅也。便血之证，热在膀胱，而肾脏则寒。盖肾寒不能生木，而后木郁而生风，风性善泄，愈泄而愈陷，愈陷而愈泄，故血不上行，而病下脱。其胆火之逆于肢体者，风木之疏泄也，其三焦之泄于膀胱者，风木之郁陷也。

少阴亡阳死证六章①

少阴亡阳死证一　少阴三十

少阴病，脉微沉细，但欲卧，汗出不烦，自欲吐，至五六日，自利，复烦躁不得卧寐者，死。

脉微沉细，但欲卧者，水旺而阴盛也。汗出，自欲吐者，火泄而阳升也。微阳上越，而根本未拔，是以不烦。至五六日，寒水愈旺，下见自利，复烦不得卧寐，则阳根脱泄，必死无救也。

死证二　少阴三十一

少阴病，吐利烦躁，四逆者，死。

吐利烦躁，则微阳飞走，本根欲断。倘其四末阳回，犹有生望，再加四肢厥逆，死，不可医也。

死证三　少阴三十二

少阴病，四逆，恶寒而身踡，脉不至，不烦而躁者，死。

四逆，恶寒而身踡，阴盛极矣，脉又不至，则阳气已绝，如是则不烦而躁者，亦死。盖阳升则烦，阳脱则躁，阳中之阳已亡，是以不烦，阴中之阳欲脱，是以躁也。

阴气者，静则神藏，躁则消亡。《素问》语。盖神发于阳而根藏于阴，精者，神之宅也，水冷精寒，阳根欲脱，

---

① 少阴亡阳死证六章　原脱，诸本均同，据前后文例补。

伤寒悬解

卷十一

神魂失藏，是以反静而为躁也。

死证四　少阴三十三

少阴病，恶寒身踡而利，手足逆冷者，不治。

恶寒身踡，加以下利，则阳有日断之忧，兼之手足逆冷，则阳无来复之望，不可治也。

死证五　少阴三十四

少阴病，下利止而头眩，时时自冒者，死。

下利止而眩冒者，阳根下绝，欲从上脱，是以死也。

死证六　少阴三十五

少阴病，六七日，息高者，死。

《难经》：呼出心与肺，吸入肾与肝。六七日后，水旺寒深，而见息高，是有心肺之呼出，而无肾肝之吸入，阳根下绝，升而不降，脱离非久，必主死也。

少阴阳回不死证四章①

少阴阳回不死证一　少阴三十六

少阴病，吐利，手足不厥冷，反发热者，不死。脉不至者，灸少阴七壮。

吐利并作，脾胃俱败，而手足不逆冷，则中气未绝，

---

① 少阴阳回不死证四章　原脱，诸本均同，据前后文例补。

伤寒悬解

卷十一

反发热者，微阳欲复也，是以不死。若脉不至者，灸少阴经穴七壮，以助阳气，其脉必至，以其阳已回也。七为阳数，故灸七壮。

阳回证二　少阴三十七

少阴病，恶寒而踡，时自烦，欲去衣被者，可治。

自烦而去衣被，阳气之复也，是以可治。

阳回证三　少阴三十八

少阴病，下利，若利自止，恶寒而踡卧，手足温者，可治。

下利自止，则脏寒已差，恶寒踡卧，则经阳未复，而手足温者，是中气未绝，四末阳回之象，故可治。

阳回证四　少阴三十九

少阴病，脉紧，至七八日，自下利，脉暴微，手足反温，脉紧反去者，为欲解也，虽烦下利，必自愈。

寒盛则脉紧，至七八日而自下利，则脏寒日甚矣。而脉忽暴微，手足反温，脉紧反去者，此为阳复而欲解也。虽烦而下利，必当自愈。微者，紧之反，缓之始也。白通汤证之脉，是阳绝之微，此是阳欲复之微也。

土盛水负证 五章①

土盛水负证一　少阴四十

少阴负跌阳者，为顺也。

少阴，肾脉也，跌阳，胃脉也。足阳明胃之经，自头走足，行于跌上，动脉曰冲阳，故仲景名为跌阳。土本克水，而水盛反侮土。凡病则水胜而土负，至于伤寒少阴脏证，更无土胜水负之理。土胜则生，水胜则死，少阴之死，皆死于水胜而土负，故少阴肾水，必负于跌阳胃土，乃为顺也。少阴水负而跌阳土胜者，阳明承气证是也。此下列阳明土胜水负四证，以明少阴负跌阳为顺之义。

阳贵阴贱，古训昭载，而后世庸愚，乃开补水之门，以祸天下，代有粗工下士，祖述其说。自宋元以来，迄②于今日，群儿谬妄，邪说纷纭，方书数百千部，其于先圣至理，绝无略解一字者。此天下后世，亿万苍生，一大害也！每检医方，辄为怒发！口众我寡，但积悲叹耳。

土胜水负黄连阿胶证二　少阴四十一③

少阴病，得之二三日以上，心中烦，不得卧，黄连阿胶汤主之。

少阴病，但欲卧也，得之二三日以上，心中烦，不得卧者，燥土克水，而烁心液也。心之液，水之根也，液耗

---

① 土盛水负证五章　原脱，诸本均同，据前后文例补。
② 迄　通"迄"，到，至。
③ 少阴四十一　原作"少阴四十二"，据石印本改。

水涸，精不藏神，故心烦不得卧寐。黄连阿胶汤，黄连、芩、芍，清君火而除烦热，阿胶、鸡子黄，补脾精而滋燥土也。

少阴水脏，在阳明则燥土克水，是为不足，在少阴则寒水侮土，是为有余。有余则但欲寐，本篇之首章是也，不足则不得卧，阳明篇时有微热，喘冒不得卧是也。阳动阴静，异同天渊，少阴癸水之脏，无二三日前方病湿寒，二三日后忽转阳明，遽变燥热之理，此盖阳明腑病之伤及少阴，非少阴之自病也。阳明之燥，未伤肾阴，自是阳明病，伤及肾阴，则阳明益盛而少阴益亏，亏而不已，倏①就枯竭，便成死证。故阳明病不必急，而阳明伤及少阴，则莫急于此矣。是以急下三证，既列阳明，并入少阴之篇。此章为承气之初证，勿容急下，以下三章，则如救焚毁，不得不急矣。

黄连阿胶汤九十七

黄连四两　　**黄芩**一两　　**芍药**二两　　**阿胶**三两　　**鸡子黄**二枚

上五味，以水五升，先煮三味，取二升，去滓，内阿胶，烊尽，少冷，内鸡子黄，搅令相得，温服七合，日三服。

土胜水负大承气证三　少阴四十二

少阴病，得之二三日，口燥咽干者，急下之，宜大承气汤。方在阳明二十一②。

---

① 倏（shū 叔）　忽然也。

② 阳明二十一　原作"阳明二十"，诸本均同，据"卷六·阳明上篇·阳明实证"改。

少阴之经，循喉咙而挟舌本，燥土克水，阴液枯焦，故口燥咽干。肾水被烁，故当急下。此与阳明发热汗多章义同。

此下三章，皆少阴负趺阳之太过者。少阴固宜负趺阳，而负之太过，则肾水涸竭，亦必至死，故急下阳明，以救少阴。少阴三承气证，即是阳明急下三证，以其伤在少阴，故又列之少阴篇中，实非少阴之本病也。

土胜水负大承气证四　少阴四十三

少阴病，自利清水，色纯青，心下必痛，口①**干燥者，急下之，宜大承气汤。**方在阳明二十一。

肝主疏泄，故见自利，青为木色。厥阴之经，布胁肋而贯膈，脉循心下，经脉燥急，故痛作焉。厥阴之经，循喉咙而环唇，风动津耗，故口干燥。燥土克水，水涸则木枯，木枯则风动，肾水愈消，更当急下。此与阳明目中不了了章义同。

土胜水负大承气证五　少阴四十四

少阴病，六七日，腹胀，不大便者，急下之，宜大承气汤。方在阳明二十一。

脾病则陷，陷则脐以下胀，胃病则逆，逆则脐以上胀。太阴之腹胀，则湿盛而便利，阳明之腹胀，则燥盛而便结。腹胀而不大便，是阳明燥盛而烁脾阴也。燥土克水，水涸而脾精枯槁，戊己合邪，以临残阴，水愈不支，更当急下。

----

①　口　原作"目"，据蜀本、集成本、石印本、本章黄解改。

此与阳明发汗不解，腹满痛章义同。

急下之三证，三阴俱伤，非第少阴，而悉属之少阴者，《素问·上古天真论》：肾者主水，受五脏六腑之精而藏之。肾水者，藏阴之根本也，故五脏亡阴之证，皆属之少阴。

少阴中风欲愈—章①

少阴中风欲愈一　少阴四十五

少阴中风，脉阳微阴浮，为欲愈。

太阳中风，而传少阴，是谓少阴中风。微者紧之反，浮者沉之反，寸微尺浮，是沉紧已去，阴退阳复之象，故为愈兆。

少阴解期—章②

少阴解期　少阴四十六

少阴病，欲解时，从子至寅上。

子、丑、寅，少阴得令之时，故解于此。

---

① 一章　原作"一"，诸本均同，据前后文例改。
② 一章　原脱，诸本均同，据前后文例补。

卷十二 伤寒悬解

厥阴经全篇五十章

厥阴脏病

厥阴以风木主令，胎于癸水而孕丁火，协子气则上热，秉母气则下寒，子胜则热，母胜则厥，热为人关，厥为鬼门。胜负往来之间，中气存亡，于此攸判。热胜则火旺而土生，厥胜则水旺而土死，人鬼之分，由是定矣。

然土之所恃者，火也，土虚则君火不能胜水，土之所克者，水也，火衰而寒水遂得侮土。少阴之病，跌阳操其胜势，而多负于寒水，厥阴之病，跌阳处其败地，而水木合邪，陵侮弱土，焉有不负之理乎？是以厥逆吐利之条，较之少阴更甚，是皆跌阳之败也。

其利多于吐者，缘五行之相克，各从其类。胆胃皆阳也，阳主下降，以胆木而克胃土，气逆而不降，故少阳、阳明之病，则呕多而利少。肝脾皆阴也，阴主上升，以肝木而克脾土，气陷而不升，故厥阴、太阴之病，则呕少而利多。土主受盛，而木主疏泄，胃本不呕，有胆木以克之，则上呕，脾本不利，有肝木以泻之，则下利。呕利者，虽脾胃之病，而实肝胆之邪也。

顾厥阴阴极之脏，阴极则阳生，挟母气之寒以贼土者，厥阴也，孕子气之热以生土者，亦厥阴也。水木侵陵，土崩阳败，忽而一线萤光，温存①中气，中气一苏，煦濡长养，渐而阳和四布，上下升沉，手足温生，呕利皆止，出寒谷②而登春台③，亦厥阴之功也。厥阴之于跌阳，或为罪魁，或为功首，以其阴阳胜负之无常也。《素问·本病论》：治五脏者，半死半生也，其厥阴之谓与④！

提纲—章⑤

厥阴脏气，自下上行，病则怒气郁升，心受其害，于是冲心疼热之证作，胃被其贼，于是吐蛔不食之病生。升令不遂，风木遏陷，于是脾蒙其虐而泄利不止。其消渴疼热者，上热也，是阳复发热之根，下利不止者，下寒也，是阴盛发厥之本。只此数证，而厥阴之病皆备矣。

厥阴、少阳之经，同布于胁肋，少阳之病在经，故有胸胁之证，厥阴之病在脏，故有吐利之邪。吐为胃病，设吐之则胃气更伤，当吐逆而莫禁，利为脾病，故下之则脾气更败，乃洞泄而不止也。

----

① 温存　温暖也。
② 寒谷　深山溪谷，为日光所不及者。
③ 春台　登眺游览之胜处。在此作阳光照耀之所。
④ 与　通"欤"。
⑤ 提纲一章　原作"厥阴经提纲一厥阴一"，诸本均同，据目录、前后文例改。

厥阴经提纲一　　厥阴一①

厥阴之为病，消渴，气上冲心，心中疼热②，饥而不欲食，食则吐蛔，下之利不止。

厥阴，肝之经也。厥阴之经，以风木而孕君火，肝藏血，心藏液，病则风动火郁，血液伤耗，而合邪刑金，肺津③枯燥，于是消渴生焉。肝心子母之脏，气本相通，病则木气不舒，郁勃冲击，故气上冲心，心中疼热也。木郁克土，脾陷则胃逆，故饥而不欲食也。庚桑子④：木郁则为蠹。蛔者，木气所化，木盛土虚，胃中寒冷，不能安蛔，食不下消，胃气愈逆，是以吐蛔。下伤脾气，土陷木遏，郁而生风，疏泄不藏，故下利不止。

厥阴脏病乌梅丸证一　　厥阴二

伤寒，脉微而厥，至七八日，肤冷，其人躁无暂安时者，此为脏厥，非为蛔厥也。蛔厥者，其人当吐蛔，令病者静，而复时烦，此为脏寒，蛔上入其膈，故烦，须臾复止，得食而呕，又烦者，蛔闻食臭出，其人当自吐蛔。蛔厥者，乌梅丸主之。

伤寒，脉微而见厥逆，七八日，皮肤寒冷，其人躁扰

①　厥阴经提纲一厥阴一　原在"厥阴脏病"前，诸本均同，据前后文例移。

②　疼热　原作"热疼"，诸本均同，据上文"消渴疼热"、黄解"心中疼热"、《伤寒论·辨厥阴病脉证并治》乙转。

③　津　原作"泽"，诸本均同，形近之误，据上下文义改。

④　庚桑子　老聃弟子，战国·楚人，老庄学派之至人。亦作"亢桑子"。

无暂安时者，此为脏厥。脏厥者，脏寒发厥，阳根欲脱，故生躁乱，非为蛔厥也。蛔厥者，内有蛔虫而厥，其人必当吐蛔。蛔虫在内，令病者有时静，而复有时烦也。所以然者，此因脏寒，不能安蛔，蛔虫避寒就温，上入其膈，故烦。蛔虫得温而安，须臾复止。及其得食，胃寒不能消纳，气逆作呕，冲动蛔虫，蛔虫扰乱不安，是以又烦。蛔闻食气而上，随胃气之呕逆而出，故其人当自吐蛔。吐蛔而发厥，是为蛔厥。乌梅丸，乌梅、姜、辛，杀蛔止呕而降气冲，人参、桂、归，补中疏木而润风燥，椒、附，暖水而温下寒，连、柏，泻火而清上热也。

乌梅丸　又主久利方　九十八

乌梅三①百枚　细辛六两　干姜十两　人参六两　桂枝六两
当归四两　蜀椒四两，去目　附子六两，炮　黄连一斤　黄柏六两

上十味，异捣筛，合治之，以苦酒渍乌梅一宿，去核，蒸之五升米上，饭熟，捣成泥，合药令均，内臼②中，与蜜杵二千下，丸如梧③桐子大，先食饮服十丸，日三服，稍加至二十丸。禁生冷、滑物、臭食等。

手足厥冷证二　厥阴三

凡厥者，阴阳不相顺接，便为厥，厥者，手足逆冷是也。诸四逆厥者，不可下之，虚家亦然。

平人阳降而交阴，阴升而交阳，两相顺接，乃不厥冷。

---

① 三　原作"二"，据蜀本、集成本、石印本、《伤寒论·辨厥阴病脉证并治》此方乌梅分量改。
② 臼　原作"白"，形近之误，据蜀本、集成本、石印本改。
③ 梧　原脱，据蜀本、集成本、石印本、《伤寒论·辨厥阴病脉证并治》此方方后语补。

阳上而不下，阴下而不上，不相顺接，则生逆冷。不顺而逆，故曰厥逆。足三阳以下行为顺，足三阴以上行为顺，顺行则接，逆行则阴阳离析，两不相接。其所以逆行而不接者，中气之不运也。足之三阳，随阳明而下降，足之三阴，随太阴而上升，中气转运，胃降脾升，则阴阳顺接，中气不运，胃逆脾陷，此阴阳不接之原也。中气之所以不转运者，阴盛而阳虚也。四肢秉气于脾胃，脾胃阳旺，行气于四肢，则四肢暖而手足温，所谓阳盛而四肢实也。《素问》语。缘土旺于四季，故阳受气于四末，《素问》语。四末温暖，是之谓顺。水盛火负，阳虚土败，脾胃寒湿，不能温养四肢，是以厥冷。四肢，阳盛之地，而阴反居之，变温而为冷，是反顺而为逆也，因名厥逆。厥逆之家，木郁火动则发热，木火未盛而寒水方旺，则为厥。诸四逆厥者，是其阴气方盛，阳气未复之时，故不可下。凡虚损之家，阳衰阴旺，证亦同此，不可下也。

厥热胜复证三　厥阴四

伤寒一二日，以至四五日而厥者，必发热，前热者后必厥，厥深者热亦深，厥微者热亦微。厥应下之，而反发汗者，必口伤烂赤。

伤寒一二日，以至四五日而见厥者，此后必发热。既已发热，则此后必又厥。前之厥深者，后之热亦深，前之厥微者，后之热亦微。盖前之阴盛而为厥，后必阳复而发热，阴阳之胜复不偏，则厥热之浅深相等也。阳胜而热则病退，阴胜而厥则病进，是热本吉兆，然不可太过。厥将终而热将作，应当下之，以救营血而息肝风，而反发汗者，亡其血液，风动火炎，必口伤烂赤。

上章诸四逆厥者，不可下之，此曰厥应下之者，以其将发热也。缘今之厥深者，后之热亦必深，俟其热盛亡阴，所丧多矣。于其热未发时，应当下之，使阳与阴平，则热可不作，热去则厥亦不来，是至善之法也。不然，热来则伤肾肝之阴，厥来又伤心肺之阳，厥热之胜复^①不已，则正气之损伤为重，养虎贻患，非计之得者也。

厥热胜复^②证四　厥阴五

伤寒厥五日，热亦五日，设六日当复厥，不厥者，自愈。厥终不过五日，以热五日，故知自愈。

阴胜而厥者五日，阳复而热者亦五日，设至六日，则阴当又胜而复厥。阴胜则病进，复厥者，病必不愈，若不厥者，则阴不偏胜，必自愈也。盖天地之数，五日一候^③，则气化为之一变，是以阴胜而厥，终不过乎五日。阴胜而阳不能复，则病不愈，以阳复而热者，亦是五日，阴不偏胜，而阳不偏负，故知自愈。

厥多热少证五　厥阴六

伤寒厥四日，热反三日，复厥五日，其病为进。寒多热少，阳气退，故为进也。

阴胜而厥者四日，阳复而热者反止三日，复阴胜而厥

---

① 复　原作"负"，诸本均同，音近之误，据上下文义改。
② 复　原作"负"，诸本均同，据本章黄解改。
③ 一候　原作"以后"，诸本均同，音近之误，据下文"气化为之一变"改。

者又是五日，则其病为进，不能自愈。以寒多而热少，阳气退败，故为病进也。

厥少热多证六　　厥阴七

伤寒发热四日，厥反三日，复热四日，厥少热多，其病当愈。四日至七日，热不除者，必便脓血。

阳胜而发热四日，阴复而厥者反止三日，复阳胜而发热者又是四日，厥少而热多，其病当愈。然热不宜太胜，四日至七日，而热不除者，积热伤阴，必便脓血也。

热胜便血证七　　厥阴八

伤寒，热少，厥微，指头寒，嘿嘿不欲食，烦躁数日，小便利，色白者，此热除也。欲得食，其病为愈。若厥而呕，胸胁烦满者，其后必便血。

热少者，阳将退也。厥微指寒者，阴欲复也。嘿嘿不欲食而烦躁者，阳未全退，阴未全复也。迨至数日，小便利而色白者，是阳退阴复而热除也。热除则嘿嘿不欲食者，必欲得食，其病为愈也。若厥逆而呕吐，胸胁烦满者，则热未尝除，其后必便血。

盖阳外而阴内，平人阴阳相交，故外不偏热而内不偏寒。病而阴胜，则格阳于外，内寒而外热，病而阳胜，则关阴于外，内热而外寒。此之厥微指寒者，阴气内复，故渐自外退也。而阴未全复，阳气犹旺，故不食而烦躁。迨至便利色白，则热除烦退，而病愈矣。若厥而不微，是阴未内复，而兼之呕吐，胸膈烦满者，是胆木刑胃，胃气冲逆，必不能食，较之嘿嘿不食而烦躁者，其病颇剧。甲木逆行，则相火升炎，内热不除。肝胆同司营血，营血欲静而风火不息，金水失其收藏，木火行其疏泄，其后必便血也。

彻热除中证八　厥阴九

伤寒脉迟，六七日，而反与黄芩汤彻其热，脉迟为寒，今与黄芩汤复除其热，腹中应冷，当不能食，今反能食，此名除中，必死。

伤寒脉迟，是阳①虚之证，六七日间，阴气愈旺，乃见其外热，而反与黄芩汤，以彻其热。脉迟为内寒，今与黄芩汤复除其热，腹中应冷，当不能食，今反能食，此名除中，以寒凉败其中气，中气除根，而居膈上。虽暂时能食，顷则上脱，必主死也。

热胜痈脓证九　厥阴十

伤寒，始发热六日，厥反九日而利。凡厥利者，当不能食，今反能食者，恐为除中。食以索饼，不发热者，知胃气尚在，必愈。恐暴热来出而复去也，后三日脉之，其热续在者，期之旦日②夜半愈。所以然者，本发热六日，厥反九日，复发热三日，并前六日，亦为九日，与厥相应，故期之旦日夜半愈。后三日脉之，而脉数，其热不罢者，此为热气有余，必发痈脓也。

始发热六日，厥反③九日，而兼下利。凡厥而下利者，土亏阳败，当不能食，今反能食者，恐为除中。及食以索

---

① 阳　原作"阴"，据蜀本、集成本、石印本改。
② 旦日　明日。
③ 反　原作"凡"，音近之误，据蜀本、集成本、石印及本章经文改。

饼，而不发暴热者，知胃气尚在，非除中也，其病必愈。盖阴盛而病厥利，而一见能食，必是阳复而发热。阳复之热，续在而不去，除中之热，暴来而暴去。恐厥后暴热之来，自内出外，不久复去，便成除中。迨至后三日脉之，其热续在而不去者，期之旦日夜半必愈。所以然者，始本热六日，厥反九日，今复发热三日，并前发热之六日，亦为九日，与厥之日期相应，厥热相平，彼此不偏，故期之旦日夜半愈也。然热不可太过，三日之后，其热渐除，乃可全愈，若后三日脉之，而脉犹见数，其热不罢者，此为热气有余，必郁蒸血肉，而发痈脓也。

厥胜下利证十　厥阴十一

伤寒，先厥，后发热，而下利者，必自止，见厥复利。

厥而下利，是阴盛也。若先厥利，而后见发热，则阳进阴退，利必自止。若再见厥逆，则阴进阳退，当复利也。

热胜喉痹证十一　厥阴十二

伤寒，先厥，后发热，下利必自止，而反汗出，咽中痛者，其喉为痹。

先厥后热，利必自止。然热不可过，发热利止，而反汗出咽痛者，是热气上蒸皮毛而冲咽喉，其喉当痹塞也。

热胜便脓证十二　厥阴十三

发热无汗，而利必自止，若不止，必便脓血，便脓血者，其喉不痹。

发热无汗，是阳不外蒸，里气温暖，利必自止。若其不止，则内蒸营阴，必便脓血。便脓血者，热邪下行，其喉不痹也。

脉促发厥证十三　厥阴十四

伤寒，脉促，手足厥逆者，可灸之。

阳为阴格，不得下达，故脉见促象。阴盛中寒，四肢失温，故手足厥逆。宜灸之，以助阳胜阴也。

当归四逆证十四　厥阴十五

手足厥寒，脉细欲绝者，当归四逆汤主之。若其人内有久寒者，当归四逆加吴茱萸生姜汤主之。

肝司营血，流经络而注肢节，厥阴之温气亏败，营血寒涩，不能暖肢节而充经络，故手足厥寒，脉细欲绝。当归四逆汤，甘草、大枣，补脾精以荣肝，当归、芍药，养营血而复脉，桂、辛、通草，温行经络之寒涩也。若其人内有陈久积寒者，则厥逆脉细之原，不在经络而在脏腑，当归四逆加吴茱萸生姜汤，吴茱萸、生姜，温寒凝而行阴滞也。

当归四逆汤九十九

当归三两　芍药三两　桂枝三两　细辛二两　通草二两　甘草二两，炙　大枣二十五枚

上七味，以水八升，煮取三升，去滓，温服一升，日三服。

当归四逆加吴茱萸生姜汤一百

当归三两　芍药三两　桂枝三两　细辛二两　通草二两　甘草二两，炙　大枣二十五枚　吴茱萸一升　生姜半斤

上九味，以水六升，清酒六升，煎取五升，分温五服。

瓜蒂散证十五　厥阴十六

病人手足厥冷，脉乍紧者，邪结在胸中，心下满而烦，饥不能食者，病在胸中，当须吐之，宜瓜蒂散。方在太阳百三十二。

病人手足厥冷，而脉乍紧者，或觉邪结在胸中，心下满而烦，饥不能食者，此其病在胸中，当须吐之，宜瓜蒂散。盖胃气下行，浊阴敛降，则心胸清旷而不满结。此缘胃气上逆，浊阴不降，故心下胀满，饥不能食。胃口痞塞，肺气郁遏，淫生痰涎，阻隔窍隧，阳气不能四达，故手足厥冷。脉候乍紧，"脉法"所谓支饮急弦也。吐之宿物尽去，清气流通，则诸证悉瘳矣。

少腹满痛证十六　厥阴十七

病人手足厥冷，言我不结胸，少腹满，按之痛者，此冷结在膀胱关元也。

病人手足厥冷如前，而言我不结胸，其心下不满，而小腹则满，按之觉痛者，此冷气结在膀胱关元之间也。关元，任脉穴，在脐下三寸，小肠之募，足三阴之会也。

此推广上章之义。上章病在胸中，此章病在少腹。

脉虚厥逆证十七　厥阴十八

伤寒五六日，不结胸，腹濡，脉虚，复厥者，不可下，此为亡血，下之死。

五六日，正传厥阴之时，不结胸，而腹亦濡而不满，此内无冷结也。但脉虚而厥逆者，不可下也，此为亡血，下之则死。盖血中温气，所以充经络而温肢节，营血虚寒，故肢冷脉虚也。

水渍作利证十八　厥阴十九

伤寒，厥而心下悸者，宜先治水，当与茯苓甘草汤，方在太阳四十二。**却治其厥，不尔，水渍入胃，必作利也。**

厥逆而心下悸动者，此内有水气，盖水饮停留，阻经脉往来之路，木郁风作，故心下动悸。宜与茯苓甘草汤，先治其水，停水既去，却治其厥。不然，水饮渍入胃脘，必作利也。

腹痛欲利证十九　厥阴二十

伤寒四五日，腹中痛，若转气下趋少腹，此欲自利也。

四五日，将传厥阴，土湿木遏，肝气不达，侵克脾土，故腹中作痛。若雷鸣气转，下趋少腹者，此湿寒下旺，肝脾俱陷，风木贼土，疏泄失藏，故欲自利也。

当归四逆证二十　厥阴二十一

下利脉大者，虚也，以其强下之故也。设脉浮革，因而肠鸣者，属当归四逆汤。方在厥阴十五。

下利而脉大者，此中气脱泄，离根而外浮，阳虚之诊也。但使自利，未必如此，是其强以苦寒下之，愈亡其里阳故也。设脉见浮革，因而肠鸣者，此利亡血中温气，枯木贼土，属当归四逆之证。"脉法"：脉弦而大，弦则为减，大则为芤，减则为寒，芤则为虚，寒虚相抟，此名为革。

革者，温气亡脱，营血虚寒，内虚外实，如鼓上皮革之象，浮大中虚之脉也。血冷木陷，郁勃不宁，阴邪宕激，是以肠鸣。当归四逆，养血达郁，使木气荣利，不至遏陷，则阳回而利止矣。

四逆证二十一　厥阴二十二

大汗，若大下，利而厥冷者，四逆汤主之。方在太阴三。

大汗大下，败其中气，下利而厥冷者，阳亡火败，宜四逆双补火土，以回阳气。

四逆证二十二　厥阴二十三

大汗出，热不去，内拘急，四肢疼，又下利厥逆而恶寒者，四逆汤主之。

伤寒，表寒闭其内热，大汗既出，热应解矣，若大汗出而热不去，此阳亡而不归也。里阴盛则内拘急，表阳虚则四肢疼，又下利厥逆而恶寒者，火土双败，宜主四逆。

通脉四逆证二十三　厥阴二十四

下利清谷，里寒外热，汗出而厥者，通脉四逆汤主之。方在少阴二十三。

下利清谷，里寒外热，手足厥逆，脉微欲绝，身反不恶寒，其人面赤色，是少阴通脉四逆证，缘其阳弱而气郁也。少阴阴盛阳微，故面见赤色，阳郁皮腠，而不得出汗。厥阴阴极阳生，内胎火气，故热盛而汗出。虽见汗出，而阳气犹郁，以其脏气寒凝，故其经络郁遏不畅，亦宜通脉四逆也。

干姜连芩人参证二十四　　厥阴二十五

伤寒，本自寒下，医复吐下之，寒格，更逆吐下，若食入口即吐，干姜黄连黄芩人参汤主之。

本自内寒下利，医复吐下之，中气愈败，寒邪阻隔，胃气更逆，脾气更陷，吐下不止。若食方入口即吐者，是中脘虚寒，而上焦有热。宜干姜黄连黄芩人参汤，干姜、人参，温补中脘之虚寒，黄连、黄芩，清泻上焦之虚热也。

干姜黄连黄芩人参汤百一

干姜三两，去皮　人参三两　黄连三两，去须　黄芩三两

上四味，以水六升，煎二升，去滓，分温再服。

吴茱萸证二十五　　厥阴二十六

干呕，吐涎沫，头痛者，吴茱萸汤主之。方在阳明六十。

胃气上逆，浊阴涌泛，则生干呕。胃逆肺阻，清气埋郁，则化痰涎。胃逆而胆火升炎，津液涌沸，则沫生焉，譬犹汤沸而沫起也。胃逆而浊阴升塞①，头上气滞，故痛生焉。是少阳、阳明之病，而见之厥阴者，肝胆同气也。缘肝脾寒陷，故胆胃冲逆如此。宜吴茱萸汤，参、甘，补中而培土，茱、姜，温寒而降逆也。

---

① 塞　原作"寒"，形近之误，据蜀本、集成、石印本成。

痈脓作呕证二十六　　厥阴二十七

呕家，有痈脓者，不可治呕，脓尽自愈。

呕家有痈脓者，则呕乃痈脓之所致，不可治呕，脓尽自愈也。

麻黄升麻证二十七　　厥阴二十八

伤寒六七日，大下后，寸脉沉而迟，手足厥逆，下部脉不至，咽喉不利，吐脓血，泄利不止者，为难治，麻黄升麻汤主之。

下伤中气，脾肝下陷，故寸脉沉迟，尺脉不至，手足厥逆，泄利不止。胃胆上逆，浊气冲塞，故咽喉不利。相火刑金，故呕吐脓血。是下寒上热，升降倒行，中气颓败，最为难治。麻黄升麻汤，姜、甘、苓、术，温中而燥土，知母、石膏、天冬、葳蕤，清金而降逆，当归、芍药、桂枝、黄芩，滋木①而升陷，升麻理其咽喉，麻黄发其皮毛也。

麻黄升麻汤百二

麻黄二两五钱，去节　　升麻一两一分　　当归一两一分　　知母黄芩　葳蕤各十八铢　　石膏碎，绵裹　干姜　白术　芍药　天冬　桂枝　茯苓　甘草各六铢

上②十四味，水一斗，先煮麻黄一两沸，去上沫，内诸药，煮取三升，去滓，分温三服。相去如炊三斗米顷令尽，

---

① 木　原作"风"，诸本均同，据上文"清金而降逆"改。
② 上　原作"以"，蜀本同、集成本作"已"，石印本作"以上"，据《伤寒论·辨厥阴病脉证并治》此方方后语改。

汗出愈。

四逆证二十八　　厥阴二十九

呕而脉弱，小便复利，身有微热，见厥者，难治，四逆汤主之。方在太阴三。

呕而脉弱，小便复利，身有微热，胃气之虚，小便复利，肾气之虚。少阴病，小便利，色白者，少阴病形悉具，以其肾阳之虚也。肾司二便，寒则膀胱失约，故小便自利。《素问·脉要精微论》：水泉不止者，是膀胱不藏也。里阳虚败，加以身有微热而厥逆者，则孤阴内盛而微阳外格，故为难治。宜四逆以回里阳也。

热厥下利证二十九　　厥阴三十

发热而厥，七日下利者，为难治。

发热而见厥逆，阴盛而阳不归也。至于七日之久，是微阳来复之时，而又见下利，则里阳败泄，难望其复，故为难治。

厥阴阳绝死证七章①

厥阴阳绝死证一　　厥阴三十一

伤寒发热，下利至甚，厥不止者，死。

发热而下利至甚，里寒外热，阳气不归也。而厥逆不止，则土败阳绝，而无来复之望，必主死也。

---

① 厥阴阳绝死证七章　原脱，诸本均同，据前后文例补。

死证二　厥阴三十二

伤寒六七日，不利，便发热而利，其人汗出不止者，死。有阴无阳故也。

六七日，正传厥阴之时，从前不利，六七日间，便发热而利，脏中之温气内泄，其人汗出不止者，经中之温气外亡，如是必死。以其表里之阳皆脱，有阴无阳故也。

死证三　厥阴三十三

伤寒发热，下利厥逆，躁不得卧者，死。

发热下利，而见厥逆，阴盛而阳气不归，加以躁不得卧，则微阳绝根而外脱，死不可医也。

死证四　厥阴三十四

伤寒六七日，脉微，手足厥冷，烦躁，灸厥阴，厥不还者，死。

六七日，病传厥阴之时，脉微欲绝，手足厥冷，是当归四逆之证。而加以烦躁，则微阳欲脱。灸厥阴经穴，以复其阳，而厥冷不回，则阳已绝根，必死不救也。

死证五　厥阴三十五

下利，手足厥冷，无脉者，灸之不温，若脉不还，反微喘者，死。

下利，厥冷无脉，灸之，厥不温与脉不还，是纯阴无阳，而反微喘者，则气不归根，必死无疑也。

死证六　厥阴三十六

下利后脉绝，手足厥冷，晬时脉还，手足温者生，脉不还者死。

利后脉绝，手足厥冷，阳欲断矣。晬时脉还，手足温者，经阳来复①，中气渐回，如此则生。脉不还者，阳绝不复，死无望也。

死证七　厥阴三十七

伤寒，下利日十余行，脉反实者，死。

下利日十余行，气泄阳虚，而脉反实者，是胃气已绝，而厥阴之真脏独见也，必死。

《素问·平人气象论》：人无胃气曰逆，逆者死。平肝脉来，软弱招招，如揭长竿末梢，曰肝平，春以胃气为本。病肝脉来，盈实而滑，如循长竿，曰肝病。死肝脉来，急益劲，如新张弓弦，曰肝死。"玉机真脏论"：诸真脏脉见者，皆死不治。五脏者，皆禀气于胃，胃者，五脏之本也。脏气者，不能自致于手太阴，必因于胃气，乃至于手太阴也。病甚者，胃气不能与之俱至于手太阴，故真脏之气独见。独见者，病胜脏也，故曰死。

① 复　原作"后"，形近之误，据蜀本、集成本、石印本改。

厥阴阳回不死证十二章①

厥阴阳回不死证一　厥阴三十八

下利，脉沉弦者，下重也，脉大者，为未止，脉微弱数者，为欲自止，虽发热，不死。

下利而脉沉弦者，肝木郁陷而后重也。设其脉大者，是利亡肝脾之阳，枯木贼土，利为未止。是即当归四逆证之浮革。若脉微②弱数者，是脾阳欲复，肝邪将退，为欲自止，虽外见发热，然续将自还，不至死也。

阳回证二　厥阴三十九

下利，脉沉而迟，其人面少赤，身有微热，下利清谷者，必郁冒汗出而解，病人必微厥，所以然者，其面戴阳，下虚故也。

下利而脉沉迟，阴盛之诊。"脉法"：沉为在里，迟为在脏是也。乃其人面少赤，身有微热者，是脾阳欲复，为阴邪郁遏于皮腠，不能透发，故外见热赤也。然阳郁欲发，必不终陷，顷将冲透重阴，汗出而解。但微阳孤弱　未能遽突重围，难免怫郁昏冒，而后外达皮毛耳。方其郁冒将解之时，病人必当微厥。所以然者，其面之少赤，是谓戴阳，戴阳者，阳根微弱而下虚故也。是即少阴通脉四逆汤证，而此则阳复而能解者也。

---

① 厥阴阳回不死证十二章　原脱，诸本均同，据前后文例补。
② 微　原脱，诸本均同，据本章经文补。

阳回证三　厥阴四十

下利，脉数，有微热，汗出，令自愈。设复紧，为未解。

下利，脉数而有微热，阳欲复也。一见汗出，则阳气外达，利将解矣，可令自愈，不须治也。设脉复紧，则阴邪外闭，阳陷而不升，为未解也。

阳回圊脓证四　厥阴四十一

下利，脉数而渴者，令自愈。设不差，必圊脓血，以有热故也。

下利，脉数而渴者，阳已复矣，可令自愈。设利不差，必圊脓血，以其阳复之过，而有余热以伤[1]阴也。

阳回圊脓证五　厥阴四十二

下利，寸脉反浮数，尺中自涩者，必圊脓血。

下利而寸脉反见浮数，是阳复而上盛也。尺中自涩者，是阴退而下虚也。阳盛必俯侵阴位，郁蒸营分，而圊脓血也。

阳回自愈证六　厥阴四十三

下利，有微热而渴，脉弱者，令自愈。

有微热而渴，是阳复矣，脉弱则无余热，故令自愈。

---

① 伤　原作"阳"，音近形近之误，据蜀本、集成本、石印本改。

伤寒悬解

卷十二

盖脉数则阳复，数而大则热有余，而便脓血，数而弱则热不胜，而令自愈。前章脉微弱数者，为欲自止，正此义也。

阳回有热证七　厥阴四十四

下利欲饮水者，以有热故也，白头翁汤主之。

欲饮水者，阳复而有内热也。白头翁汤，白头翁清少阳之相火，黄连清少阴之君火，黄柏、秦皮，泻厥阴之湿热也。

白头翁汤百三

白头翁二两　　**黄连**①三两　　**黄柏**三两　　**秦皮**三两

上四味，以水七升，煮取二升，去滓，温服一升。不愈，再服一升。

阳回饮水证八　厥阴四十五

厥阴病，欲饮水者，少少与之，愈。

阳复而欲饮水，有内热也。少少与之，滋其渴燥，必当自愈。阳气初复，未可过与，以伤胃气也。此白头翁汤之轻者。

阳回热利证九　厥阴四十六

热利下重者，白头翁汤主之。

阳回热过，肝气郁陷，泄利未止，而益以后重，宜白头翁汤，清其郁热也。

---

① 黄连　原作"黄芩"，据蜀本、集成本、石印本、本章黄解改。

阳回谵语证十　厥阴四十七

下利，谵语者，有燥屎也，宜小承气汤。方在阳明二十二。

下利，谵语者，阳复热过，传于土位，胃热而有燥屎也。宜小承气下其燥屎，以泻胃热。

上章是湿热下利，其伤在脾，脾伤则气陷，故病下重，此章是燥热下利，其伤在胃，胃伤则气逆，故病谵语。厥阴阴极阳复，热过伤津，亦有小承气证，厥阴自病，则无是也。

阳回生烦证十一　厥阴四十八

下利后更烦，按之心下濡者，为虚烦也，宜栀子豉汤。方在太阳八十九。

利后阳泄，不应生烦，乃更烦者，是阳复而有内热也。承气证之烦，其心下必当硬满，是为实烦，若按之心下濡者，是为虚烦。缘阳复热升，熏蒸肺津而化涎沫，心气郁阻，是以生烦。宜栀子豉汤，以清烦热也。

厥阴欲愈十二　厥阴四十九

厥阴中风，脉微浮为欲愈，不浮为未愈。

太阳中风，而传厥阴，是谓厥阴中风。脉浮则阳复而陷升，故为欲愈也。

厥阴解期一章①

厥阴解期　厥阴五十

厥阴病，欲解时，从丑至卯上。

丑、寅、卯，厥阴得令之时，故解于此。

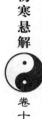

伤寒悬解

卷十二

---

① 厥阴解期一章　原脱，诸本均同，据前后文例补。

卷十三 伤寒悬解

伤寒类证三十六章

温病—章

温病者，春时之感于风露者也。《素问·金匮真言论》：夫精者，身之本也，故藏于精者，春不病温。"生气通天论"：凡阴阳之要，阳密乃固，阳强不能秘，阴气乃绝，因于露风，乃生寒热，是以冬伤于寒，春必病温。阳强不密，即冬不藏精之义。

四时之气，春生夏长，秋收冬藏。木火司乎生长，金水司乎收藏。冬时寒水当令，阳气潜伏，宜顺天时，以藏水精，精藏则相火不泄，肾阳乃秘。若冬不藏精，坎阳泄露，相火升炎，孔窍常开，是以易伤于寒。寒束皮毛，相火莫泄，虽当冰雪之天，实行曦赫①之令。及其令气一迁，寒去温来，袭以春风，开其皮毛，营愈欲泄，气愈欲闭。卫气敛闭，遏其营血，郁热燔蒸，温病作矣。故曰冬伤于寒，春必病温。

冬伤于寒者，因肾精不藏，相火发泄，外寒闭其内热也。春必病温者，因卫气得风，遏其营血也，非叔和《序

---

① 曦赫　即"赫曦"，光明炎盛貌。

例》所谓冬时严寒，中而即病者，名曰伤寒，不即病者，寒毒藏于肌肤，至春变而为温病之谓。此与若痉、若湿、若暍、若霍乱等，较之风寒之病，虽不同气，而实则同类。"热病论"：热病者，伤寒之类也，故将伤寒同类之证，列于六经之后。风、寒、温、痉、湿、暍、霍乱等，皆是外感之病，故为同类也。

温病一①

太阳病，发热而渴，不恶寒者，为温病。若发汗已，身灼热者，名曰风温。风温为病，脉阴阳俱浮，自汗出，身重，多眠睡，鼻息必鼾，语言难出。若被下者，小便不利，直视失溲。若被火者，微发黄色，剧则如惊痫，时瘛疭，若火熏之。一逆尚引日，再逆促命期。

春温之病，受之少阳、厥阴两经，其初感则在少阳之经，其经尽则在厥阴之脏。以其寒水不蛰，阳根失秘，当冬藏之时而行春泄之令，风木发扬，不俟春交，相火升炎，无须夏至，其木火之气，久泄于蛰闭之秋，故胆肝之经必病于生长之日。少阳、厥阴，实为春温受病之所也。

太阳寒水之经，主司皮毛，风寒外束，皮毛不开，经气郁遏，必见恶寒。温家风露外袭，木火内应，感于太阳之部，应在少、厥之经。木火当令，寒水无权，故但见发热，不觉恶寒。风烈火炎，津枯肺燥，是以发渴。是②其津血耗伤，最忌汗、下、火劫。若发汗方已，阴亡火烈，木

---

① 一 原作"一章"，诸本均同，据前后文例改。
② 是 犹夫也。

枯风飏①，身热如灼，名曰风温。风性发泄，故脉浮汗出。木邪克土，土败则身重，土气困乏则多眠。胃逆肺阻，气道不通，则鼻息必鼾。厥阴之脉，上咽环唇，经络枯燥，开阖蹇涩，故语言难出。被下则亡脾胃膀胱之津，土燥水涸，故小便不利。太阳之脉，起于内眦，少阳之脉，起于外眦，目系焦缩，是以直视。风木疏泄，膀胱不藏，是以失溲。被火则益其肝胆之热，微则枯木贼土而发黄色，剧则神魂惊惕，筋脉瘛疭，黄变而黑，色若烟熏。

五行之理，病则传其所胜，发黄、瘛疭、惊痫，皆少阳之病气传于阳明者也。《素问·诊要经终论》：阳明终者，善惊，色黄。以土色为黄，而木主五色，木邪逼土，土郁则黄色外见也。肝胆藏魂，故发惊骇。《素问·阳明脉解》：足阳明之脉，病恶人与火，闻木音则惕然而惊。缘甲木生于癸水，甲木之降，随乎戊土，甲木下降，而戊土培之，根深不拔，是以胆壮。阳明热甚而恶火，**脉解语**。被火则胃热愈增，气逆不降，甲木升泄，胆气无根，虚飘浮荡，上侵戊土。木者，阳明之所畏也，一闻木音，则土气振惊，畏其所不胜也。惊者，胆胃之合病，阳根失培，土木皆怯也。肝胆主筋，筋养于阳明，而滋于膀胱。阳明者，五脏六腑之海，主润宗筋，阳明之津衰，则宗筋不润。膀胱者，津液之腑，寒水之气衰，则宗筋失养，是以缓急失中，发为瘛疭。**瘛，急也。疭，缓也。**"痿论"：阳明虚则宗筋纵。"诊要经终论"：太阳之脉，其终也，反折瘛疭，正此义也。血者，色之华也，火逼血燥，无以华色，色之黄者，加以枯槁黧黑，故形如火熏也。是皆缘于诊治之逆。一逆尚可

---

① 飏（yáng 扬） 飞扬也。

引日而待时，再逆则迫促其性命之期矣。

温病与温疫不同。温疫之热在经，因外感而内郁，原无里热也。温病之热在脏，因外感而内应，原有里热也。温疫原于外感，或但传经络而病外热，或入脏腑而病内热，视人里气之阴阳虚盛，各有不同。温病原于内伤而发于外感，热从内应，自里达表，无但传经络而不传脏腑之理，即《内经》之热病也。三日之内，病在三阳，三阴未伤，可用汗法，三日之外，病在三阴，阴枯热极，必用泻法。《内经》汗泻，俱是针刺，改而用药，汗宜辛凉之剂，泻以清润之方，滋其燥热，以救焚毁可也。

痉病五章

痉亦太阳之病，外感于风寒者也。或缘于伤寒之多汗，或缘于产后之亡血。筋脉枯焦，固属阴虚，而汗血被夺，实为阳弱。切当照顾中气，不可恣用阴凉，缘为汗血失亡，虚者十九也。

痉病一

太阳病，发热汗出，不恶寒者，名曰柔痉。

太阳病，发热汗出，不恶寒者，风伤卫也。风性柔，名曰柔痉。

痉病二

太阳病，发热无汗，反恶寒者，名曰刚痉。

太阳病，发热无汗，反恶寒者，寒伤营也。寒性刚，名曰刚痉。

痉病三

太阳病，发汗太多，因致痉。

汗多耗其津血，筋脉失养，因感风寒，即成痉，痉病之原如此。

痉病四

病身热足寒，颈项强急，恶寒，时头热，面赤，目赤①，独头摇，卒口噤，背反张者，痉病也。

身热足寒，颈项强急，恶寒，头热，面赤，目赤，头摇，口噤，脊背反张者，是为痉病。缘筋统于肝，肝血虚燥，风动筋缩，故头摇口噤。太阳行身之背，膀胱津液之腑，津亡筋燥，故脊背反折。

痉病五

太阳病，发热，脉沉而细者，名曰痉。

营虚则发热，卫虚则脉沉细。

痉病义详《金匮》。

湿病 九章

湿有内外之殊，外感则入经络而流关节，内伤则由脏腑而归脾肾。湿为土气，土居水火之中，水阴而火阳，阴阳交感，水火相蒸，则生湿气。火盛则湿化而为热，水盛

———

① 目赤 原作"目脉赤"，据石印本、本章黄解、《金匮要略·痉湿暍病脉证治第二》改。

则湿化而为寒。湿热者，治以燥凉，湿寒者，治以燥温，在脏腑者，利其水道，在经络者，开其汗孔，湿病之能事毕矣。

湿病一

太阳病，关节疼痛而烦，脉沉而细者，此名湿痹。湿痹之候，其人小便不利，大便反快，但当利其小便。

湿流关节，气道壅阻，故疼痛而烦。经络凝涩，故脉沉而细。湿为阴邪，其性沉滞痹著，故曰湿痹。膀胱者，津液之腑，气化则出，湿则气不化水，故小便不利。前窍不通，则湿气后行，故大便反快。但当利其小便，以泻湿气，则疼痛止矣。

湿病二

湿家之为病，一身尽疼，发热，身色如熏黄也。

湿盛则气滞，故疼作。阳郁故发热。土郁故色黄。黄而兼黑，色如烟熏，故曰熏黄。

湿病三

湿家，其人但头汗出，背强，欲得被覆向火。若下之早，则哕，胸满，小便不利，舌上如胎①者，以丹田有热，胸中有寒，渴欲得②水，而不能饮，则口燥烦也。

① 胎　原作"脂"，诸本均同，形近之误，据《金匮悬解·卷四·痉湿暍》、《金匮要略·痉湿暍病脉证治第二》改。
② 得　原作"饮"，据蜀本、集成本、石印本、本章黄解改。

伤寒悬解

卷十三

湿盛阳郁，发而为热，则热蒸皮毛，泄而为汗，若其人但头上汗出，阳壅遏于上，未至盛实于中也。湿在太阳之经，脉络壅阻，是以背强。阳气郁遏，不得透发，故皮肤恶寒，欲得被覆向火。俟其湿热内盛，而后可下，若下之太早，则胃败气逆，哕而胸满，小便不利，舌上如胎。以太阴土湿，木气不达，脾肝郁陷，而生下热。热在丹田，而胸中无热，惟有湿寒，虽渴欲得水，而却不能饮，止是口中烦燥而已。以其阳郁于上，故头汗口渴。舌窍于心，阳虚火败，肺津不布，凝塞心宫，故舌上如胎，如胎则非热盛生胎矣。盖湿证不论寒热，总因阳虚，阳郁不达，是以生热，阳气极虚，则不能化热，止是湿寒耳。

湿病四

湿家下之，额上汗出，微喘，小便利者，死。若下利不止者，亦死。

湿家之证，不可下也。下之额上汗出，微喘，则气脱于上矣。小便利，下利不止，则气脱于下矣。上下俱脱，是死证也。

湿病五

湿家病，身上疼痛，发热，面黄而喘，头痛鼻塞而烦，其脉大，自能饮食，腹中和无病，病在头中寒湿，故鼻塞，内药鼻中则愈。

寒湿在头，不关中焦，故自能饮食。湿盛气滞，肺金不清，故头疼鼻塞。内药鼻中，清肺金而去寒湿，则愈矣。

湿病六

问曰：风湿相抟，一身尽疼痛，法当汗出而解，值天阴雨不止，医云此可发汗，汗之病不愈者，何也？答曰：发其汗，汗大出者，但风气去，湿气在，是故不愈也。若治风湿者，发其汗，但微微似欲汗出者，风湿俱去也。

湿为阳虚，发汗太大，风去而阳亡，阴旺湿增，又值阴雨湿盛之时，是以湿气仍在。此当微汗以泻之，则风湿俱去矣。

湿病七

病者一身尽疼，发热，日晡所剧者，名曰风湿。此病伤于汗出当风，或久伤取冷所致也。

午后湿土当令，故日晡时剧。汗出当风，开其皮毛，汗液郁遏，流溢经隧，阻碍气道，故身痛而发热也。

湿病八

伤寒八九日，风湿相抟，身体烦痛，不能自转侧，不呕不渴，脉浮虚而涩者，桂枝附子汤主之。若其人大便硬，小便自利者，去桂枝加白术汤主之。

湿为风郁，两相抟结，营卫寒滞，故身体烦痛，不能转侧。"脉法"：风则浮虚，脉浮虚而涩者，血分之虚寒也。桂枝附子汤，桂枝和中而解表，附子暖血而去寒也。若其人大便硬，小便自利者，则木达而疏泄之令行，湿不在下而在中，去桂枝之疏木，加白术以燥己土也。

桂枝附子汤百四　即桂枝去芍药加附子汤，而分两不同。

桂枝四两　甘草二两，灸　大枣十二枚　生姜三两　附子三枚，炮，去皮，破八片

上五味，以水六升，煮取二升，去滓，分温三服。

去桂枝加白术汤百五

甘草二两　大枣十二枚　生姜三两　附子三枚，炮，去皮，破八片　白术四两

于桂枝附子汤内去桂枝，加白术四两，余依前法。

湿病九

风湿相抟，骨节烦疼掣痛，不得屈伸，近之则痛剧，汗出短气，小便不利，恶风不欲去衣，或身微肿者，甘草附子汤主之。

湿流关节，烦疼掣痛，不得屈伸，近之则痛剧。气道郁阻，皮毛蒸泄，则汗出气短。阳郁不达，而生表寒，则恶风不欲去衣。湿气痹塞，经络不通，则身微肿。甘草附子汤，温脾胃而通经络，则风湿泄矣。

甘草附子汤百六

甘草二两，灸　附子二枚，炮，去皮　白术二两　桂枝四两

以水六升，煮取二升，去滓，温服一升，日三服。初服得微汗则解，能食。汗出①复烦者，服五合。恐一升多者，服六七合为妙②。

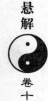

---

① 出　原作"止"，诸本均同，形近之误，据《金匮要略·痓湿暍病脉证治第二》、《金匮悬解·卷四·痓湿暍》改。

② 妙　原作"始"，诸本均同，形近之误，据《金匮要略·痓湿暍病脉证治第二》、《金匮悬解·卷四·痓湿暍》改。

湿病义详《金匮》。

暍病三章

暍者，夏月而伤风寒，郁其表热。表热盛则内气虚，故不可汗下。以寒则伤形，故外闭而为实，热则伤气，故外泄而为虚。当内度本气之虚实，不宜外泥时令之热寒。汗、下、温针之法，所以伐正而扶邪，不可轻犯也。

暍病一

太阳中暍者，发热恶寒，身重而疼痛，其脉弦细芤迟，小便已，洒洒然毛耸，手足逆冷，小有劳，身即热，口开，前板齿燥。若发汗，则恶寒甚，加温针，则发热甚，数下之，则淋甚。

风寒外闭，阳郁不达，则发热恶寒。阴旺土湿，因表寒而壅遏，故身重疼痛。营卫虚涩，故脉弦细芤迟。小便已去，水降而气升，故惕然振悚。肺主皮毛，故耸然而毛起也。阳衰土弱，四肢失温，故手足逆冷。阳不归根，因动而扰，故小劳而身热。阳明之经，行于口齿，阳明之气不降，故火盛而齿燥。左不在肝，右不在肺，故燥见于前板齿。发汗亡经中之阳，故恶寒甚。温针亡经中之阴，故发热甚。下之阳衰土湿，木郁不泄，故淋甚也。

暍病二

太阳中热者，暍是也，其人汗出恶寒，身热而渴也。

太阳夏月感冒，而中暑热，其名曰暍。热盛于经，外蒸皮毛，是以汗出。风寒外束，阳郁不达，是以恶寒。肺金被烁，津液耗伤，故身热而渴。《金匮》主人参白虎，清金益气，生津止渴，暍病之定法也。

暍病三

太阳中暍，身热疼重，而脉微弱，此以夏月伤冷水，水行皮中所致也。

冷水洗浴，汗孔未阖，水渍经络，而皮毛闭塞，经热不泄，故身热而疼。水阻气滞，故肢体重浊。热伤肺气，故脉微弱。肺气遏闭，必生痰饮，《金匮》以瓜蒂吐之，是定法也。

义详《金匮》。

霍乱十一章

霍乱者，夏秋之月，食寒饮冷，而外感风寒者也。时令则热，而病因则寒，故仲景立法，则主理中。此与太阳阳明合病之呕利，证同而气异。其外有风寒，内有水邪，中气紊乱，胃逆脾陷，则一也，而彼则热郁而莫泄，此则寒郁而莫容，气不同也。其与三阴之吐利，气同而因异。其俱属里寒，则一也，而彼缘脏气之自动，此缘饮食之郁发，因不同也。究之饮食之寒冷，得伤其脏气，总以其里阳之虚，是又其不同而同者也。

霍乱一

问曰：病有霍乱者，何？答曰：呕吐而利，是名霍乱。

食寒饮冷，水谷不消，外感风寒，则病霍乱。脾胃以消化为能，水谷消化，旧者下传而新者继入，中气运转，故吐利不作。水谷不消，在上脘者，则胃逆而为吐，在下脘者，则脾陷而为利。或吐或利，不并作也。若风寒外束，经迫腑郁，则未消之饮食，不能容受，于是吐利俱作。盖胃本下降，今上逆而为吐，脾本上升，今下陷而为利，是中气忽然而紊乱也，故名曰霍乱。

霍乱二

问曰：**病发热头痛，身疼恶寒，吐利者，此属何病？答曰：此名霍乱，自吐下，利止复更发热也。**

表寒外束，故发热恶寒，头痛身疼。利止发热者，表里寒盛，经阳郁遏也。

霍乱三

伤寒，其脉微涩者，本是霍乱，今是伤寒，却四五日至阴经上，转入阴，必利。本呕下利者，不可治也。欲似大便，而反失气，仍不利者，此属阳明也，便必硬，十三日愈。所以然者，经尽故也。

脉微涩者，中气凝滞而不转也。此本是霍乱，今者乃是伤寒，却四五日之久，方至阴经。伤寒转入三阴之经，必利。若本先呕而后下利者，是转入阴经之吐利，不可以霍乱之法妄治也。若欲似大便，而反失气，仍不下利者，此不入三阴而转入阳明也，大便必硬，十三日愈。所以然者，十二日则六经俱尽故也。

此借伤寒，以**辨霍乱**。

霍乱四

下利后，当便硬，硬则能食者愈。今反不能食，到后经中，颇能食，复过一经，能食，过之一日当愈。不愈者，不属阳明也。

阳明初证，亦有下利呕吐之条，甚似霍乱。但阳明下利后，大便当硬，便硬能食者，六日经尽自愈。若今更不能食，六日经毕不愈，到后一经中，颇能食，是初经不能食，复过①一经能食也。如此则十二日后经亦尽，十三日，过后经之一日，必当愈。若不愈者，此不属阳明也。

此亦借伤寒以辨霍乱。

霍乱五

霍乱，头疼，发热，身疼痛，热多欲饮水者，五苓散主之。方在太阳四十一。寒多不用水者，理中丸主之。

热多欲饮水者，湿盛而阳隔也，五苓利水泻湿，阳气下达，上热自清矣。寒多不用水者，阳虚而中寒也，理中温补中气，阳气内复，中寒自去也。

理中丸百七

人参　白术　甘草　干姜各三两

上四味，捣筛为末，蜜和，丸如鸡子黄大，以沸汤数合和一丸，研碎温服，日三四，夜二服。腹中未热，益至三四丸。然不及汤法，以四物依两数切，用水六升，煎三升，去滓，温服一升，日三服。

① 复过　原作"过复"，据蜀本、本章经文乙转。

若脐上筑者，肾气动也，去白术，加桂四两。水盛土湿，木郁风动，则脐上振悸，筑筑不宁，桂枝疏木而达郁。吐者，去白术，加生姜三两。生姜降逆止吐。下利者，仍用术。白术燥土止利。悸者，加茯苓二两。水盛土湿，木郁风动，则心下振悸，茯苓利水而泻湿。渴欲得水者，加术足前成四两。土湿火升则渴，白术燥土生津。腹中痛者，加人参足前成四两。土虚木贼则腹痛，人参补脾养阳而止痛。寒，加干姜足前成四两。干姜温暖脾胃。腹满者，去术，加附子一枚。附子去阴寒而破胀满。

服汤后，如食顷，饮热粥一升许，微自温，勿发揭衣被。热粥以助药力，温覆微取汗，以散外寒。

霍乱六

吐利汗出，发热恶寒，四肢拘急，手足厥冷者，四逆汤主之。方在太阴三。

火土双败，表里之阳俱虚，故用四逆。

霍乱七

既吐且利，小便复利，而大汗出，下利清谷，内寒外热，脉微欲绝者，四逆汤主之。

膀胱不藏，则小便利，卫气不敛，则大汗出，经络脏腑之阳俱虚，故用四逆。

霍乱八

吐已下断，汗出而厥，四肢拘急不解，脉微欲绝者，通脉四逆加猪胆汁汤主之。

吐利俱止，气泄里寒，经阳虚败，则汗出而厥，四肢拘急，而脉微欲绝。通脉四逆温补火土，以通经脉，猪胆汁清上热而止汗出也。汗出因阳升而上热故也。

通脉四逆加猪胆汁汤百八

甘草三两，炙 **干姜**三两 **附子**大者一枚 **猪胆汁**半合①

于通脉四逆方内，加猪胆汁半合，余依②前法服。如无猪胆，以羊胆代之。

霍乱九

恶寒脉微而复和，利止，亡血也，四逆加人参汤主之。

阳虚则恶寒脉微，而脉复和而无邪，利必止矣。而利泄血中温气，则气既脱而血亦亡也。气血俱虚，阴阳未尝偏胜，故脉虽微而复和。四逆加人参汤，双补火土，并益血中之温气也。

四逆加人参汤百九

甘草二两 **干姜**一两五钱 **附子**一枚，生，去皮，破八片 **人参**一两

于四逆汤内加人参一两，余依前法。

霍乱十

吐利止，而身痛不休者，当消息和解其外，宜桂枝汤小和之。方在太阳五。

吐利既去，而痛不休，以表寒未解，经气壅滞之故。

---

① 猪胆汁半合 原脱，诸本均同，据此方方后语、《伤寒论·辨霍乱脉证并治十三》此方组成补。

② 依 原脱，诸本均同，据上下文义、前后文例外。

桂枝汤，通经解表，小和其外，身痛即休也。

霍乱十一

吐利发汗，脉平，小烦者，以新虚不胜谷气故也。

吐利发汗之后，阳气极虚，而脉却平和，是正复邪退，必自愈也。而犹有烦者，以阳气新虚，不胜谷气，谷气不消，则阳郁而烦生故也。

差后劳复六章

差后劳复者，病愈而复发者也。或余热犹存，停水未去，或宿物瘀浊，新谷壅阻，偶因调理不节，伤其中气，旧根立发，新病如初。病因不同，立法亦异，清金泻水，发表攻中，内扫宿物，外损新谷，浊瘀消散，障碍清空，还其冲虚澹静之常，复其回运升沉之旧。劳复之病，爰无遗法，盖宿草之再发者，以有根也，削迹无遗根，则蔓自除矣。

差后劳复一

大病差后，喜唾，久不了了者，胃上有寒，当以丸药温之，宜理中丸。方在霍乱五。

病后阳虚，胃寒气逆，津唾上涌，久不了了。此当以丸药温之，不便急下，宜理中丸也。

差后劳复二

伤寒解后，虚羸少气，气逆欲吐者，竹叶石膏汤主之。

病后中气虚，胃逆，故虚羸少气，气逆欲吐。胃逆则火金不降，肺热郁生。竹叶石膏汤，竹叶、石膏，清金而润燥，参、甘、粳米、半夏，补中而降逆也。

竹叶石膏汤百十

竹叶二把　石膏一斤　麦冬一升　人参三两　甘草二两，炙　粳米半升　半夏半升，洗

上七味，以水一斗，煮取六升，去滓，内粳米，煮米熟汤成，去米，温服一升，日三服。

差后劳复三

大病差后，从腰以下有水气者，牡蛎泽泻散主之。

病后土虚，不能制水，从腰以下有水气者，肾阴之盛也。牡蛎泽泻散，牡蛎、栝蒌，清金而泻湿，蜀漆、海藻，排饮而消痰，泽泻、葶苈、商陆，决瘀而泻水也。

牡蛎泽泻散百十一

牡蛎熬　泽泻　葶苈熬　商陆根熬　海藻洗去咸　蜀漆去腥　栝蒌根各等分

异捣，下筛为散，更入臼中治之，白饮和，服方寸匕，日三服①。小便利，止后服。

差后劳复四

伤寒差已后，更发热，小柴胡汤主之。方在少阳二。**脉浮者，以汗解之，脉沉实者，以下解之。**

病后中气未复，最易感伤，设更见发热者，宜柴胡汤，

---

① 服　原脱，诸本均同，据《伤寒论·辨阴阳易差后劳复病脉证并治》此方方后语、前后文例补。

温里而清表。其脉浮者，病在表，应以汗解之。脉沉实者，病在里，应以下解之也。

差后劳复五

大病差后，劳复者，枳实栀子豉①汤主之。若有宿食者，加大黄如博棋子五六枚。

病后邪退正复，清气流通，浊阴消散矣。若因劳而复，则浊阴凝聚，清气堙郁，里热重生，壅闷又作，缘其中气新虚，易于感伤故也。宜枳实栀子豉汤，枳实泻其壅满，栀子清其郁热，香豉散其滞气也。若有宿食不消，阻碍中脘者，加大黄下其菀陈，以还②其气化之新也。

枳实栀子豉汤百十二

枳实三枚，炙　栀子十四枚，劈　香豉一升，绵裹

上三味，以清浆水七升，空煮取四升，内枳实、栀子，煮取③三升，下豉，更煮五六沸，去滓④，分温再服。覆令微似汗。

差后劳复六

病人脉已解，而日暮微烦，以病新差，人强与谷，脾

---

① 豉　原脱，诸本均同，据本章黄解及方名、目录补。

② 还　原作"缓"，诸本均同，音同之误，据上下文义改。

③ 取　原脱，诸本均同，据《伤寒论·辨阴阳易差后劳复病证并治》此方方后语补。

④ 去滓　原脱，诸本均同，据《伤寒论·辨阴阳易差后劳复病脉证并治》此方方后语补。

胃气尚弱，不能消谷①，故令微烦，损谷则愈。

日暮阳收，宿食阻碍，阳气不降，是以生烦。食减易消，则愈也。

阴阳易 一章

阴阳易者，男女交易之病也。以其原无阴阳寒热之偏，而病传于他人，非关于本气，则温凉补泻之法，俱无所用，惟以同气相召，引之前出。盖病原于人我之贸迁，是以其所无易其所有也，法亦用男女之交换，仍以其所有易其所无也。彼以易来，此以易往，不烦②别方，而阴阳互位，物我各还，妙难言喻也。

阴阳易一③

伤寒，阴阳易之为病，其人身体重，少气，少腹里急，或引阴中筋挛，热上冲胸，头重不欲举，眼中生花，膝胫拘急者，烧裈散主之。

伤寒新差，男女交感，阴邪传染，是谓阴阳易。伤寒之病，无论阴阳，肾水升泄，阴精必寒。以此阴寒之气，传之于人，阴盛气滞，则身体重浊。水寒木郁，则腹满里急，阴中筋挛，膝胫拘急。下寒则阳气升格，热上冲胸，虚乏少气，眼中生花，头重难举。其病肝肾下寒，肺心上热，烧裈散同气感召，阴寒下泄，则复其和平之旧矣。

---

① 不能消谷　原脱，诸本均同，据《伤寒论·辨阴阳易差后劳复病脉证并治》、本章黄解"宿食阻碍"补。

② 烦　原作"头"，形近之误，据蜀本、集成本、石印本改。

③ 一　原脱，诸本均同，据前后文例补。

烧裈散百十三

裈裆

上，取妇人中裈近阴处，剪烧灰，以水和，服方寸匕，日三服。小便即利，阴头微肿，则愈。妇人病，取男子裈裆烧灰。

卷十四　伤寒悬解

汗下宜忌 五十一章①

汗下

汗下者，伤寒之法，而用之太过，则虚以实治，而或以亡身，用之不及，则实以虚治，而或以殒命。譬犹水也，载舟覆舟，水不任过，而破浪冲风，人之罪也。譬犹兵也，止乱生乱，兵不任咎，而纵敌长寇，人之责也。是以相阴阳之盛衰，审汗下之忌宜，忌汗下者，勿孟浪致误，引贼而入室，宜汗下者，勿迟回失断，养虎以贻患。故六经之外，又有汗下宜忌之篇，未可不求甚解矣。

不可汗 十八章②

不可汗一

脉濡而弱，弱反在关，濡反在巅，微反在上，涩反在下。微则阳气不足，涩则无血，阳气反微，中风汗出，而反躁烦，涩则无血，厥而且寒，阳微发汗，躁不得眠。

---

① 五十一章　原作"五十二章"，诸本均同，据实有章数改。
② 十八章　原作"十九章"，诸本均同，据实有章数改。

濡弱者，阳虚之诊。阳在上而阴在下，平人寸关常盛而尺中常虚，今弱反在关，濡反在寸。阳分之血多虚，阴分之气多虚，平人寸口常涩而尺中常微，今微反在寸，涩反在尺。微者，阳气之不足也，涩者，血少而不流也。上焦之阳气反微，于是表气不固，中风汗出，阳不内根而外泄，则反生烦躁，似乎阳盛也。下焦涩而无血，以其温气之虚，是以厥逆，而且寒冷。上之阳气不足，下之无血，总是阳微，阳微发汗，而再泻其阳，则躁不得眠矣。

不可汗二

脉濡而弱，弱反在关，濡反在巅，弦反在上，微反在下，弦为阳运，微为阴寒，上实下虚，意欲得温。微弦为虚，不可发汗，发汗则寒栗，不能自还。

肝胆之脉弦，弦者，阳生之象。木生于水而长于土，弦应在关上，今者弦反在上。寸部既弦，则尺不应微，今者微反在下。弦为阳气升运而不降，微为阴分阳虚而生寒，是上实而下虚也。下焦虚寒，则意欲得温。总之，寸口之弦，尺中之微，悉因中焦之阳虚，虚者不可发汗，汗亡其阳，则寒冷战栗，不能自还也。

不可汗三

脉濡而紧，濡则卫气微，紧则营中寒，阳微卫中风，发热而恶寒，营紧胃中冷，微呕心内烦。医谓有大热，解肌而发汗，亡阳虚烦躁，心下苦痞坚，表里俱虚竭，卒起而头眩，客热在皮肤，怅怏不得眠。不知胃气冷，紧寒在关元，技巧无所施，汲水灌其身，客热因时

罢，栗栗而战寒，重被而覆之，汗出而冒巅，体惕而又振，小便为微难，寒气因水发，清谷不容间，呕变反肠出，颠倒不得安，手足为微逆，身冷而内烦，迟欲从后救，安可复追还！

脉濡而紧，阳虚阴盛之诊。濡则卫气微弱，紧则营中虚寒，卫阳微则卫中于风，发热而恶寒，营紧则胃中虚冷，微作呕吐，而心内生烦。医见脉之紧，谓为伤寒浮紧之脉，内有大热不泄，因解其肌而发其汗。汗多亡阳，阳虚而生烦躁，心下浊阴填塞，而苦痞坚。其卫微而胃冷，表里之阳原虚，汗则表里俱虚，而且罄竭，于是卒起而头上眩晕。阳虚外脱，则客热在于皮肤，烦躁怅怏，不得眠卧。外热虽甚，不知其胃气之冷，紧寒在于关元。关元，任脉穴，在脐下。医见其外热愈增，技巧无施，乃汲水灌之，退其客热。客热因时罢退，栗栗振寒。医见其振寒，意其战汗，又重被而覆之，以逼其汗。汗出而冒颠昏晕，其身体动惕而又振摇，木郁而风动矣。阳亡气滞，小便为难。肾中之寒气，因冷水发作，下利清谷立见。前之微呕而上逆，今且变为肠滑而下陷。中气颓败，由是颠倒反覆，不得安宁，手足微生厥逆，身则外冷而内烦。是其命在顷刻，速治亦且无医，况迟迟欲从后救，安可复追还也！

不可汗四

诸脉得数动微弱者，不可发汗，发汗则大便难，腹中干，胃燥而烦，其形相象，根本异源。

数动者，阳气之盛，微弱者，阴血之虚。汗则阴血愈亡，故便难腹干，胃燥而烦。阴盛者汗则亡阳，而阳盛者

伤寒悬解

卷十四

汗则亡阴，其烦躁之形状，虽甚相象，而其亡阳亡阴之根本，则源委不同也。

不可汗五

厥逆①脉紧，不可发汗，发汗则声乱，咽嘶，舌萎，声不得前。

厥逆而脉紧，阴盛里寒，故不可汗。汗则声乱，咽嘶，舌萎，而不能发声。嘶者，音欲绝而不亮。《素问》：弦绝者，其音嘶败。以肺主声，汗泄肺气，故声败也。

不可汗六

动气在左，不可发汗，发汗则头眩，汗不止，筋惕肉瞤。

动气②在左，肝气之郁。汗泄肝气，则阳气飞升而头上眩晕，风木疏泄而汗出不止，风木摇撼而筋惕肉瞤。

不可汗七

动气在右，不可发汗，发汗即衄而渴，心苦烦，饮即吐水。

动气在右，肺气之郁。汗泄肺气，则收敛失政，衄血作渴，心中苦烦。阳虚里寒，故饮即吐水。

---

① 逆　原脱，诸本均同，据本章黄解"厥逆而脉紧"补。
② 动气　原作"气动"，据蜀本、集成本、石印本乙转。

伤寒悬解

卷十四

不可汗八

动气在上，不可发汗，发汗则气上冲，正在心端。

动气在上，风木郁冲而心下动悸也。汗亡肝家温气，则肝气上冲，正在心端也。

不可汗九

动气在下，不可发汗，发汗则无汗，心中大烦，骨节苦疼，目晕恶寒，食则反吐，谷不得前。

动气在下，风木振摇而脐下动悸也。此缘水寒木郁，汗之阴旺无汗，而微阳升泄，心中大烦。阴旺湿作，骨节苦痛。阳飞火败，目晕恶①寒。土败胃逆，食则反吐，谷不得入也。

不可汗十

咽中闭塞，不可发汗，发汗则吐血，气欲绝，手足逆冷，欲得踡卧，不得自温。

咽中闭塞，浊气上填也。汗之中气颓败，不能统血，温气欲绝②，故厥逆踡卧也。

不可汗十一

衄家，不可发汗，汗出必额上陷，脉紧急，目直视，

伤寒悬解

卷十四

---

① 恶　原作"冉"，据蜀本、集成本、石印本、本章经文"目晕恶寒"改。

② 绝　原作"泄"，诸本均同，据本章经文"气欲绝"改。

不能眴，不得眠。

衄家阳气升泄，汗之亡阳，必额上塌陷，经脉紧急，目睛直视，不能眴转，不得眠睡，由其阳根泄露而不秘脏也。

不可汗十二

亡血家，不可发汗，发汗则寒栗而振。

亡血家，中脘阳虚，温气脱泄，汗之阳气愈亡，故寒栗而振。

不可汗十三

淋家，不可发汗，发汗必①便血②。

淋家土湿木郁，生气不达，汗之再亡血中温气，风木愈陷，疏泄不藏，必便血也。

不可汗十四

疮家，虽身疼痛，不可发汗，汗出则痉。

疮家脓血损伤，再以汗伤其血，则筋脉挛缩而病痉。

不可汗十五

咽喉干燥，不可发汗。

津液亏也。

---

① 必 原作"则"，诸本均同，据《伤寒论·辨太阳病脉证并治中》、本章黄解改。

② 血 原作"矣"，据蜀本、集成本、石印本、本章黄解、《伤寒论·辨太阳病脉证并治中》改。

不可汗十六

咳而小便利，若失小便者，不可发汗，汗则四肢厥冷。

阳升气逆，不能摄水，汗之中气愈败，故四肢厥冷。

不可汗十七

咳者则剧，数吐涎沫，咽中必干，小便不利，心中饥烦，晬时而发，其形似疟，有寒无热，虚而寒栗。咳而发汗，蜷而苦满，腹中复坚。

凡病见咳，则证更剧。咳家多缘水旺土湿，肺气冲逆之故。气不清降，则津液凝结，化生涎沫。咽喉失滋，是以必干。气逆不能化水，故小便不利。此其清阳下陷，心中饥馁，君火不降，又觉烦生。晬时气虚寒战，发作如疟，但无热耳。咳而发汗，阳亡湿动，必蜷卧恶寒，而苦腹满，腹中复觉坚硬也。

不可汗十八

诸逆发汗，病微者难差，剧者言乱，目眩者死，命将难全。

诸厥逆之证，阳气最虚，汗之阳脱阴败，则言乱目眩而死。

不可下十六章

不可下一

脉濡而弱，弱反在关，濡反在巅，微反在上，涩反在

伤寒悬解

卷十四

下。微则阳气不足，涩则无血，阳气反微，中风汗出，而反躁烦，涩则无血，厥而且寒，阳微不可下，下之则心下痞硬。

上之阳气不足，下之无血，总是阳微。下之阳败胃逆，浊气填塞，则心下痞硬。

不可下二

脉濡而弱，弱反在关，濡反在巅，弦反在上，微反在下。弦为阳运，微为阴寒，上实下虚，意欲得温。微弦为虚，虚者，不可下也。

寸口之弦，尺中之微，总因中焦阳虚，不可发汗，亦不可下也。

不可下三

脉濡而弱，弱反在关，濡反在巅，浮反在上，数反在下。浮为阳虚，数为无血，浮为虚，数为热，浮为虚，自汗出而恶寒，数为痛，振寒而栗。微弱在关，胸下为急，喘汗而不得呼吸，呼吸之中，痛在于胁，振寒相抟，形如疟状。医反下之，故令脉数发热，狂走见鬼，心下为痞，小便淋漓，小腹甚硬，小便则尿血也。

阴虚于寸，阳虚于尺，是其常也，乃浮反在上，数反在下。浮者，阳虚而不根于阴也，数者，血虚而不能荣木也。血虚木燥，少阳胆经不降，相火升炎，必当发热，故浮为虚而数为热。阳虚而表气不固，故自汗出而恶寒，少阳不降而脉数，则经气壅遏而为痛。少阳之病，往来寒热，脉数痛生，则经气郁闭，必振寒而战栗。肝胆脾胃，候在关上，微弱在关，则土虚胃逆，碍胆经降路。胆脉自胸①下膈，由胃口而循胁肋，胆经不降，故胸下满急。胆胃升塞，气道壅阻，故喘促汗出，不得呼吸。呼吸则气鼓胁肋，而痛作焉，故痛在于胁。^{释数为痛句}其振寒战栗，时往时来，形如疟状，全以中气不足，胃逆胆郁之故。医不知而反下之，中气愈败，胆胃更逆，故令脉数，发热较前更剧，加以狂走见鬼，心下为痞。阳亡湿动，脾肝郁陷，则小便淋漓，小腹胀满。风木陷泄，久必尿血也。

不可下四

脉浮而大，浮为气实，大为血虚。血虚为无阴，孤阳独下阴部者，小便当赤而难，胞中当虚。今反小便利而大汗出，法应卫家当微。今反更实，津液四射，营竭血尽，干烦而不得眠，血薄肉消，而成暴液。医复以毒药攻其胃，此为重虚，客阳去有期，必下如污泥而死。

脉浮而大，浮为卫气之实，大为营血之虚。血虚是为无阴，阴虚不能配阳，则阳为孤阳。阳盛必俯侵阴位，孤阳独下阴部者，膀胱热癃，小便当赤而难，胞中当空虚而无尿。今反小便利，知乃阳盛于外，而未下于阴部。下焦阴虚，而温气脱泄，实阴中之阳虚也。外之阳实，蒸发皮毛，津液四射，大汗不止，营血化汗，尽泄于外，表里干燥，烦不得眠。血逼肉消，而化汗液，暴泄不收，则胃气虚败，亡脱非久。医不知此，而复以毒药攻其胃，是谓重虚其虚。外之客阳，亦不久驻，而脱去有期。表里阳竭，

---

① 胸　原作"胁"，诸本均同，据下文"循胁肋"改。

则脏腑溃烂，必下如污泥而死也。

不可下五

微则为咳，咳则吐涎，下之则咳止，而利因不休，利不休则胸中如虫啮，粥入则出，小便不利，两胁拘急，喘息为难，颈背相引，臂则不仁，极寒反汗出，身冷若冰，眼睛不慧，语言不休，而谷食多入，此谓除中，口虽欲言，舌不得前。

阳微则为咳，前章：微反在上。咳则吐涎沫，此以胃寒而气逆也。下之气降而脾陷，故咳止而利因不休。利不休则清气愈陷而浊气愈逆，胸中痒如虫啮。胃败而不纳，故粥入则吐。胆经不降，故两胁拘急。胸膈壅塞，故喘息为难。太阳寒水之经，行身之背，水寒筋缩，故颈背相引而掣。手之三阳①俱虚，故臂则不仁。极寒而卫阳败泄，反汗出，其身冷如冰。而眼睛不慧，语言不休，则神明败矣。阳败如此，应不能食，而乃谷食多入，此为中气除根，而居膈上，反能食，必死之证也。心窍于舌，阳败神亡，则舌不能用，前之语言不休者，今且口虽欲言，而舌不得举矣。

不可下六

脉数者，久数不止，止则邪结，正气未复，邪气却结于脏，故邪气浮之，与皮毛相得。脉数者，不可下，下之必烦利不止。

---

① 阳 原作"阴"，诸本均同，据上下文义改。

凡外见数脉，必有里阴格阳，阳不下根，故动数失度。久数而不见停止，里阴未结也，一见停止，则阴邪结矣。正气内复，虽结必消，正气不能内复，则邪气却结于脏，盘据根深，外逼阳气，浮于皮毛之部，是以脉数。脉数者，不可下，下之阴邪愈旺，必上烦下利不止。盖盛于外者，必虚于内，见其外盛而知其内虚，是为良工。

不可下七

动气在左，不可下，下之则腹内拘急，食不下，动气更剧，虽有身热，卧则欲踡。

动气在左，肝气之郁。下之，生气愈败，是以拘急。

不可下八

动气在右，不可下，下之则津液内竭，咽燥鼻干，头眩心悸也。

动气在右，肺气之郁。下之，津亡气泄，阳神飞越，故咽燥鼻干，头眩心悸也。

不可下九

动气在上，不可下，下之则掌握①烦热，身上浮冷，热汗自泄，欲得水自灌。

动气在上，风木郁冲于心下也。下之，温气外泄，风木不敛，故烦热汗出，欲得水灌。

---

① 掌握 "握"，中央也。"掌握"，掌心也。

伤寒悬解

卷十四

不可下十

动气在下，不可下，下之则腹胀满，卒起头眩，食则下清谷，心下痞也。

动气在下，风木振撼于脐下也。下之，温气亡泄，木郁克土，则腹胀，阳气无根，则头眩，风木不敛，则下清谷，浊气上填，则心下痞也。

不可下十一

咽中闭塞者，不可下，下之则上轻下重，水浆不下，卧则欲踡，身急痛，下利日数十行。

咽中闭塞者，浊阴冲逆。下之，阳亡湿动，则下重，阴盛胃逆，则水浆不下。

不可下十二

诸外实者，不可下，下之则发微热，亡脉厥者，当脐握热。

外实则内虚，下之，阳亡气泄，则发微热。无脉而厥逆者，中气外脱，故当脐热。

不可下十三

诸虚者，不可下，下之则大渴。求水者，易愈，恶水者，剧。

求水者，阳气未败，故易愈。

不可下十四

夫病阳多者热，下之则硬。

阴盛者，下则亡阳，阳盛者，下则亡阴，所谓坚者不受，瑕者受之也。阳病热多，下之阴亡，是以便硬。

不可下十五

无阳阴强，大便硬者，下之则必清谷腹满。

阴盛而便硬者，下之土败木郁，故清谷腹满。

不可下十六

发汗多，亡阳谵语者，不可下，与桂枝柴胡汤，方在少阳七。**和其营卫，以通津液，后自愈。**

营卫和而津液通，神气渐复，谵语自止。

不可汗下 四章

不可汗下一①

伤寒发热，口中勃勃气出，头痛，目黄，衄不可制，贪水者必呕，恶水者厥，若下之，咽中生疮。假令手足温者，必下重便脓血。头痛目黄者，若下之，则两目闭。贪水者，脉必厥，其声嘤，咽喉塞，若发汗，则战栗，阴阳俱虚。恶水者，若下之，则里冷不嗜食，大便完谷出，若

---

① 一 原脱，据蜀本、集成本、石印本、前后文例补。

发汗，则口中伤，舌上白苔，躁烦，脉实数，不大便，六七日后，必便血，若发汗，则小便自利也。

伤寒发热，口中勃勃热气外出，头痛，目黄，衄不可制，是湿①热之上壅也。渴而贪水者，胃逆而火升，必呕。恶水者，阳虚而火败，必厥。若下之，则下寒格其上热，相火升炎，咽中生疮。脾主四肢，假令手足温者，肝脾阳陷，郁热伤阴，必下重而便脓血。头痛目黄者，阳虚湿盛，若下之，则虚阳陷而目闭。渴而贪水者，下则亡其下焦之阳，脉必厥。厥者，初来大，渐渐小，更来渐大，乃气结而不流畅之故也。其声嘤，嘤者，声细欲绝，乃气败而不发扬之故也。咽喉塞，塞者，孔窍梗阻，乃气蔽而不开通之故也。盖渴而贪水者，胃逆火升，下之而寒湿下旺，浊气上填，气道壅塞，故脉证如此。若发汗，则亡其上焦之阳，战栗振摇，气脱津伤，阴阳俱虚。恶水者，若下之，则胃阳颓败，里冷不嗜食，脾阳颓败，大便完谷出。若发汗，则阳泄火升，口中必伤。肺津瘀浊，塞于心部，心窍于舌，故舌上白苔。君火升逆，故生烦躁。经阳外脱，故脉数实。津液亡泄，故不大便。肝脾陷败，六七日后，木郁风动，疏泄不藏，必便血也。若发汗，里阳愈败，则膀胱不藏，小便自利而不禁也。

不可汗下二

伤寒，脉阴阳俱紧，恶寒发热，则脉欲厥。厥者，脉初来大，渐渐小，更来渐渐大，是其候也。如此者，恶寒

---

① 湿 原作"淫"，形近之误，据蜀本、集成本、石印本改。

伤寒悬解

卷十四

甚者，翕翕汗出，喉中痛，热多者，目赤脉多，睛不慧。医复发之，咽中则伤。若复下之，则两目闭。寒多者，便清谷，热多者，便脓血。若熏之，则身发黄。若熨之，则咽燥。若小便利者，可救之，小便难者，为危殆。

伤寒，尺寸脉俱紧，恶寒发热，则脉欲作厥。厥者，脉初来大，渐渐小，更来渐渐大，是其候也。盖脉道紧迫，经气不能畅行，故忽大而忽小也。其恶寒甚者，外寒闭其内热，热蒸窍泄，翕翕汗出，喉中疼生。发热多者，热气外达，目多赤脉，眼睛不慧。若医复发其汗，则肺津愈枯，咽中更伤矣。若复下之，则阳气陷，两目闭。下后阳败而内寒多者，则便清谷，阳陷而内热多者，则便脓血。若用火熏之，则湿气郁蒸，而身发黄色。若用火熨之，则肺津消烁，而咽中干燥。若小便利者，气化未绝，尚可救之，小便难者，气化不行，此为危殆矣。上章小便之利，乃水泉之不止，此章小便之利，乃气化之犹行，证同而病异也。

不可汗下三

伤寒头痛，翕翕发热，形像中风，常微汗出。自呕者，下之益烦，心中懊侬如饥。发汗则致痉，身强难以屈伸。熏之则发黄，不得小便，久则发咳吐。

伤寒头痛，翕翕发热，形像中风，常微汗出，是湿盛而阳郁者也。若自呕者，胃气上逆，下之中气败而胃愈逆，益增其烦，心中懊侬不快，而清阳陷败，空馁如饥。发汗耗其津血，筋脉失养，则成痉病，身体强，难以屈伸。火熏则湿气郁蒸，身发黄色，不得小便，久则肺胃升逆，而发咳吐也。

不可汗下四

伤寒，发热头痛，微汗出，发汗则不识人，熏之则喘，不得小便，心腹满，下之则短气，小便难，头痛背强，加温针则衄。

发热头痛，微汗出，证与前同。发汗败其阳神，故不识人。熏之伤其肺气，故喘。气不化水，故不得小便。湿气不泄，故心腹胀满。下之阳亡湿盛，浊气升塞，则短气而小便难，头疼而脊背强。温针烁其营血，则血升而鼻衄。总之，阳虚之家，汗、下、温针，俱非宜也。

可汗一章

可汗一

脉浮大，应发汗，医反下之，此为大逆。

浮为在表，故宜汗不宜下。

可吐三章

可吐一

病人手足厥冷，脉乍结，以客气在胸中，心下满而烦，欲食不能食者，病在胸中，当吐之。

手足厥冷，脉乍结代，此以下焦浊气，客居胸中，心下胀满而烦生。欲食不能食者，病在胸中，阻碍气道故也。此当吐之。

伤寒悬解

卷十四

· 309 ·

可吐二

病胸上诸实，胸中郁郁而痛，不能食，欲使人按之，而反有涎唾，下利日十余行，其脉反迟，寸口脉微涩，此可吐之，吐之利即止。

胸上诸实者，内有败浊之物，非无形之空气也。败浊阻碍，肺气壅塞，故胸中郁郁而痛，不能下食，浊气冲突，欲使人按之。按之壅遏肺气，津液上涌，故反有涎唾。浊阴上逆，则清阳下陷，故下利日十余行。阴盛于下，故脉反迟。浊物填塞，清气阻滞，故脉涩见于寸口。此可吐之，吐之则败浊去而清阳升，利即止也。

可吐三

宿食在上脘，当吐之。

食消则在下脘，不能吐也，未消而在上脘，法当吐之。

可下 九章

可下一

下利，三部脉皆平，按之心下硬者，急下之，宜大承气汤。 方在阳明二十一。

寸大于关，关大于尺，人之常也，是以三部脉不平。三部皆平，是乙木郁于尺中，不能上达，故尺与关平，甲木郁于关上，不能下达，故关与寸平。乙木陷则少腹胀满，甲木逆则心下痞硬，关尺弦浮，肝胆俱病。若按之少腹满者，是乙木之陷，土湿木郁，不可下也。若按之心下硬者，是甲木之逆，土燥火炎，当急下之。盖脾经壅迫，胃腑郁遏，水谷莫容，故见下利。宜大承气汤，泻其腑中之郁遏也。

可下二

脉双弦而迟者，必心下硬，脉大而紧者，阳中有阴也，可以下之，宜大承气汤。方在阳明二十一。

心下硬者，虽关与寸平，上章。然胆木不降，必见弦象。脉双弦而迟者，是胆经郁塞，降令不遂，必心下痞硬。若脉大而紧者，是阳明胃中有未消之谷，外为胆经郁遏，里不能容而表不能达，故浮大而紧涩也。此可下之，宜大承气汤，泻其宿食也。

可下三

问曰：人病有宿食者，何以别之？答曰：寸口脉浮而大，按之反涩，尺中亦微而涩，故知有宿食。当下之，宜大承气汤。方在阳明二十一。

宿食在胃，郁格表阳，故寸口浮大，阻碍里气，故按之梗涩。尺中亦微而涩者，尺中主里也，涩即紧之变文。此申明上章之义。

可下四

下利不欲食者，以有宿食故也，当下之，宜大承气汤。方在阳明二十一。

上论宿食之脉，此论宿食之证，宜合观之。

可下五

下利脉反滑，当有所去，下之乃愈，宜大承气汤。<small>方在阳明二十一。</small>

内有宿物，沉取而脉反涩，必浮取而脉反滑。缘宿物郁碍，阳气外浮，不交于阴，而无阴气之翕聚，故令脉滑。滑即上章浮大之义。

可下六

下利脉迟而滑者，内实也，利未欲止，当下之，宜大承气汤。<small>方在阳明二十一。</small>

迟即涩之变文，宿食不能阻其表气，而郁其里气，故外滑而内迟。里气郁阻，肝脾不升，故利未欲止。

可下七

伤寒后，脉沉沉者，内实也，下解之，宜大柴胡汤。<small>方在少阳十三。</small>

脉沉沉者，少阳之经郁逼阳明之腑也，故宜大柴胡汤，外散甲木之邪，内泻戊土之郁①。表里双解，故曰下解。缘少阳经气不舒，逼侵胃腑，胃热而郁②，不得③外达，故脉气沉沉而郁荡也。

---

① 郁　原作"大"，据蜀本、集成本，石印本改。
② 郁　原作"大"，据蜀本、集成本、石印本改。
③ 得　原作"待"，形近之误，据蜀本、集成本改。

可下八

病人腹中满痛者，此为实也，当下之，宜大承气汤。方在阳明二十一。

腑邪壅遏，不得下泄，故腹中满痛。

可下九

下利差后，至其年月日复发者，以病不尽故也，当下之，宜大承气汤。方在阳明二十一。

下利差后，至其年月日而又发，以病根不尽故也。当下之，以绝其根。

卷末 伤寒悬解

附王叔和《伤寒例》

叔和《伤寒序例》，悖谬之至，而传流千古，遂成伤寒祖派。程氏应旄郊倩，解经义以辟之，甚有识悟。惜其议论多疵，削而正之，存其梗概，以破医书承袭之讹。

《阴阳大论》云：春气温和，夏气暑热，秋气清凉，冬气冷冽，此则四时正气之序也。冬时严寒，万类深藏，君子固密，则不伤于寒，触冒之者，乃名伤寒耳。其伤于四时之气，皆能为病，以伤寒为毒者，以其最成杀厉之气也。中而即病者，名曰伤寒，不即病者，寒毒藏于肌肤，至春变为温病，至夏变为暑病，暑病者，热极重于温也。是以辛苦之人，春夏多温热者，皆由冬时触寒所致，非时行之气也。

凡时行者，春时应暖而反大寒，夏时应热而反大凉，秋时应凉而反大热，冬时应寒而反大温，此非其时而有其气，是以一岁之中，长幼之病，多相似者，此则时行之气也。夫欲候知四时正气为病，及时行疫气之法，皆当按斗历占之。

九月霜降节①后，宜渐寒，向冬大寒，至正月雨水节

---

　　　① 节　原脱，诸本均同，据后文文例补。

后，宜解也。所以谓之雨水者，以冰雪解而为雨水故也。至惊蛰二月节后，气渐和暖，向夏大热，至秋便凉。从霜降以后，至春分以前，凡有触冒霜露，体中寒即病者，谓之伤寒也。其冬有非节之暖者，名曰冬温。冬温之毒，与伤寒大异。冬温复有先后，更相重沓，亦有轻重，为治不同，证如后章。

从立春节后，其中无暴大寒，又不冰雪，而有人壮热为病者，此属春时阳气发于冬时伏寒，变为温病。从春分以后，至秋分节前，天有暴寒者，皆为时行寒疫也。

三月四月，或有暴寒，其时阳气尚弱，为寒所折，病热犹轻。五月六月，阳气已盛，为寒所折，病热则重。七月八月，阳气已衰，为寒所折，病热亦微。其病与温及暑病相似，但治有殊耳。

十五日得一气，于四时之中，一时有六气，四六名为二十四气也。然气候亦有应至而不至，或有未应至而至者，或有至而太过者，皆成病气也。但天地动静，阴阳鼓击者，各止一气耳。是以彼春之暖，为夏之暑，彼秋之忿，为冬之怒。是以冬至之后，一阳爻升，一阴爻降也，夏至之后，一阳气下，一阴气上也。斯则冬夏二至，阴阳合也，春秋二分，阴阳离也。阴阳交易，人变病焉。此君子春夏养阳，秋冬养阴，顺天地之刚柔也。

小人触冒，必婴暴疹，须知毒烈之气，留在何经，而发何病，详而取之。是以春伤于风，夏必飧泄，夏伤于暑，秋必病疟，秋伤于湿，冬必咳嗽，冬伤于寒，春必病温。此必然之道，不可不审明之。

《素问·生气通天论》：凡阴阳之要，阳密乃固，两者不和，若春无秋，若冬无夏，因而和之，是谓圣度。故阳强不能密，阴气乃绝。阴平阳秘，精神乃治，阴阳离决，精气乃绝，因于露风，乃生寒热。是以春伤于风，邪气留连，乃为洞泄。夏伤于暑，秋病痎疟。秋伤于湿，上逆而咳，发为痿厥。冬伤于寒，春必病温。四时之气，更伤五脏。"金匮真言论"：夫精者，身之本也，故藏于精者，春不病温。冬时寒水蛰藏，阳气下潜，人于此际，宜顺天时，以藏水精。精藏则相火不泄，坎阳乃秘。若冬不藏精，坎阳泄露，相火蒸炎，孔窍常开，是以易伤于寒。寒束皮毛，相火莫泄，虽当冬时，实行夏令。及其冬去春来，袭以温风，开其皮毛，风愈欲泄，气愈欲闭。卫气一闭，遏其营血，郁热燔蒸，温病作矣。故曰冬伤于寒，春必病温。冬伤于寒者，因于冬不藏精，春必病温者，因于冬伤于寒。盖肾精不藏，相火泄露，外寒闭其内热，是以春时得风，必成温病也。

叔和但据白文有冬伤于寒，春必病温之语，仲景《伤寒》中，殊未拈出，便从无中生有，演出中而即病者，名曰伤寒，不即病者，寒毒藏于肌肤，至春变为温病，至夏变为暑病，春夏温热，皆由冬时触寒所致，甚属荒陋之说矣。程氏此节未妥，酌改之。

伤寒之病，逐日浅深，以施方治。今世人伤寒，或始不早治，或治不对病，或日数久淹，困乃告医，医人又不依次第而治之，则不中病。皆宜临时消息制方，无不效也。今搜采仲景旧论，录其证候，诊脉声色，对病真方，有神验者，拟防世急也。又，土地温凉高下不同，物性刚柔餐居亦异，是故黄帝兴四方之问，岐伯举四治之能，以训后贤，开其未悟者。临病之工，宜须两审也。

凡伤于寒，则为病热，热虽甚不死。若两感于寒而病

热者，必死。

程氏曰：《素问·热论》黄帝曰：今夫热病者，皆伤寒之类也。或愈或死，其死皆以六七日之间，其愈皆以十日以上者，何也？不知其解，愿闻其故。热病为伤寒之类，其与伤寒，自是两病可知。

盖伤寒有统属之伤寒，有分隶之伤寒病。凡病从皮毛得而属于太阳经者，皆得谓之伤寒。于太阳经中，有发热恶寒，头身痛，骨节疼，无汗而喘，脉阴阳俱紧者，方得名为伤寒病。其外风、暑、湿、热等病，不必如伤寒。此一病之脉证，而为伤寒之类则一，故谓热病为伤寒之类则可，谓伤寒为热病则不可。

"热论"：人之伤于寒也，则为病热，热虽甚不死。人之伤于寒也，则为病热，其易"温"云"热"者，以夏至前为温，夏至后为暑，温不足该之，而有热无寒则均。伤寒必恶寒，表虽热而里无热，温病一起，表里俱热，挨经而日增剧，势之难遏，似不同于伤寒。然势虽从经过，未连及脏，故热虽甚而不死。叔和加一"凡"字，将寒伤营之病，混作热病，而以热虽甚之热，混伤寒发热之热，由此淆黑白而为一矣。

"热论"：两感于寒而病者，必不免于死。两感者，冬不藏精，相火发泄。故冬去春来，风露外袭，郁其内热，感应更速，于是表里双传。此其阳亢阴枯，更甚于前，是以不免于死。*程氏此节未妥，改之。*

尺寸俱浮者，太阳受病也，当一二日发，以其脉上连风府，故头项痛，腰脊强。尺寸俱长者，阳明受病也，当二三日发，以其脉挟鼻，络于目，故身热目痛鼻干，不得卧。尺寸俱弦者，少阳受病也，当三四日发，以其脉循胁，

伤寒悬解

卷末

络于耳，故胸胁痛而耳聋。此三经皆受病，未入于腑，可汗而已。尺寸俱沉细者，太阴受病也，当四五日发，以其脉布胃中，络于嗌，故腹满而嗌干。尺寸俱沉者，少阴受病也，当五六日发，以其脉贯肾，络于肺，系舌本，故口燥舌干而渴。尺寸俱微缓者，厥阴受病也，当六七日发，其脉循阴器，络于肝，故烦满而囊缩。此三经皆受病，已入于腑，可下而已。

若两感于寒者，一日太阳受之，即与少阴俱病，则头痛口干，烦满而渴。二日阳明受之，即与太阴俱病，则腹满身热，不欲食，谵语。三日少阳受之，即与厥阴俱病，则耳聋囊缩而厥，水浆不入，不知人者，六日死。若三阴三阳五脏六腑皆受病，则营卫不行，腑脏不通，则死矣。

其不两感于寒，更不传经，不加异气者，至七日太阳病衰，头痛少愈也，八日阳明病衰，身热少歇也，九日少阳病衰，耳聋微闻也，十日太阴①病衰，腹减如故，则思饮食，十一日少阴病衰，渴止，舌干已而嚏，十二日厥阴病衰，囊纵，少腹微下，大气皆去，病人精神爽慧也。

程氏曰："热论"帝曰：愿闻其状。岐伯曰：伤寒一日，巨阳受之，巨阳者，诸阳之属也，故为诸阳主气也，其脉连于风府，故头项痛，腰脊强。二日阳明受之，阳明主肉，其脉挟鼻络于目，故身热目痛鼻干，不得卧也。三日少阳受之，少阳主胆，其脉循胁络于耳，故胸胁痛而耳聋。四日太阴受之，太阴脉布胃中，络于嗌，故腹满而嗌

① 阴 原作"阳"，据蜀本、集成本、石印本改。

干。五日少阴受之，少阴脉贯肾，络于肺，系舌本①，故口燥舌干而渴。六日厥阴受之，厥阴脉循阴器而络于肝，故烦满而囊缩。

热病之状，类于伤寒者，以六经之所主，及其脉之所挟、所络、所循、所布、所贯、所系皆同。究竟伤寒是寒，热病是热，类中自有不类处。人当于此，别其源头也。

一日巨阳受之，头项痛，腰脊强，类也，其不类者，伤寒必恶寒，此不恶寒，表里皆热故也。二日阳明受之，身热目痛鼻干，不得卧，类也，其不类者，伤寒有胃家之虚，热病皆胃家之实，有热无寒故也。三日少阳受之，胸胁痛而耳聋，类也，其不类者，伤寒则往来寒热，此不往来寒热，有半表热无半里寒故也。伤寒三阳经属热，三阴经属寒，热病则三阳三阴只有热而无寒。盖此热自冬不藏精而伤于寒时，已从藏气酿成，至春阳发动，从前所酿之藏气，尽成病气，分布出来，虽经络有阴阳之不同，而所受者，只此阳热之一气为布现。四日太阴受之，则腹满嗌干，全不类伤寒腹满、吐利、食不下之太阴也。五日少阴受之，则口燥舌干而渴，绝不类伤寒脉微细，但欲寐之少阴也。六日厥阴受之，则烦满而囊缩，绝不类伤寒食不下，食即吐蛔之厥阴也。视伤寒不啻霄壤，岂容混哉！

叔和将伤寒混入热病，遂于三阳经加尺寸俱浮、尺寸俱长、尺寸俱弦之脉，于三阴经加尺寸俱沉细、尺寸俱沉、尺寸俱沉缓之脉。彼见经②无脉法，遂恣其杜③撰，不知热

---

　　① 系舌本　原脱，诸本均同，据《素问·热论》及下文"舌干"、"所系"补。

　　② 经　指《素问·热论》。

　　③ 杜　原作"桂"，据蜀本、集成本、石印改。

伤寒悬解

卷末

病之脉，经文已于后篇"评热论"补出"脉躁疾"三字矣，即仲景论中"脉数急为传"之"数急"字也。"数急"字紧对论中"脉若静者为不传"之"静"字，看浮、长、沉、弦、细、缓，皆不传之静脉，与传经之热病何涉！

热病经虽传，而所传者无非热，首尾止是一病，故"数急"外无他改易。虽六经各有见证，其为阳旺阴衰，津液内竭之诊则一。若伤寒，则病随经变，脉从病传，其虚实寒热等，一经有一经之病，则一经有一经之脉。故治法有解①表发汗、吐、下、和解、温经之不同，一皆相其脉法处治。

叔和以此等脉法混加热病，热病为阳，浮、弦、长，岂是两阳合明，火邪熏灼之脉！至于加三阴经以沉、微、缓，则是阳病见阴脉者死矣，经文又何以云热虽甚不死！此等所关匪②小！

至于本文受之云者，缘未病之先，经络已是阳热布满，挨到便现六经，皆已然而然之事。叔和将"之"字换一"病"字，则未受之前无病气，与伤寒之续得转属证何异！

叔和援经，与仲景论中寒热分途，经同病异处，总不管理，但于经文有不合处，辄改而添捏之。后人无从正其舛讹，反以此篇为例，或歌或赋，罔不以之几何。不以《内经》为锋镝，是又叔和之罪人也。

经之不两感于寒者，七日巨阳病衰，头痛少愈，八日阳明病衰，身热少愈，九日少阳病衰，耳聋微闻，十日太阴病衰，腹减如故，则思饮食，十一日少阴病衰，渴止不

---

① 解　原作"实"，诸本均同，据上下文义改。
② 匪　通"非"。

满，舌干已而嚏，十二日厥阴病衰，囊纵，少腹微下，大气皆去，病日已矣。热病传遍①六经，方得从头罢去。以从前各经，皆为阳热所布伏，故毒热必从头次第发得出来，真阴方从头次第复得转去，万无中止之理，亦万无越次之理也。

《内经》帝曰：治之奈何？岐伯曰：治之各通其脏脉，病日衰已矣。其未满三日者，可汗而已，其已满三日者，可泻而已。"汗"、"泻"二字，俱是刺法，故云各通其脏脉，刺法有浅有深，故云可汗可泻，法详"刺热篇"。《灵枢·热病》：泻之则热去，补之则汗出，汗与泻，有补泻之分也。《灵枢·热病》：热病三日，而气口静，人迎躁，取之五十九刺，以泻其热而出其汗，实其阴以补其不足。其可刺者，急取之，不汗出则泻，故本文于汗泻②下著"而已"二字。见刺法外无他治，隐伏仲景汗、下、温针之禁，仲景不言刺法，已于刺法外另会经意矣。"刺热篇"云：治诸热，饮之以寒水，乃刺之，必寒衣之，居止寒处，身寒而止也。从此推之，仲景法中，岂无一二方法，可以代此四"寒"字者乎。叔和以"腑"字换去"脏"、"脉"字，而以"下"字换去"泻"字，笔尖一动，冤魂载道。千载后，谁复于"汗"、"下"二字外，一从《内经》，检及《洗冤录》也。

《内经》帝曰：其病两感于寒者，其脉应与其病形何如？岐伯曰：两感于寒者，病一日巨阳与少阴俱病，则头痛口干而烦满，二日，阳明与太阴俱病，则腹满身热，不

---

① 遍　原作"变"，诸本均同，音同之误，据上下文义改。
② 汗泻　原作"泻汗"，据上下文义乙转。

欲食，谵语，三日少阳与厥阴俱病，则耳聋囊缩而厥，水浆不入，不知人，六日死。三阴三阳、五脏六腑皆受病，营卫不行，五脏不通，则死矣。帝曰：五脏已伤，六腑不通，营卫不行，如是之，后三日乃死，何也？岐伯曰：阳明者，十二经脉之长也，其血气盛，故不知人，三日其气乃尽，故死矣。两感于寒者，寒水被伤，夺之再夺，竭脂伐髓，由腑及脏，故次年病温，辄见双传，即"评热病论"所谓阴阳交之病也。一腑一脏，阴阳相交，而以火作合。人身一水不胜两火，况水亦是火，以之布满于腑脏营卫间，如燔如炙，宁不速死！然阳明有气，尚能迟之三日，可见不成死证之温病，便当留此胃汁，不容汗、下、温针之重夺矣。

"评热病论"：凡病伤寒而成温者，先夏至日者为病温，后夏至日者为病暑，暑当与汗皆出，勿止①。《内经》俱是说热病，恐人失去冬伤于寒，春必病温之来历，故以凡病伤寒而成温者总之，见其言热，都是温也。温病已成，在春不发，至夏亦发，温与暑，实是一病。论春夏温暑之病根，何尝不种于冬时，但所种原是热，不是寒，何云寒毒藏于肌肤，至春变为温病，至夏变为暑病耶？一篇"热病"经文，被叔和引来混入仲景之伤寒，处处矛盾矣。

伤寒有三解：一曰伤寒，一曰伤寒病，一曰伤于寒。伤寒，即《难经》所云伤寒有五，正经自病，五邪所伤之谓，仲景以伤寒名书者，主此。伤寒病，即《难经》五中分出之一病，《素问》所云重感于寒，内外皆然之病，仲景

---

① 凡病伤寒……勿止　原载王注本《素问·热论》，黄氏移于《素问悬解·评热病论》。

《论》中太阳病，或已发热，或未发热，必恶寒，体痛，呕逆，脉阴阳俱紧，名曰伤寒者，主此。若伤于寒，则非病也，乃温病所受之源头，《素问》所云冬不藏精，阳强不秘，精气乃绝之谓。其发为病，则仲景《论》中太阳病，发热而渴，不恶寒，为温病者是也。

温病对伤寒病言，为两歧，温病对伤寒言，为统属。伤寒所统属者，多热病，其一耳。温病对伤于寒言，为胎系。冬伤于寒，是从母腹中受妊，寒水被伤，而阳热遂胎于此，至春必病温，则其出胎成人时也。三伤寒各还其来历，则"热"字各有所贴①矣。

若过十三日以上不间，尺寸陷者，死。若更感异气，变为他病者，当依旧坏病证而治之。若脉阴阳俱盛，重感于寒者，变为温疟。阳脉浮滑，阴脉濡弱者，更遇于风，变为风温。阳脉洪数，阴脉实大者，更遇温热，变为温毒，温毒为病，最重也②。阳脉濡弱，阴脉弦急者，更遇温气，变为温疫。以此冬伤于寒，发为温病，脉之变证，方治如说。一作法字。

程氏曰："五十八难"：伤寒有几③？其脉有变否？变者，不同也。然，伤寒有五，有中风，有伤寒，有湿温，即湿热病。有热病，暑热病也。有温病，其所苦各不同形。中风之脉，阳浮而滑，阴濡而弱。湿温之脉，阳濡而弱，阴小而急。伤寒之脉，阴阳俱盛而紧涩。热病之脉，阴阳俱

---

① 贴 着落也。
② 也 原脱，据蜀本、集成本、《伤寒论·伤寒例》补。
③ 几 原作"五"，诸本均同，据《难经·五十八难》改。

浮，浮之而滑，沉之散涩。温病之脉，行在诸经，不知何经之动也。《难经》之文如此，盖以名为伤寒，而其类则不同，恐人混而为一，故特从脉上辨出风、寒、暑、湿、温、热来。何意扁鹊方欲从"伤寒之类"四字上分出来，叔和竟将"伤寒之类"四字上合将去。更奇者，脉上不生出病，劈空变出病来，荒唐极矣！

凡人有疾，不时即治，隐忍冀差，以成痼疾，小儿女子，益以滋甚。时气不知，便当早言，寻其邪由，及在腠理，以时治之，罕有不愈者。患人忍之，数日乃说，邪气入脏，则难为制。此为家有患，备虑之要。

凡作汤药，不可避晨夜，觉病须臾，即宜便治，不等早晚，则易愈矣。若或差迟，病即传变，虽欲除治，必难为力。服药不如方法，纵意违师，不须治之。

凡伤寒之病，多从风寒得之。始表中风寒，入里则不消矣，未有温覆而当，不消散者。不在证治，拟欲攻之，犹当先解表，乃可下之。若表已解而内不消，非大满，犹生寒热，则病不除。若表已解而内不消，大满大实坚，有燥屎，自可徐下之，虽四五日，不能为祸也。若不宜下，而便攻之，内虚热入，协热遂利，烦躁诸变，不可胜数，轻者困笃，重者必死矣。

夫阳盛阴虚，汗之则死，下之则愈，阳虚阴盛，汗之则愈，下之则死。夫如①是，则神丹安可以误发，甘遂何可以妄攻！虚盛之治，相背千里，吉凶之机，应若影响，岂容易哉！况桂枝下咽，阳盛则毙，承气入胃，阴盛以亡，生死之要，应乎须臾，视身之尽，不暇计日。此阴阳虚实

---

① 如　原作"一"，据蜀本、集成本、石印本、《伤寒论·伤寒例》改。

之交错，其候至微，发汗吐下之相反，其祸至速。而医术浅狭，懵然不知病源，为治乃误，使病者殒没，自谓其分至，令冤魂塞于冥路，死尸盈于旷野。仁者鉴此，岂不痛欤！

凡两感病俱作，治有先后，发表攻里，本自不同。而执迷妄意者，乃云神丹、甘遂，合而饮之，且解其表，又除其里，言巧似是，其理实违。夫智者之举措也，常审以慎，愚者之动作也，必果而速，安危之变①，岂可诡哉！世上之士，但务彼翕习之荣，而莫见此倾危之败，唯明者居然能护其本，近取诸身，夫何远之有焉。

凡发汗，温服汤药，其方虽言日三服，若病剧不解，当促其间，可半日中尽三服。若与病相阻，即便有知觉。病重者，一日一夜，当晬时观之。如服一剂，病证犹在，故当复作本汤服之。至有不肯汗出，三剂乃解。若汗不出者，死病也。

凡得时气病，至五六日，而渴欲饮水，饮不多，不当与也，何者？以腹中热尚少，不能消之，便更与人作病也。至六七日，大渴欲饮水者，犹当依证与之。与之当令不足，勿极意也，言能饮一斗，与五升。若饮而腹满，小便不利，若喘若哕，不可与之。忽然大汗出，是为自愈也。

凡得病，反能饮水，此为欲愈之病。其不晓病者，但闻病欲②饮水自愈，小渴亦强与饮之，因成其祸，不可胜数也。

凡得病厥，脉动数，服汤药更迟，脉浮大减小，初躁

① 变 诸本均同，《伤寒论·伤寒例》作"辨"，可参。
② 欲 原脱，诸本均同，据《伤寒论·伤寒例》补。

伤寒悬解

卷末

后静，此皆欲愈证也。

凡治温病，可刺五十九穴。又身之穴，凡三百六十有五，其三十九穴，灸之有害，七十九穴，刺之为灾，并中髓也。

凡脉四损，三日死。平人四息，病人脉一至，名曰四损。脉五损，一日死。平人五息，病人脉一至，名曰五损。脉六损，一时死。平人六息，病人脉一至，名曰六损。

程氏曰：上条刺法从温，此条脉法又不从温，不从温而单言损至，言损至而遗去至脉，俱不可解。《难经》只言三呼一至曰死，四呼一至曰命绝，此直讲到五呼六呼上，怪妄之至！

脉盛身寒，得之伤寒，脉虚身热，得之伤暑。

程氏曰：据上下文读去，此二句经文，何由嵌入？只为句中有"伤寒"二字，因将二"气"字换作二"脉"字，强捱在此，但经文不如是解耳。按，"通评虚实论"黄帝问曰：愿闻虚实之要。岐伯对曰：气实形实，气虚形虚，此其常也，反此者病。帝曰：如何而反？岐伯曰：气盛身寒，此谓反也，气虚身热，此谓反也。气盛身寒，得之伤寒，气虚身热，得之伤暑。夫实者，气入也，虚者，气出也。经文是言人身形气之失常，必有所得之由，而特以伤寒、伤暑为气盛身寒、气虚身热者，一推原之也。

阳盛之人，宜其身热，何以反常而身寒，此必得之于伤寒。由寒伤形而不伤气，从前伤寒病其形，故遂成一气盛身寒之体。阳虚之人，宜其身寒，何其反常而身热，此必得之伤暑。由暑伤气而不伤形，从前伤暑病其气，遂成一气虚身热之躯。夫实者，气入也，寒主密固，气所以实，虚者，气出也，暑主疏泄，气所以虚。由是推之，寒热在气，而不在形。气实者，身虽寒，而不失其为热也，气虚者，身虽热，而不失其为寒也。经旨如此，何得换一"脉"字，以身寒、身热贴在伤寒、伤暑之证候上言？不曰得之伤寒、得之伤暑，而曰谓之伤寒、谓之伤暑矣？果尔伤寒，恶寒即有之，身不但不寒，而且发热，伤暑虽发热，亦未始不洒洒恶寒。颠倒错乱，何至于此！

脉阴阳俱盛，大汗出不解者，死。脉阴阳俱虚，热不止者，死。脉至乍疏乍数者，死。脉至如转索者，其日死。谵言妄语，身微热，脉浮大，手足温者生，逆冷，脉沉细者，不过一日死矣。此以前是伤寒热病证候也。

叔和混伤寒于热病，遂启后来传经为热之讹。注《伤寒》者，数十百家，无不背仲景而遵叔和。伪例一出，流祸至今，存心仁爱者，曷能默而已乎！

程氏驳之，颇开伤寒生面。删而改之，去其差谬，使后之览者，由伪例而得真统，其为助非小也。但伤寒非不传经，《伤寒论》亦是六日六经，经尽则病解。因病家里气各有虚实寒热之差，故阳盛而入三阳之腑，阴盛而入三阴之脏，则迟速久近，不应经传经尽之期耳。程氏以传腑传脏为传经，差之远矣。热病之刻日挨经者，其常也，间有里气之偏者，则亦不悉应此期。凡治温病，亦当变通而化裁之，审其内热之有无也。

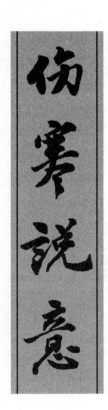

伤寒说意自叙

言者，所以在意也。《素问》雷公曰：臣治疏愚，说意而已。仲景《伤寒》，其言奥赜①，其意昭明②，解言则难，说意则易，其意了然，其言无用矣。

筌③所以在鱼，得鱼者必忘其筌。蹄④所以在兔，得兔者必忘其蹄。言所以在意，得意者必忘其言。言有质文⑤而意无质文，言有利钝而意无利钝，言人人殊，意人人同，是故意贵乎得而言贵乎忘。

昔胜书之见周公，无言而退，温伯之见孔子，不言而出，胜书、温伯，善语于无言，周公、孔子，善听于无声，何者？得其意也。其意诚得，其言不传，虽谓其言至今传

---

① 奥赜 "奥"，犹深也。"赜"，谓幽深难见。"奥赜"，犹言精深蕴秘。

② 昭明 显明也。

③ 筌 捕鱼竹器也。

④ 蹄 兔网也。

⑤ 质文 优劣不等也。

焉可也。相如①、子云②，古之长于立言者，而封禅③之义未亡，《太玄》④之旨不著，相如之言显，子云之言隐也。使《伤寒》之书出于相如，则大传矣，出于子云，则永亡矣。仲景拙于立言而巧于立意，《伤寒》之亡，以其言也，《伤寒》之传，以其意也。仆传《伤寒》，说意而已。

戊辰⑤之岁，成《伤寒悬解》。庚午年春，旅寓济南，草《伤寒说意》数篇。辛未六月，客处江都⑥，续成全书。甲戌正月，久宦京华，不得志，复加删定，仲景之意得矣。仆之得意，不可言也。

世之最难长⑦者，得意之事，玉楸子往往于失意之中，有得意之乐。若使得志，则必失意，若使得意，则必失志。圣人无全功，造化无全能，与其得志而失意，不如得意而

---

① 相如 即汉·司马相如，字长卿，公元前 179～公元前 117 年，西汉蜀郡人，辞赋家。少时好读书，口吃而善著述，兼善击剑弹琴。武帝时，因献赋被任为郎。著有《子虚》、《上林》、《大人》等赋，以讽喻为名，词藻瑰丽雕琢，气韵排宕，汉、魏、六朝之文人多仿之。

② 子云 即汉·扬雄，字子云，公元前 53～公元 18 年，少好学，为人简易佚荡，口吃不能剧谈，而博学深思，独以文章名世，长于辞赋，多仿司马相如。成帝时召对，献《甘泉》、《河东》、《羽猎》、《长杨》四赋，拜为郎。通群籍，多识古文奇字，仿《易经》而作《太玄经》，拟《论语》而作《法言》，仿《仓颉篇》而作《训纂篇》、《方言》。

③ 封禅 帝王祭天地的典礼。在泰山上筑土为坛祭天，报天之功，曰"封"，在泰山下梁父山上辟场祭地，报地之功，曰"禅"。相传古时封泰山、禅梁父者七十二家。自秦汉以后，历代封建王朝都把封禅作为国家大典。《大戴礼·保传》："封泰山而禅梁父。"

④ 《太玄》 即《太玄经》，汉·扬雄撰。仿《周易》而作，凡十卷，分八十一首，以拟六十四卦。

⑤ 戊辰 乾隆十三年戊辰，即公元 1748 年。

⑥ 江都 县名，即今扬州市。

⑦ 长 多也。

失志。二者不可兼，宁舍彼而取此，此中得失，不足为外
人道也，此中忧乐，未易为俗人言也。

甲戌正月东莱都昌黄元御撰

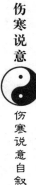

六经解[1]

天有六气，风、火、暑、湿、燥、寒，地有五行，木、火、土、金、水也。人感天之六气而生六腑，故六腑为阳，感地之五行而生五脏，故五脏为阴。五脏者，肝、心、脾、肺、肾也，六腑者，胆、胃、大肠、小肠、三焦、膀胱也。脏五而腑六，《灵枢·胀论》：膻中者，心主之宫城也，是为心包，合为六脏。六脏六腑，是生十二经。经气内根于腑脏，外络于肢节。脾、肾、肝、胆、胃、膀胱经行于足，是谓足之六经，肺、心、心包、三焦、大肠、小肠经行于手，是谓手之六经。手有三阴三阳，足有三阴三阳。脾肺之经，太阴也，心肾之经，少阴也，肝与心包之经，厥阴也，胆与三焦之经，少阳也，胃与大肠之经，阳明也，膀胱小肠之经，太阳也。经有十二，六气统之，两经一气，故亦曰六经。太阳与少阴为表里，阳明与太阴为表里，少阳与厥阴为表里也。

小肠手太阳之经，起于小指之端，循手外侧，上腕，出踝中，上循臂骨下廉，出肘内侧，循臑外后廉，交肩上，

---

[1] 六经解 原作"六气解"，据目录、闽本、蜀本、集成本、本章内容改。

入缺盆，络心，下膈，抵胃，属小肠，从缺盆循颈，上颊，至目内眦。

膀胱足太阳之经，起于目内眦，上额，交巅，下项，挟脊，抵腰中，循膂，络肾，属膀胱，从腰中贯臀，入腘中，贯腨内，出外踝，至小指外侧。

大肠手阳明之经，起于次指之端，循指上廉，出合谷，循臂上廉，入肘，上肩，入缺盆，络肺，下膈，属大肠，从缺盆上颈，贯颊，入下齿，挟口，交人中，左之右，右之左，上挟鼻孔。

胃足阳明之经，起于鼻之交頞中，入上齿，挟口，环唇，下交承浆，循颐后，出大迎，上耳前，至额颅，从大迎下人迎，循喉咙，入缺盆，下膈，属胃，络脾，从缺盆下乳内廉，挟脐，入气街，抵伏兔，下膝膑，循胫外，下足跗，入大指。

三焦手少阳之经，起于名指①之端，循手表腕，出臂外，贯肘，上肩，入缺盆，布膻中，散络心包，下膈，循属三焦，从膻中上出缺盆，上项，系耳后，至目锐眦。

胆足少阳之经，起于目锐眦，下颈，合缺盆，下胸中，贯膈，络肝，属胆，循胁里，出气街，绕毛际，循髀②阳，出膝外廉，下辅骨，出外踝之前，循足跗，入名指。

脾足太阴之经，起于大指之端，循指内侧，上内踝前廉，上腨内，循胫骨后，交出厥阴之前，上膝股内前廉，入腹，属脾，络胃，上膈，挟咽，连舌本。

肺手太阴之经，起于中焦，下络大肠，还循胃口，上

---

① 名指　即无名指。
② 髀　原作"脾"，形近音近之误，据闽本、蜀本改。

膈，属肺，从肺系横①出腋下，循臑内，行少阴、心主之前，下肘中，循臂内，入寸口，循鱼际，出大指之端。

肾足少阴之经，起于小指之下，斜走足心，循内踝之后，入跟中，上腨内，出腘内廉，上股内后廉，贯脊，属肾，络膀胱，上肝膈，入肺中，循喉咙，挟舌本，从肺出络心，注胸中。

心手少阴之经，起于心中，出属心系，下膈，络小肠，从心系上挟咽，系目系，从心系上肺，出腋下，循臑内后廉，行太阴、心主之后②，下肘内，循臂内后廉，抵掌后，循小指之内，出其端。

肝足厥阴之经，起于大指丛毛之际，上循足跗上廉，去③内踝一寸，上踝八寸，交出太阴之后，上腘内廉，循股阴，入毛中，过阴器，抵小腹，挟胃，属肝，络胆，上贯膈，布胁肋，循喉咙之后，连目系，上出额，与督脉会于巅，从目系下颊，环唇内，贯膈，注④肺。

心主手厥阴心包络之经，起于心中，出属心包络，下膈，历络三焦，从胸出胁，下腋，循臑内，行太阴、少阴之间，入肘中，下臂，入掌中，循中指，出其端。

阳经在表，阴经在里。太阳在外，皮毛之分也，次则阳明，次则少阳，次则太阴，次则少阴，次则厥阴，近于骨矣。阳经则属腑络脏，阴经则属脏络腑。足之阳经，行于股外，阴经行于股内，手之阳经，行于臂外，阴经行于臂内。阳经之次，阳明在前，少阳在中，太阳在后，阴经

---

① 横 原作"上"，据闽本、蜀本改。
② 后 原作"下"，据闽本、蜀本改。
③ 去 原作"出"，音近之误，据闽本、蜀本改。
④ 注 原作"布"，音近之误，据闽本、蜀本改。

之次，太阴在前，厥阴在中，少阴在后。手之阴经，自胸走手，阳经自手走头，足之阳经，自头走足，阴经自足走胸。手三阳之走头，足三阳之走足，皆行于颈项而会于督之大椎。手①足经之分走，异道环周，太阳、少阴，行身之背，阳明、太阴，行身之前，少阳、厥阴，行身之侧。是诸经之部次也。

经有十二，独言足经而不言手经者，手之六经，自胸而手，自手而头，所辖之部小，足之六经，自头而足，自足而胸，所辖之部大，经大则气旺，气旺则病加也。两经同气②，病则俱病，但手经轻清而足经重浊，病则手经轻而足经重，以足经之气偏于重浊故也。

六气解

天有六气，初之气，厥阴风木，二之气，少阴君火，三之气，少阳相火，四之气，太阴湿土，五之气，阳明燥金，六之气，太阳寒水。天人同气也，肝足厥阴之经，是为风木，心手少阴之经，是为君火，三焦手少阳之经，是为相火，脾足太阴之经，是为湿土，大肠手阳明之经，是为燥金，膀胱足太阳之经，是为寒水。经有十二，六气统之，厥阴以风木主令，手厥阴火也，从母化气而为风，少阴以君火主令，足少阴水也，从妻化气而为热，少阳以相火主令，足少阳木也，从子化气而为暑，太阴以湿土主令，手太阴金也，从母化气而为湿，阳明以燥金主令，足阳明土也，从子化气而为燥，太阳以寒水主令，手太阳火也，

---

① 手　原脱，据闽本、蜀本补。
② 气　原作"义"，音近之误，据闽本、蜀本改。

从夫化气而为寒。经气对化，自然之理。

人之六气，不病则不见，病则一经之气见。或自见其令气，或自见其本气，或主令者而见从化之气，或从化者而见主令之气，视其经气之盛衰焉。厥阴、太阴、太阳，足经主令而手经化气者也。足厥阴，风木也，手厥阴之火①，应从风化，而厥阴经病，阳虚则手厥阴化气于风木，阳盛则手厥阴不从风化，而从少阳之暑化。足太阴，湿土也，手太阴之金，应从湿化，而太阴经病，阳虚则手太阴化气于湿土，阳盛则手太阴不从湿化，而从阳明之燥化。足太阳，寒水也，手太阳之火，应从寒化，而太阳经病，阳虚则手太阳化气于寒水，阳盛则手太阳不从寒化，而从少阴之热化。少阴、少阳、阳明，手经主令而足经化气者也。足少阴，水也，水之气为寒，少阴经病，阳盛则足少阴化气于君火，阳虚则不从火化，而从太阳之寒②化。足少阳，木也，木之气为风，少阳经病，阳盛则足少阳化气于相火，阳虚则不从火化，而从厥阴之风化。足阳明，土也，土之气为湿，阳明经病，阳盛则足③阳明化气于燥金，阳虚则不从燥化，而从太阴之湿化。主令者盛，则化气者从之，化气者盛，则主令者从之，总之不离乎本气之虚实耳。

阴易盛而阳易衰，凡人之病，阴盛者多，阳盛者少。太阳之病，足太阳主令于寒水者十之六七，手太阳化气于君火者十之二三。阳明之病，手阳明主令于燥金者十之一二，足阳明化气于湿土者十之八九。少阳之病，手少阳主

---

① 火　原作"经"，据闽本、蜀本改。
② 寒　其下原衍"水"字，据闽本、蜀本删。
③ 足　原脱，据闽本、蜀本补。

令于相火者十之三四，足少阳化气于风木者十之六七。太阴之病，足太阴主令于湿土者不止十九，手太阴化气于燥金者未能十一。少阴之病，足少阴化气于寒水者无人非是，手少阴主令于君火者①千百之一。厥阴之病，足厥阴主令于风木者十之八九，手厥阴化气于相火者十之一二。阳从阴化则易，阴从阳化则难，气数如此，无如何也。

一经有一经之性情，经气和平，彼此交济，一经之性情不至偏见。一经病则自见其本气，而一经之性情逐处发现，《伤寒》六经之证，六经之性情发现也。仲景为六经写真②，知六气也，知六气之变化，则知六经之性情矣。

营卫解

肺主气，气行皮毛则为卫，肝主血，血行经络则为营。然肺藏卫气，肝藏营血，而实则皆出于中焦，以气血乃水谷之变化。中焦者，消磨水谷，变化气血之枢轴也。《灵枢·营卫生会》：人受气于谷，谷入于胃，以传于肺，五脏六腑皆以受气。其清者为营，浊者为卫，营在脉中，卫在脉外，营周不休，五十而复大会，阴阳相贯，如环无端。

盖水谷之气，有清有浊。水谷入胃，脾阳消磨，散其精华，化生气血，内自脏腑，外达经络。精专者，行于脉中，命之曰营，慓悍者，行于脉外，命之曰卫。营者，脉中之血，血中之气，是谓营气。营气在脉，随宗气流行。谷精之化营气，其大气之抟而不行者，积于胸中，名曰宗气。宗气者，贯心肺而行呼吸。营气之行，以息往来，血

---

① 者　原脱，据闽本、蜀本补。
② 写真　画像曰写真。

之流动，气送之也。

平人一日一夜一万三千五百息，一息脉六动，气行六寸。人之经脉，六阴六阳以及任、督、两跷，计合一十六丈二尺。一日之中，漏下百刻，以分昼夜。二百七十息，水下二刻，气行十六丈二尺，是谓一周。一万三千五百息，水下百刻，脉行八百一十丈，人气五十营于身，一日之度毕矣。

营气初行，常于平旦寅时从手太阴之寸口始，以肺主气而朝百脉也。自手之太阴阳明，注足之阳明太阴，自手之少阴太阳，注足之太阳少阴，自手之厥阴少阳，注足之少阳厥阴，终于两跷、督、任。周而复始，阴阳相贯，营周五十，明日寅时，又会于气口。此营气之度也。

卫气者，不随宗气，而自行于脉外，昼行阳经二十五周，夜行阴脏二十五周。其行于阳也，常于平旦寅时从足太阳之睛明始，睛明在目之内眦。《灵枢·卫气行》：平旦阴尽，阳气出于目，目张则气上行于头，循项，下足太阳，至小指之端。其散者，别于目锐眦，下足少阳，至名指之端。其散者，别于目锐眦，循手少阳，至名指之端。别者，至耳前，合于颔脉，注足阳明，下至跗上，入中指之端。其散者，从耳下下手阳明，入次指之端。其至于足也，入足心，出内踝下，入足少阴经。阴跷者，足少阴之别，属于目内眦，自阴跷而复合于目，交于足太阳之睛明，是谓一周。如是者二十五度，日入阳尽而阴受气矣。其入于阴也，常从足少阴之经而注于肾，肾注于心，心注于肺，肺注于肝，肝注于脾，脾复注于肾，是谓一周。如是者二十五度，平旦阴尽而阳受气矣。于是从肾至少阴之经，而复合于目。阴阳一日一夜，亦周五十。故少阴主内，太阳主外，卫气至阳而起，至阴而止，出乎阳则寤，入乎阴则寐。此卫气之度也。

营起于气口，卫起于睛明，营气之行，阴阳相间，卫气之行，夜阴昼阳。起止不同，道路各异，非同行于一经也。

风寒解

风者，天地之生气，寒者，天地之藏气。四时之气，春生夏长，秋收冬藏。木旺于春，木气发生则风动，水旺于冬，水气蛰藏则寒作。盖春木司令，阳自地下东升，风动而冰解，则生气得政，冬水当权，阴自地上①西敛，寒凝而冻合，则脏气得政，是风乃阳气之发扬，寒乃阴气之翕聚，气之不同也。

风之中人，必由金水之外敛。金水主卫，卫性收敛而风性发泄，卫气不启，泄之以风，而愈欲收敛，敛而莫达，则内闭营血，而生里热。寒之伤人，必因木火之外泄。木火主营，营性发泄而寒性闭蛰，营血不秘，闭之以寒，而愈欲发泄，泄而不透，则外束卫气，而生表寒。

风为春气，三春之日，天温日明，人血淖液②而卫气浮宣，袭之以风，不能伤也，值气凉而窍闭，得风气之疏泄，是以伤卫。寒为冬气，三冬之日，天寒日阴，人血凝涩而卫气沉藏，感之以寒，不能伤也，值气温而窍开，得寒气之闭敛，是以伤营。营伤则卫郁，宜麻黄以泻卫，卫伤则营郁，宜芍药以泻营，营卫发达，则表邪退矣。《素问·玉

---

① 上　原作"下"据闽本、蜀本改。
② 淖（zhào 兆）液　濡润也。

机真脏论》：风寒客于人，使人毫毛毕直，皮肤闭而为热，当是之时，可汗而发也，桂枝、麻黄，发汗之方。

汗贵乎早。"阴阳应象论"：善治者，治皮毛，其次治肌肤，其次治筋脉，其次治六腑，其次治五脏，治五脏者，半死半生也。营卫感伤，在皮毛之部，桂枝、麻黄，治皮毛之方，皮毛邪散，后日之变，无由生矣。于此失治，未几而或入阳明之腑，或入三阴之脏，于是乎治腑治脏，危证丛生，工之至下而法之至拙者也。

风寒，客邪也，病则不关于客气，而视乎人身之主气。主气偏阳，则阳郁为热而入腑，主气偏阴，则阴郁为寒而入脏，无非主气为之也。其始感也，风寒之裹束在表，迁延日久，入阳明而传三阴，则皆本气之为病，非尽系风寒之力也。麻黄、桂枝，表散风寒之剂，此外则悉因主气立法，不专表散之方矣。解风寒外感，则知气血内伤，仲景《伤寒》立法，非第①为外感之金书②，而并为内伤之玉诀③。内伤之人，未必尽由于外感，而外感之家，无不悉本于内伤。解此则内外同归，主客一致，十病九全而不止也。

传经解

人之经脉，自皮毛以至筋骨，不过六层。太阳在表，次为阳明，次为少阳，次为太阴，次为少阴，次为厥阴，厥阴者④，经脉之在里者也。风寒感袭，受自皮毛，故太阳

---

① 第　但也。
② 金书　即金书铁卷。"金书铁卷"，古代颁赐功臣，籍以世代享受某种特权之契券，又名丹书铁卷。在此借指典籍。
③ 玉诀　义同金书，亦指典籍。
④ 厥阴者　其前原行"感"字，据闽本、蜀本删。

先病。经气郁隆，不得外泄，次第内浸①，相因而发，日传一经，六日而遍，此一定之事，不以风寒温热而异同也。温病内热素积，感必尽传，风寒之家，起于外感，不缘内伤，或有一经两经而即已者。此本气之旺而外感之轻，不至成病者，及其成病，则挨次遍传。此风寒之大凡也。

虽遍传六经，而未经汗解，则太阳表证，必不能罢。太阳不罢，则不拘传至何经，凡在六日之内，总以太阳为主，寒宜麻黄，风宜桂枝，无用余方也。若在经失解，里气和平，则不至内传，如里气非平，表郁里应，阳盛则入阳明之腑，阴盛则入三阴之脏。腑热则宜凉泻，脏寒则宜温补。

凡人阳盛则生，阴盛则死。风寒传脏，阴盛而灭微阳，早用温补，固难尽生，风寒传腑，阳盛而烁微阴，迟用凉泻，亦或致死。较之前在营卫，逆顺霄壤②，此诚危急存亡之秋也。

仲景为六经分篇，而太阳一经，不皆表证，其间有阳盛而入腑者，有阴盛而入脏者。但病入脏腑，而经证未罢，是以属之太阳。虽属太阳，而内入脏腑，是皆太阳之坏病也。至于阳明之篇，则全是腑病。阳明经证，乃腑病连经，而非止经病也。三阴之篇，则全是脏病。三阴经病，乃脏病连经，而非止经病也。少阳之篇，则半是腑病，半是脏病。少阳居表阳里阴之介，阳盛则传腑，阴盛则传脏，故脏腑兼有。少阳经证，乃脏病腑病之连经，而非止经病也。若但是经病，则全统于太阳一经，不必另分

---

① 浸（qīn 侵）　通"侵"。
② 霄壤　犹言天与地，喻相去绝远。

立六经之篇也。

此义自仲景而后，千载无知者。郊倩程氏，比之诸家，微有一线萤光，而误以脏腑之病为经证，因谓伤寒不传经，谬矣。至喻嘉言辈，醉魔迷蒙，其于此理，一字不解也。

里气解

风寒之伤人也，不能为寒，不能为热，视乎人之里气而为①变者也。里气和平，则腑热不作，脏寒不动，终始在经，不能内传，但当发散其表邪，不必用温清补泻之剂也。里气非平而表邪外束，腑阳盛者，则阳郁而生内热，脏阴盛者，则阴郁而生内寒。寒热之分途，全在乎中。

太阴以湿土主令，阳明从燥金化气。阳旺之家，则阳明司气，胃腑生其燥热，阴旺之家，则太阴当权，脾脏生其湿寒。湿寒者，水气也，燥热者，火气也。脾以阴土而含阳气，阳升则化火，胃以阳土而含阴精，阴降则化水。水寒而流湿，火热②而就燥，土者，水火之中气也，故火盛则燥热传于戊土，水盛则湿寒传于己土。此脏寒腑热之③所由来也。

然己土之性湿，庚金之性燥，湿者，太阴脾土之本气，燥者，阳明胃土之子气也。子气不敌本气之旺，故湿盛者多而燥盛者少。

盖水偏胜则病湿寒，火偏胜则病燥热，而阴阳非④平者，则燥易消而湿易长。缘土居水火之中，水火交蒸，但

----

① 为　原作"不"，据闽本改。
② 热　原作"温"，形近之误，据蜀本、闽本改。
③ 之　原脱，据闽本，蜀本补。
④ 非　原脱，据闽本、上下文义补。

能生湿，不能生燥，则湿有日增而燥有日减，自然之事。况五行之理，水能克火，火不能①克水，故火常败而水常胜。此寒热燥湿进退消长之大凡也。

后世庸工，悖缪不通，乃有传经为热，直中为寒，种种胡说，千载不得解人，何可期之旦暮间也。

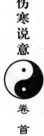

伤寒说意

卷首

---

① 能 原脱，据闽本、蜀本补。

风寒原委

四时之气，木旺于春，水旺于冬。春木发升，则阳气敷布而为风，冬水蛰藏，则阴气凝肃而为寒。春非无寒，究竟风多而寒少，冬非无风，究竟风少而寒多。春之有寒者，春行冬令，非春气之正也，冬之有风者，冬行春令，非冬气之正也。感春之风者，谓之中风，其间虽有伤寒，而不及中风之多也，感冬之寒者，谓之伤寒，其间虽有中风，而不及伤寒之多也。

气血在经，是谓营卫，营行脉中，为卫之根，卫行脉外，为营之叶。平人卫气在外而内交于营，营血在内而外交于卫，营卫调和，是以无病。卫司于肺，营司于肝，肺金下行，则生肾水，是以卫气清降而产阴精，肝木上升，则生心火，是以营血温升而化阳神。气行皮毛，卫气清降，则腠理阖①，阖则中风而不伤寒，血行经络，营血温升，则孔窍开，开则伤寒而不中风。寒伤营者，因冬日之天温而窍开也，风伤卫者，因春日之气凉而窍阖也。营伤则卫病，以营血束闭其卫气，故卫郁而表寒。以寒性闭涩而②血性发

----

① 阖　原作"阄"，"阄"通"阖"，据闽本、蜀本改。
② 而　原脱，据闽本、蜀本补。

扬，血发扬而窍开，寒以收之，而愈欲发扬，发而不透，则外裹卫气，而生表寒。卫伤则营病，以卫气遏逼其营血，故营郁而里热。以风性浮散而气性敛肃，气敛肃而窍阖，风以泄之，而愈欲敛肃，敛而不启，则内遏营血，而生里热。风寒外袭，营卫里郁，是以病作。营卫二气，分司于肺肝而总统于太阳，故太阳经病，有①风伤卫气、寒伤营血之不同也。

风寒外感，病在经络，经络腑脏，实相表里，在经失解，阳盛则传阳明之腑，阴盛则传太阴之脏，入脏则但寒而不热，入腑则但热而不寒。此其中虽缘于里气之不同，亦原于外邪之攸判。盖卫气为阳，然气降而化水，则自阳而之②阴也。阳气之中，已胎阴魄，故营伤而卫病者，非无腑热，而下寒者居多。营血为阴，然血升而化火，是自阴而之阳也。阴血之中③，已抱阳魂，故卫伤而营病者，亦有脏寒，而上热者为众。卫司于肺而实根于阳明，胃乃化气之原也。阳明从燥金化气，阳衰而入脏，脏寒则燥化而为湿。营司于肝而实根于太阴，脾乃生血之本也。太阴以湿土主令，阴衰而入腑，腑热则湿化而为燥。外感之病，入脏而生湿寒，来自伤寒者较多于中风，入腑而生燥热，来自中风者较多于伤寒。究之中风原是外热，伤寒原是外寒，而其腑脏之寒热，终关于里气者居多也。

营卫之气，第宜外发，不宜内陷。寒伤营者，营闭其卫，卫气外发，则汗出而病解，风伤卫者，卫闭其营，营

---

① 有　原作"则"，据闽本、蜀本改。
② 之　至也。
③ 阴血之中　原作"阴中之血"，据闽本、上文"阳气之中"改。

血外发，则汗出而病愈。腑热则营血内陷而不外发，脏寒则卫气内陷而不外发①。故寒伤卫病，腑阳旺者多生，脏阴盛者多死，以脏阴盛则卫气内脱，腑阳颓败而死也，中风营病，脏阴旺者多生，腑阳盛者多死，以腑阳盛则营血内蒸，脏阴涸竭而死也。腑阳盛则卫气不陷，设其过盛而生内热，一用清散，则卫发而汗出，脏阴盛则营血不陷，设其过盛，而生内寒，稍用温散，则营发而汗出。若阴阳和平之家，营病则多外热，外热入腑，则宜清里，里阳非虚，不至内寒也，卫病则多外寒，外寒入脏，则宜温里，里阴非虚，不至内热也。卫气之发，赖乎阳明，卫病者，不可泻戊土之阳气，故胃热盛满，仲景有缓攻之法，营血之发，赖乎太阴，营病者，不可泻己土之阴精，故腑热伤阴者，仲景有急下之条也。

中风之家，阴气不衰，足以济阳，则外热虽盛而不入阳明之腑，伤寒之家，阳气不衰，足以济阴，则外②寒虽盛而不入太阴之脏。六日经尽，营卫郁隆，既无内陷之路，自当外发皮毛，泄而为汗，是以在经则为顺。若在经失解，阳盛而入腑，阴盛而入脏，脏寒则阴胜而阳亡，腑热则阳亢而阴亡，死不旋踵，最可虑也，是以入腑入脏则为逆。腑热而用凉泻，脏寒而用温补，补泻无差，脏寒者不无生望，腑热者亦有危机。死者无论矣，其生者，未为大逆，然究不如在经之为顺也。

风寒之邪，感在经络，经络虽病，万不至死。阳盛入腑，脏阴消亡，阴盛入脏，腑阳颓败，则九死不获一生。

---

① 脏寒则卫气内陷而不外发　原脱，据闽本、蜀本补。
② 外　原作"内"，据闽本、蜀本改。

若脏寒已动，而腑阳未绝，足以温其凝冱，腑热既作，而脏阴未竭，足以润其枯燥，则病极危剧，而不至于死。然阴阳偏盛，匀①有死理，究竟阴亡而死者少，阳亡而死者多。以阴易长而阳易消，死于阳败者不止八九，死于阴亏者未能二三。若伤寒、温病之外，凡诸内伤杂病之门，则阴亏而死者，绝无而仅有矣。

太阳经

提纲

太阳以寒水主令，外在皮毛，卫护周身，为六经之纲领，故其脉浮。一被风寒，则皮毛闭塞，此经先病。其经起两目之内眦，自头下项，行身之背，挟脊抵腰，由外踝而走小指。风寒外束，经脉不舒，故头、项、腰、脊、骨节疼痛。其脉连于督脉之风府，穴在头后，其窍常开，风寒伤人，皆自风府之穴传之太阳。肝司营血，行于经络，肺司卫气，行于皮毛，而皆统于太阳。风则伤卫，寒则伤营，营卫感伤，太阳所以病也。

太阳中风桂枝汤证

卫秉金气，其性清肃，清肃则窍闭，闭则无汗。风以泄之，卫气不敛则汗出。卫以收敛为性，风愈泄而卫愈闭，闭而不开，故郁遏营血，而为内热。风性疏泄，孔窍不秘，是以恶风。风性浮散，是以脉缓。卫司于肺，肺窍于鼻，卫郁不能外达，逆行鼻窍，则见鼻鸣。卫统于阳明，卫气

---

① 匀 同"均"。

裹束，阳明不降，则生干呕。桂枝汤，桂枝行经脉之郁，芍药泻营血之热，甘草培中，大枣补其脾精，生姜泻其肺气，此中风之法也。

桂枝汤一

桂枝一两　芍药一两　甘草七钱，炙　生姜一两，切　大枣十二枚，劈

水七杯，煎三杯，温服一杯。饮热稀粥一杯，覆衣取微汗。不汗，再服一杯。又不汗，尽服之。又不汗，再煎一剂，如前法服。禁生冷、黏滑、肉、面、酒、酪、五辛、臭恶诸物。

太阳伤寒麻黄汤证

营秉木气，其性温散，温散则窍开，开则有汗，寒以敛之，营血不达则无汗。营以发达为性，寒愈敛而营愈发，发而不透，故裹束卫气，而生表寒。寒气闭藏，卫阳郁陷，是以恶寒。寒性闭涩，是以脉紧。经气迫束，则见体痛。胃主降浊，阳明不降，浊气上涌，则生呕逆。卫司于肺，肺气阻逆，故作喘促。麻黄汤，麻黄泻卫气之郁，杏仁降肺气之逆，桂枝通经，甘草培土，此伤寒之法也。

麻黄汤二

麻黄一两　桂枝七钱　杏仁七十枚，去皮尖　甘草七钱，炙

水九杯，先煮麻黄，减二杯，去上沫，入诸药，煎二杯，温服大半杯，覆衣取汗，不用饮粥。余如服桂枝汤法。

太阳风寒两感桂麻各半汤证

伤寒营闭卫郁，则生表寒，中风卫闭营郁，则生里热，风寒双感，营卫俱伤，则寒热往来，形状如疟。盖寒伤营

则营欲泄，泄而不透，故敛束卫气而为寒，风伤卫则卫欲闭，闭而不开，故遏逼营血而为热。营郁热发，及其卫衰而营血外乘，又束卫气而寒来，卫郁寒生，及其营衰而卫气外乘，又遏营血而热来。此先中于风而后伤于寒，营卫交争，迭为胜负之故也。若其人便调不呕，寒热频发，日二三度，脉微缓者，是正气颇旺，不久将罢①，病为欲愈，无用治也。若脉浮而紧，面热身痒，是阳为阴郁，欲发而未能也。仲景脉法②：寸口脉浮而紧，浮则为风，紧则为寒，风则伤卫，寒则伤营，营卫俱伤，骨节烦疼，当发其汗，宜桂枝麻黄各半汤，双泻营卫也。若其寒热不频，日仅再作，是其正气之虚，不能频发，而风多寒少，卫郁不盛，宜桂枝二麻黄一汤，重泻其营而轻泻其卫也。如其发热作渴，脉浮而洪大者，是兼有里热，宜桂枝二越婢一汤，稍清其内热也。

桂枝麻黄各半汤三

桂枝五钱　芍药三钱　甘草三钱　生姜三钱　大枣四枚　麻黄三钱　杏仁二十四枚

水五杯，先煮麻黄，去上沫，入诸药，煎杯半，温分三服。

桂枝二麻黄一汤四

桂枝五钱　芍药四钱　甘草三钱，炙　生姜四钱　大枣五枚　麻黄二钱　杏仁十六枚，去皮尖

水五杯，先煮麻黄，去上沫，入诸药③，煎二杯，温服

① 罢　原作"发"，音近之误，据蜀本、集成本改。
② 仲景脉法　指《伤寒论·辨脉篇》。
③ 入诸药　原脱，据闽本、蜀本补。

伤寒说意

卷一

一杯，日再服。

桂枝二越婢一汤五

桂枝二钱　芍药二钱　甘草二钱　生姜三钱　大枣四枚　麻
黄二钱　石膏二钱，碎，绵裹

水五杯，煎二杯，温服一杯。

太阳风寒大青龙汤证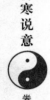[①]

中风，脉浮缓而有汗，伤寒，脉浮紧而无汗。若中风，
脉紧身疼，发热恶寒，无汗而烦躁者，是卫气闭敛，风不
能泄，营热郁遏，莫由外达，故证似伤寒，而加以烦躁。
经热不解，内传于胸，则见燥渴，宜大青龙汤。麻黄泻其
卫郁，石膏清其肺热，经热消散，燥渴自止。然青龙发汗，
最善亡阳，必无少阴证者，而后可用。若脉微而弱，汗出
恶风者，是肾阴盛而卫阳虚，风能疏泄而卫不闭敛，慎勿
服此。服之汗多阳亡，遂入少阴之脏，则四肢厥逆，筋惕
肉瞤。此为逆治，宜以真武汤救之。盖四肢秉气于脾胃，
汗泄中焦温气，阳亡土败，寒水上凌，四肢失秉，故手足
厥逆。水寒土湿，木郁风动，经脉撼摇，故筋肉动惕。真
武汤燥土泻湿，温寒水而滋风木也。真武汤在"少阴"。

大青龙汤六

麻黄二两　桂枝七钱　甘草七钱，炙　杏仁五十粒　石膏鸡
子大，研　生姜一两　大枣十二枚

水九杯，煎三杯，温服一杯，取汗。不汗，再服。汗
多者，温粉粉之。汗多阳亡遂虚，恶风烦躁，不得眠也。

_____

① 太阳风寒大青龙汤证　原作"太阳风寒大青龙证"，据闽本、蜀本、
集成本、石印本改。

衄血

伤寒皮毛外闭，卫气莫泄，经脉①郁隆，而旁无透窍，势必上寻出路，发于鼻孔。卫气升腾，冲逼营血，随而上溢，是为衄证。衄则卫泄病除，亦同汗解。但营血上溢，损伤颇重，此麻黄、青龙之证，失不早服，故至于此。将衄之时，必先脉浮头痛，鼻燥口干。此际早以麻黄发表，则无衄理。若卫郁热盛，宜加石膏、生地，发卫气而凉营血也。

太阳伤寒小青龙汤证②

太阳表证不解，阳虚之人，积水欲动，或热渴饮冷，新水不消，乘表邪外束，泛滥逆行，客居心下，阻阴阳交济之路，致令胃气上逆，而为呕噫，肺气上逆，而为咳喘，胆火上逆，而为燥渴，土湿木贼，而为泄利，土湿木郁，而少腹胀满，小便不利。里水外寒，缠绵不解，是为异日内传三阴之根。小青龙汤，麻、桂，发汗以泻积水，半夏降逆而止呕噫，姜、辛、五味，下气而平咳喘也。

小青龙汤七

麻黄一两　桂枝一两　甘草七钱　芍药一两　半夏一两　细辛一两　干姜七钱　五味子一两五钱

水十杯，煎三杯，温服一杯，覆衣。若微利者，去麻黄，加芫花如鸡子大，熬令赤色。若渴者，去半夏，加栝

---

① 脉　原作"尽"，据闽本、蜀本、集成本、石印本改。
② 太阳伤寒小青龙汤证　原作"太阳伤寒小青龙证"，据闽本、集成本改。

蒌根一两。若噎者，去麻黄，加附子一枚，炮。若小便不利，少腹满者，去麻黄，加茯苓一两四钱。若喘者，去麻黄，加杏仁二两八钱，去皮尖。

太阳风寒白虎汤证

太阳经病，而兼内热，是大青龙证。经病已解，内热未清，肺津消耗，续成燥渴，宜白虎汤，知母、石膏，清其肺金，甘草、粳米，培其脾土。

盖辛金化气于湿土，戊土化气于燥金，太阴旺则辛金化气而为湿，阳明旺则戊土化气而为燥，燥胜其湿，则辛金亦化而为燥，湿胜其燥，则庚金亦化而为湿。阳明承气汤证，是庚金主令而戊土化气，两腑俱燥者，如此则己土亦且化燥，辛金必不化湿，辛金一燥，定生燥渴，然则太阳白虎证，即阳明承气证之初气也。此宜白虎早清金燥，莫使燥气传腑，致用承气。若气虚者，宜白虎加人参汤，保其中气，恐其寒中而阳败也。

白虎汤八

石膏五两，研　知母二两　甘草七钱　粳米二两

水十杯，煮米熟汤成，温服一杯，日三服。

白虎加人参汤九

石膏五两，研①　知母二两　甘草七钱　粳米二两　人参一两

水十杯，煮米熟汤成，温服一杯，日三服。

大青龙乃中风之方，白虎乃伤寒之方②，表病不同，而里证则同。伤寒卫郁之病，而卫气化于胃土，胃阳不足则

---

① 研　原脱，据闽本补。
② 方　原作"法"，据闽本、蜀本改。

传脾脏，而病寒湿者，较多于中风，而内热渴燥者颇稀。中风营郁之病，而营血化于脾土，脾阴不足则传胃腑，而病燥热者，较多于伤寒，而脉紧无汗者颇少。是青龙之麻黄，究为伤寒所宜，白虎之石膏，究为中风所宜。然中风非无青龙证，故大青龙汤举中风以立法，而概伤寒，伤寒非无白虎证，故白虎汤举伤寒以立法，而概中风。其实，青龙、白虎，乃风寒共用之方，但须识得中风而有青龙证，伤寒而有白虎证，则仲景心法，此日犹传矣。

太阳伤寒五苓散证

太阳经病不解，或阳虚之人，宿水欲动，或热渴饮冷，新水不消，水邪阻隔，相火不降，烦渴思饮，而以水投水，莫能容受，入口则吐，名为水逆。是为表里不解，宜五苓散，桂枝外通其经，白术、苓、泽，内泻其水也。

膀胱者，津液之腑，水道藏焉，气化则能出。盖水入于胃，脾阳蒸动，化为雾气，以归于肺，肺气清降，化为雨露，而归膀胱，所谓气化也。而水之化气，气之化水，全缘土燥，土湿不能蒸水化气，注积脏腑，一遇表邪外束，泛滥逆行，是名水逆。五苓燥土泻水，通经发汗，多饮暖①水助之，使积水化气，泄于汗孔，表里双解，此后水饮气升露降，而归水腑，不至呕吐矣。若伤寒汗出而渴者，亦用此方，以汗后阳泄湿动，相火逆升，而刑肺金，故作渴燥也。若汗出而不渴者，湿气稍轻，茯苓甘草汤主之。

凡太阳中风，理应发表者，若以冷水噀灌，致令汗孔

伤寒说意 卷一

---

① 暖　原作"热"，据闽本、蜀本改。

闭塞，烦热弥增，卫气欲发，郁于孔窍，不能透泄，因而皮肤粟起。其相火上逆，意欲饮水，而内无燥热，其实不渴，是缘表邪之外束而水气之内作也。轻者，用文蛤散，重者，必用五苓泻水。如水湿上泛，寒实①结胸，内无热证，宜用三物小陷胸汤，破其凝结。重者，小陷胸汤不能奏效，二白散亦可服也。小陷胸汤在"结胸"。

五苓散十

茯苓二钱四分　猪苓二钱四分，去皮　泽泻四钱　白术二钱四分
桂枝一钱七分

为末，白饮和服一汤匙。多饮暖水，汗出愈。

茯苓甘草汤十一

茯苓七钱　桂枝七钱　生姜七钱　甘草三钱，炙

水四杯，煎二杯，温分三服。

文蛤散十二

文蛤一两七钱

为末，沸汤半杯，合服一汤匙。

二白散十三

桔梗三分　贝母三分　巴豆一分，去皮心膜，煮，研如②脂

二物为末，入巴豆，臼中捣匀，白饮和服，强人半钱，羸者减之。在胸上必吐，在膈下必利。不利，食热粥一杯，利下不止，食冷粥一杯。身热，皮粟不解，欲引衣自覆者，或以冷水噀灌，闭其皮毛，热增无汗，弥生躁烦者，水气一升，必生寒结，宜用此方。若汗出而腹痛者，血亡而木

---

① 实　原作"湿"，音近之误，据闽本、蜀本、《伤寒悬解·卷三·太阳经上篇》、《伤寒论·辨太阳病脉证并治下》改。

② 如　原作"去"，据闽本、蜀本改。

燥也，加芍药一两，清其风木。

太阳风寒抵当汤证

太阳表寒不解，经热内传，结于膀胱。膀胱者，太阳之腑，经腑合邪，热结血分，则其人如狂，以心主血而藏神，血热则神乱也。其结血自下者愈，结血不下，必须攻之。若经证未解，不可攻也，攻之恐卫气内陷，当先解其表，表解后，但觉小腹急结者，乃可攻之。宜桃核承气汤，破其结血。如日久病重，身黄而脉沉结，其人发狂者，此热在下焦，少腹必当硬满。其血海结燥，桃核承气不胜其任，非抵当汤不能开。须验其小便，小便不利者，是膀胱湿热，非血证也，若小便自利，则血证无疑。宜抵当汤、丸，相其缓急治之。少腹石硬者，用汤，满而不硬者，当用丸药缓攻也。

桃核承气汤十四

桃仁五十枚，去皮尖　大黄一两四钱　芒硝七钱　甘草七钱，炙

桂枝七钱，去皮

水七杯，煎二杯半，去渣，入芒硝，微沸，温服半杯，日三服。当微利。

抵当汤十五

水蛭三十枚，熬　虻虫三十枚，去足翅　桃仁三十粒，去皮尖

大黄一两，酒浸

共①为末，水五杯，煎三杯，温服一杯。不下，再服。

抵当丸十六

水蛭二十枚　虻虫二十五枚　桃仁二十五枚　大黄一两

① 共　原脱，据闽本、《伤寒悬解·卷三·太阳经上篇》补。

共①为末，和，分四丸，水一杯，煎一丸，至大半杯服之。晬时当下血。不下，再服。

太阳传经

太阳经外在皮毛，感冒风寒，皮毛闭塞，营卫郁遏，不得外发，自当内传。二日阳明，三日少阳，四日太阴，五日少阴，六日厥阴。六经既遍，若脏寒不生，腑热不作，营卫无内陷之路，势必外发皮毛，泄而为汗。

其感之重者，六日经尽表②解，而病不遽除。中风之家，营郁热盛，多有六日表解之后，余热未消，犹不霍然，俟至十二日，经热全消，而后悉愈。甚者经尽表解，又必再经。

凡汗解之后，头痛又作，是病复而欲再传也。以经热未清，但遇一切风寒、饮食、喜怒、劳倦，营卫一郁，余热即发。阳莫盛于阳明，是宜清阳明以泻经热也。

六七日中，经尽汗解，是里气之平者。里气非平，阳盛则入腑，阴盛则入脏，传无定期，解无定日，视其脏腑寒热，郁动之早晚也。

凡太阳病，颇欲作吐，或躁烦不宁，脉候急数，此腑阳素旺，因表郁而内发，必将传里。若二三日不见阳明、少阳证，脉又安静，而不急数，则不至传腑。入脏之脉证，反此推之。脏腑有传有不传，经则无不传之理也。

① 共 原脱，据闽本、《伤寒悬解·卷三·太阳经上篇》补。
② 表 原作"病"，据闽本、蜀本改。

伤寒说意

太阳经坏病

提纲

太阳经病，风用桂枝，寒用麻黄，风寒双感，用桂麻各半①。中风而火郁，用大青龙，伤寒而水郁，用小青龙。表解而内燥，用白虎，表解而里湿，用五苓，表退而热结血分，用桃核承气、抵当汤丸。治之不误，则经邪汗解，必无坏事。

若太阳病三日，经发汗、吐、下、温针诸法，仍然不解，此非入阳明之腑，即入三阴之脏，是为太阳坏病。是缘汗下补泻，治法错误而然。

盖阳盛而亡其阴则入于腑，阴盛而亡其阳则入于脏，虽太阳表证未解，然不可作太阳病治。相其脉证，知其所犯何逆，随证治之也。

太阳坏病入阳明腑证

汗下后脉浮

太阳经病，阳盛亡阴，则入阳明胃腑，中风之家，营

---

① 半　此下原衍"汤"字，据闽本、蜀本、前后文例删。

热内郁，多传阳明之腑，其脉浮者，则病在表而宜汗。汗之不愈者，汗未透也，其脉必犹浮，虽内有下证，必当先解其外。医见汗之不愈，遽用下药，不知浮脉犹存，表证未解，病必不愈。此仍当解外乃愈，宜桂枝汤，解其表邪也。_{方在"太阳"。}

汗下后小便不利

汗下后小便不利者，亡津液也。津液续复，必当自愈。重者用润燥养津之法，人参白虎、_{方在"太阳"。}竹叶石膏，_{方在"伤寒类证①"。}俱可。

汗下后发②喘

中风汗下之后，外无大热，汗出而喘者，此表邪未解，营卫郁遏，肺气阻逆而不降也。不可再用桂枝，宜麻杏石甘汤，泻热而降逆也。

喘有寒热不同，汗后里热未清，或生外烦，因以冷水浇之，冀除其热，皮毛寒闭，郁其内热作喘，此热喘也。汗后阳虚津涸，或生渴燥，因而饮冷不消，隔其肺气作喘，此寒喘也。

麻黄杏仁甘草石膏汤十七

麻黄_{一两四钱}　杏仁_{五十枚}　甘草_{七钱，炙}　石膏_{二两八钱}
水七杯，煎二杯，温服一杯。

---

① 伤寒类证　指《伤寒悬解·卷十三·伤寒类证》。
② 发　闽本、蜀本、集成本作"而"，可参。

汗下后烦渴

服桂枝汤，大汗出后，烦渴不解，脉又洪大者，汗亡津液也。津液虽耗，而汗泄阳虚，宜人参白虎，方在"太阳"。滋其枯燥。凡吐下之后，七八日不解，发热[①]恶风，舌燥心烦，大渴饮冷，欲得数碗而后快者，概宜人参白虎也。

汗下后昏冒

凡汗下之后，阳气既泄，阴液亦亡。阳气内陷，而阴气外束，因生昏冒。冒家汗出则愈，缘皮毛既开，阳气外达，故神明慧爽。若[②]汗出表和，而燥热内郁，里气未和，然后下之。

汗后恶热

阳虚之人，汗则亡阳，阴虚之人，汗则亡阴。汗后恶寒者，阳亡而表虚也，不恶寒而恶热者，阴亡而里实也，宜早以调胃承气汤，清其里热也。方在"阳明"。

火劫亡阴

风家营郁发热，宜凉营发表，泻其淫蒸。若以火劫发汗，风火合邪，逼蒸营血，其身必病发黄。阳盛于上，则

---

① 热　原作"汗"，据闽本、蜀本、集成本、石印本、《伤寒论·辨太阳病脉证并治下》改。

② 若　原脱，据闽本、蜀本补。

营血必衄，阴虚于下，则小便为难。阴分阳分之津俱竭，则皮肤枯燥不润。热无泄路，熏蒸头上为汗，颈下全无。胃气郁遏而腹满，肺气阻逆而作喘，口干咽烂，或大便不行，久而谵妄不明，甚至恶心呕哕，手足躁扰，捻衣摸床，此其昏迷烦乱，阳亢极矣。若小便利者，水源未竭，尚可救药。

营生于太阴，太阴湿土，一得热气郁蒸，必发黄色。宜泻热而渗湿，用猪苓汤加石膏、知母、生地、丹皮，湿热退而阴气复，可以生也。

火熨亡阴

太阳病①二日，方传阳明之经，遽见烦躁，是胃阳素盛，将欲入腑。不知者见其烦躁，以为阳郁欲汗，反熨其背，以发大汗。火气入胃，水竭土燥，烦躁愈加。燥热熏心，必发谵语。火气升腾，所熨之汗，但见上焦，从腰以下绝无，大便干硬，小便不利，上热欲呕而足下厥冷，反恶风寒，以其火升而不降也。其燥火郁蒸，微阴内败，阴绝则死，阴复则生。

若十余日间，忽战寒振栗而自下利者，此欲解也。盖阳气欲发，而微阴外束，不能遽发，是以振栗。阳气一发，则阴复而利下，胃热得泻，是以解也。利下之后，忽觉头痛足热，则中脘郁火，上下通达，谷气四周，霍然愈矣。

① 病 原脱，据闽本、蜀本、上下文义改。

火逆伤血

风家营郁热发，而热未入腑，其脉必浮，脉浮便宜汗解。若以火灸之，热因火盛，以致血海瘀结，腰下重痹，此名火逆。凡被火熏，不得汗出，必生烦躁。经尽不能汗解，伤其厥阴之经，则病下血，此名火邪。脉浮发热，此是阳气之实，实证而以虚治，误用灸法，热因火盛，必动其血，非从便下，则自口出也。

大抵微数之脉，皆阴虚血热，慎不可灸，灸之火气燔烁，微阴伤败，焦骨伤筋，血燥难复。一火之力虽微，内攻之害甚大也。

太阳坏病入太阴脏证

汗后发渴

太阳经病，阴盛阳亡，则入太阴脾脏。如大汗之后，亡其胃津，以致土燥生烦，不得眠卧，时欲饮水者，此将成人参白虎证，宜少少与水，滋其土燥，令胃气调和则愈。以在大汗之后，阳气新虚，恐饮冷多而土败也。若燥热大作，少水不救盛火，则用白虎，*方在"太阳"*。若汗后脉浮，小便不利，热微消渴者，则是阳虚湿动，宜用五苓。盖脾土湿陷，木郁生风，津亡燥动，是以消渴。疏泄不行，故小便不利。五苓燥土湿而达木郁，通经解表，是良法也。汗泄阳虚，阴湿易动，凡脉候浮数，口渴心烦，而所饮不多，多便不受，即是五苓证，勿服白虎也。*方在"太阳"*。

伤寒说意

卷二

汗后亡阳

伤寒本当发汗，若脉浮自汗，溺数心烦，恶寒不甚，脚挛不伸，此是阳明证，不宜发汗。自汗者，腑热外蒸，小便数者，大便必硬，心烦者，燥土上熏，寒微者，恶寒将罢，脚挛者，木燥筋缩，此宜调胃承气。方在"阳明"。医以脉浮自汗，病象中风，反与桂枝汤加附子而增桂枝，令其大汗亡阳，以致厥逆咽干，烦躁吐逆，胃燥肠结，谵语不清。不知寸口浮大，是阳明之腑热，非太阳之表寒，桂、附泻汗亡阳，热减而燥加，火升而胃逆，宜甘草干姜汤，温中回阳而降逆气，再以芍药甘草汤，滋木荣筋，伸其两脚挛急，后以调胃承气，方在"阳明"。[①] 下其结粪，以止谵语，诸证全瘳矣。

若桂、附发汗后，不用姜、甘回阳，而重发其汗，或加烧针，大亡其阳，当用四逆汤，以温水土，方在"太阴"。姜、甘无济矣。

甘草干姜汤十八

甘草一两四钱　**干姜**一两四钱

水四杯，煎杯半，温分再服。

芍药甘草汤十九

芍药一两四钱　**甘草**一两四钱

水五杯，煎杯半，分温再服。

---

① 方在阳明　原脱，据闽本、集成本补。

伤寒说意

卷二

汗后吐泄①

汗后水药不得入口，是阳败而胃逆。若再发其汗，则脾气亦陷，必吐泄皆作。阳败胃逆，而生呕吐，脉多浮数，证多烦躁。庸工率谓火盛，不知阳气升泄，客热在胸，腹中虚冷，水谷不消，所以呕也。

吐后烦吐②

太阳经病，当发热恶寒，吐后不恶寒而欲去衣被，此吐伤胃气，阳升而内烦也。若既不恶寒，又不发热，关脉细数者，亦吐伤胃气也。缘其胃阳素虚，本不堪吐，病一二日而吐之者，阳升胃逆，腹中饥馁，口不能食，病三四日而吐之者③，阳升火泄，不喜热粥，欲食冷食，冷食入腹不消，朝食暮吐，此皆火土双败之故。然吐虽逆治，而无大害，俟其胃阳续复，或以药饵温胃降逆，则呕吐立止，非如汗下亡阳之剧也。

下后泄利身疼

伤寒阳虚胃弱，医误下之，续得泄利不止，而身乃疼痛者，此里气败而表未解。急当先救其里，阳回泄止，然后发表散寒，除其疼痛。救里宜四逆汤，方在"太阴"。救表

---

① 泄　原作"衄"，据闽本、蜀本改。
② 吐　原作"渴"，诸本作"呕"，据本章正文、《伤寒悬解·卷四》改。
③ 阳升胃逆……病三四日而吐之者　原脱，据闽本、蜀本、《伤寒悬解·卷四》补。

宜桂枝汤，方在"太阳"。此定法也。

汗后身痛脉迟

汗泄血中温气，阳虚木陷而脉沉迟，经脉凝涩而身疼痛，宜新加汤，甘、枣培土，桂枝达木，加芍药以清风木，加生姜以通经络，加人参以益肝脾温气，补宣经脉也。

新加汤二十

桂枝一两　甘草七钱　大枣十二枚　芍药一两四钱　生姜一两四钱　人参一两

于桂枝汤内，加芍药、生姜各三钱五分，人参一两，余依原法。

下后泄利喘汗

中风，桂枝汤证，医反下之，败其中气，以致泄利不止。若其脉促者，是表证未解。仲景脉法：脉来数，时一止复来者，名曰促。盖下后里虚，表阳内陷，为里阴所格，不得下行，表里束迫，故见促象。若喘而汗出者，是胃逆肺壅，郁生上热，蒸其皮毛也。里宜四逆，表宜桂枝，而膈热壅阻，二方难用，宜葛根黄连黄芩汤，达胃郁而清上热，然后议温未晚也。

葛根黄连黄芩汤二十一

葛根二两八钱　黄连三钱五分　黄芩七钱　甘草七钱

水八杯，先煮葛根，减二杯，入诸药，煎二杯，分温再服。

下后胸满发喘

太阳病，下后胸满者，胃败而气逆也。胃气上逆，浊阴不降，肺气壅塞，是以胸满。若兼脉促，则表证未解，宜桂枝去芍药之酸寒，以解表邪。若微恶寒者，则肾阳亦败，不止脾阳之虚，宜桂枝去芍药加附子汤，温其肾水也。若微喘者，亦胃气之上逆也，胃逆而肺气郁阻，是以发喘，此较胸满颇重，当泻其逆气，宜桂枝加厚朴杏子汤，泻肺而降逆也。凡喘家用桂枝汤，必加厚朴、杏仁，利其壅塞，下其冲逆，此定法也。

桂枝去芍药汤二十二

桂枝一两　甘草七钱　生姜一两　大枣十二枚

水五杯，煎二杯，温服一杯。

桂枝去芍药加附子汤二十三

桂枝一两　甘草七钱　生姜一两　大枣十二枚　附子一枚，炮，去皮脐，破八片

水七杯，煎二杯，温服一杯。

桂枝加厚朴杏子汤二十四

桂枝一两　芍药一两　甘草七钱　生姜一两　大枣十二枚厚朴七钱，炒　杏子五十粒

水七杯，煎二杯，温服一杯。

汗下后心下满痛小便不利腹满心烦

太阳病，服桂枝未解，因复下之，致心下满而微痛，小便不利，此下伤中气，阳败湿生，胆胃上逆而肝脾下陷也。而表证未解，依然头项强痛，发热无汗，是虽以表邪

之外束，而实缘里气之内郁。宜桂枝汤去桂枝之发表，加茯苓、白术，去湿而燥土也。心下满者，腹满之渐也，若发汗后，腹胀满者，阳泄土败而浊阴上逆也，宜厚朴生姜甘草半夏人参汤，补中而降浊也。若下后腹满，加以心烦，卧起不安者，浊阴上逆[1]，肺气埋郁，化生败浊，阳阻而生上热也[2]，宜栀子厚朴汤，清热而吐瘀浊，降逆而泻胀满也。

桂枝去桂加茯苓白术汤二十五

芍药七钱　甘草七钱　生姜一两　大枣十二枚　茯苓一两

白术一两，炒

水八杯，煎三杯，温分三服。小便利则愈。

厚朴生姜甘草半夏人参汤二十六

厚朴五两六钱，炙　生姜二两五钱　甘草七钱　半夏二两五钱

人参三钱五分

水十杯，煎三杯，温服一杯，日三服。

栀子厚朴汤二十七

栀子十四枚，劈　厚朴一两四钱，姜炙　枳实四枚，水浸，去穰，炒

水三杯，煎一杯半，分二服，温进一服。得吐者，止后服。

汗吐下后心烦

汗后外热不退，心里微烦者，土败中寒，浊阴上涌，阳格而生外热，宜栀子干姜汤，温中清上而吐瘀浊也。若或下或汗

后，心烦身热，胸中窒塞者，是败腐阻其肺气，瘀郁而生上热，宜栀子豉汤，涌吐其败浊也。凡或汗或吐下或后，虚烦不得眠睡，甚而反覆颠倒，心中懊憹无奈者，皆缘肺气壅遏，败浊堙塞，悉宜栀子豉汤吐之。若烦而少气者，皆中气之亏也，宜栀子甘草豉汤，以扶其土。若烦而兼呕者，胃气之逆也，宜栀子生姜豉汤，以降其逆。但栀子苦寒，最泻脾阳，如病人平日大便微溏者，便是脾阳之虚，不可服也。

栀子干姜汤二十八

栀子十四枚，炒 **干姜**七钱

水三杯，煎杯半，分三服，温进一服。得吐者，止后服。

栀子豉汤二十九

栀子十四枚 **香豉**一两四钱，绵裹①

水四杯，先煎栀子，存二杯半，入香豉，煎杯半，分温二服。得吐者，止后服。

栀子甘草豉汤三十

栀子十二枚 **甘草**七钱 **香豉**一两四钱

煎如前法。得吐，止后服。

栀子生姜豉汤三十一

栀子十二枚 **生姜**一两八钱 **香豉**一两四钱

煎如前法。得吐，止后服。

太阳坏病入少阴脏证

汗后表虚漏泄恶风恶寒

太阳经病，土负水胜，则入少阴肾脏。如汗后漏泄不

---

① 裹 原作"缠"，据闽本、蜀本改。

止，表疏恶风，小便艰难，四肢微急，屈伸不柔者，此汗泄而阳亡也。经络之阳，根于肾水，宜桂枝加附子汤，以培阳根也。若汗后表病不解，反恶寒者，亦汗亡营中之阳也，宜芍药甘草附子汤，甘草培土，芍药敛①营，附子温肾水而暖营血也。若下后复汗，身体振寒，脉候微细，以下亡其里阳，汗亡其表阳，致内外俱虚故也。

桂枝加附子汤三十二

桂枝一两　**芍药**一两　**甘草**七钱　**生姜**一两　**大枣**十二枚　**附子**一枚，炮

煎如桂枝汤法。

芍药甘草附子汤三十三

芍药一两　**甘草**一两　**附子**一两

水五杯，煎杯半，分温再服。

汗吐下后心满气冲头眩身摇心悸肉瞤

伤寒吐下后，心下逆满，气上冲胸，起则头眩，脉沉而紧者，土败阳虚，浊阴上乘也。又复发汗，以亡经中之阳，温气外泄，血冷木枯，风动身摇，振振不已。此其病在经络，根原脏腑，缘于水泛土湿，木郁风动。宜苓桂术甘汤，燥土而泻水，疏木而达郁也。

若发汗之后，汗出不解，病人仍发热，心下荒②悸，头目眩晕，皮肉瞤动，身体振摇，势欲穴地自安，此以汗出阳亡，水寒土湿，木郁风动，冲击而不宁也。宜以真武汤，泻湿燥土，清风木而温寒水也。

---

① 敛　原作"泄"，据闽本、蜀本改。
② 荒　通"慌"

凡汗多阳亡，其人叉手自冒其心，心下动悸，欲得手按者，缘于土败木郁，风动神摇，宜桂枝甘草汤，疏木而培土也。汗多阳亡，病人叉手自冒其心者，率多耳聋，以肺胃逆行，胆木不降，浊气上填，孔窍不虚灵也。

大抵脉候浮数，法当汗解。若下败脾阳，身重而心悸者，则不可发汗，当俟自汗而解。此其尺中脉微，里阳原虚，须阳气渐复，表里皆实，经气外发，自能汗愈也。

凡尺脉迟微者，皆不可汗。营候于尺，汗化于营，尺微营虚，故不可汗。汗之亡阳者，亡其血中之温气也。**真武汤在"少阴"。**

茯苓桂枝白术甘草汤三十四

茯苓一两四钱　**桂枝**七钱　**白术**七钱　**甘草**七钱

水六杯，煎三杯，分温三服。

桂枝甘草汤三十五

桂枝一两四钱　**甘草**七钱

水三杯，煎一杯，顿服。

汗下后发作奔豚

汗发阳亡土湿，木郁风动，则生振悸。轻者悸在心下，重者悸在脐间。脐下振悸，根本动摇，是欲作奔豚之象也。奔豚之发，起于少腹，直犯心胸，冲突击撞，其痛不支，咽喉闭塞，七窍火发，病之最凶恶者，宜苓桂甘枣汤，泻湿培土，补脾精而达木郁也。

凡烧针取汗，表泄阳虚，针孔被寒，核起而赤者，必发奔豚，缘外寒闭束，风木郁冲之故。宜先灸核上各一壮，散其外寒，以桂枝加桂汤，疏木而下冲也。至于下后阳虚，下焦阴气上冲者，亦皆奔豚之证，悉宜桂枝加桂汤也。

茯苓桂枝甘草大枣汤三十六

茯苓一两八钱　**桂枝**一两四钱　**甘草**一两　**大枣**十五枚

甘澜水十杯，先煎茯苓，减二杯，入诸药，煎三杯，温服一杯，日三服。

作甘澜水法：用水十杯，置盆内，以勺扬之数百遍，水上有珠子千颗相逐，乃取用之。

桂枝加桂汤三十七

桂枝一两七钱　**芍药**一两　**甘草**七钱　**生姜**一两　**大枣**十二枚

煎如桂枝汤法。

火劫温针后惊悸发狂

伤寒脉浮，应以汗解，医以火逼劫之，汗多阳亡，必惊悸发狂，起卧不安。以土败胃逆，胆木拔根则惊生，浊阴上填，迷塞心宫则狂作。宜救逆汤，桂枝去芍药之泻阳，加蜀漆吐败浊以疗狂，龙骨、牡蛎，敛神魂以止惊也。

凡伤寒误用温针取汗，以亡其阳，胆木拔根，必生惊悸也。

救逆汤三十八

桂枝一两　**甘草**七钱　**生姜**一两　**大枣**十二枚　**蜀漆**一两，洗去腥①　**龙骨**一两四钱　**牡蛎**一两七钱，煅

水十二杯，先煮蜀漆，减二杯，入诸药，煎三杯，温服一杯。

---

① 腥　原作"脚"，据蜀本、《伤寒论·太阳病脉证并治中》改。

火逆汗下后烦躁

太阳经病，误用火熏，助其经热，是谓火逆。火逆之证，热在表，不在里，误服下药，虚其里阳，其病不解。因复烧针发汗，亡其表阳，阳根欲脱，遂至烦躁不安。宜桂枝甘草龙骨牡蛎汤，疏木培土，敛神气而除烦躁也。

凡或汗或下，病不解而生烦躁者，皆土败水侮，阳根欲脱，宜茯苓四逆汤，参、甘，培其中气，姜、附，温其水土，茯苓泻其肾邪也。

若下之泻其里阳，又汗之亡其表阳，昼而阳气飞越，烦躁不得眠，夜而阳气收敛，安静无扰，不呕不渴，内无里证，身不大热，外无表证，而脉候微沉，是阳虚而内寒，宜干姜附子汤，温中下以回阳气也。

盖阳亡则寒生，若平素汗多，而重发其汗，阳神不归，必恍惚心乱，小便之后，阴管作疼。以乙木遏陷，疏泄不畅，便后木气凝涩而不达也。

桂枝甘草龙骨牡蛎汤三十九

桂枝三钱五分　**甘草**七钱　**龙骨**七钱　**牡蛎**七钱

水五杯，煎二杯，温服大半杯，日三服。

茯苓四逆汤四十

茯苓二两一钱　**人参**三钱五分　**甘草**七钱　**干姜**五钱二分　**附子**一枚，炮，去皮脐，破八片

水五杯，煎二杯，温服大半杯，日三服。

干姜附子汤四十一

干姜三钱五分　附子一枚，生用①

水二杯，煎一杯，顿服。

太阳坏病入厥阴脏②证

汗后吐蛔

太阳经病，汗下亡阳，土湿水寒，木气不达，则病及厥阴肝脏。如脏腑素寒，复发汗以亡其阳，胃冷而气逆，必吐蛔虫。

---

① 用　原作"炮"，据闽本改。
② 脏　原作"经"，据闽本、蜀本、正文"则病及厥阴肝脏"改。

卷三 伤寒说意

太阳经坏病结胸痞证

提纲

卫气为阳，风伤卫者，病发于阳也。卫伤则遏闭营血，而生里热。血化于脏，脏阴衰者，多传阳明之腑。营血为阴，寒伤营者，病发于阴也。营伤则束闭卫气，而生表寒。气化于腑，腑阳弱者，多传太阴之脏。

病发于阳者，俟其热邪传里，已入胃腑，非不可下。方其在经，法应汗解，而反下之，表阳内陷，则成结胸。病发于阴者，内寒郁动，易入脾脏，始终忌下。方其在经，亦应汗解，而反下之，里阴上逆，则成痞证。

太阳之病，不解于太阳之经，而内传脏腑，生死攸关，是皆太阳经之坏病也。然入腑则用承气，入脏则用四逆，犹有救坏之法。至于未入胃腑，下早而为结胸，未入脾脏，误下而成痞，则坏而又坏矣。仲景变承气而为陷胸，变四逆而为泻心，所以救坏中之坏也。

太阳坏病结胸证

结胸大陷胸汤证①

结胸者，将来之阳明腑证，下早而成者。胃腑燥热，汗亡里阴，则入阳明，胸膈湿热，下陷表阳，则成结胸。阳明戊土，化气于燥金，是以胃热则生燥，太阴辛金，化气于湿土，是以肺热则生湿。腑热将作，胸热先生，故未入阳明，而遽下之，则成结胸。

如太阳病，脉浮而兼动数，风中于表则脉浮，热盛于经则脉数，表闭里郁则脉动，动而不得外泄则痛生。然数从浮见，尚非内实，浮则表证不解，其人头痛，发热，汗出，恶寒者，表未解也。表未解者不可下，下则表阳内陷。医不解表，而反下之，动数之脉，变而为迟，以其腑热未起，下则阳负而阴胜也。胃主降浊，土败胃逆，甲木上冲，胆胃之气，两相格拒，于是胸中②作痛。甲木下行，而化相火，在下为主，在上为客。心肺之气，为甲木逆上之客气所冲，不得下达，相火郁发，外无泄路，于是息短胸盈，烦躁懊忱，膈热内郁，而经阳外束，既不外泄，势必内陷。经腑之气，闭塞坚凝，心中硬满，是为结胸。气滞则生饮③，宜大陷胸汤，泻热而排饮也。

若不成结胸，而下伤中气，其在阳分，则湿热郁蒸而头上汗出，其在阴分，则湿寒凝涩而小便不利，土败湿作，

---

① 结胸大陷胸汤证 原作"结胸大陷胸证"，据闽本、集成本改。
② 胸中 原作"肠胃"，据闽本、蜀本改。
③ 饮 原脱，据闽本、蜀本、下文"排饮"补。

身必发黄也。

大陷胸汤四十二

大黄二两一钱　**芒硝**五钱六分　**甘遂**一钱，研末①

水六杯，先煮大黄，取二杯，去渣，入芒硝，煎一两沸，入甘遂末，温服一杯。得快利，止后服。

结胸诸变

伤寒六七日，经尽当解，而一有结胸，则至期不解。其膈热郁蒸，已成实邪，心下满痛，按之坚硬如石，关脉浮紧，是浊阴格其清阳，结塞不开，宜大陷胸汤也。

若重发其汗，又复下之，津亡燥动，舌干发渴，日晡之时，小发潮热，不大便五六日，从心下以至少腹，硬满疼痛，手不敢近，是邪热已深，湿将化燥，结胸而下连胃腑也。腑证合用承气，但潮热非甚，亦宜用大陷胸汤也。

若项亦强直，状如柔痉，是湿热熏蒸，津涸②筋燥，结胸而上连颈项也，亦宜陷胸，汤恐速下，变而为丸，大黄、芒硝，清其热，葶苈、杏仁，泻其湿也。

结胸之证，下阴上阳，寸浮关沉，而其可以下愈，以其下焦之阳，未至绝根，故推陷上焦之阳，使之下接阳根。若其脉浮大，绝无沉意，是阳根已绝，万不可下，下之则死矣。若迁延日久，结胸之证，无一不俱，一见烦躁，则上热已极，阳根尽泄，虽不下而亦死也。

若轻者，名为小结胸，亦在心下，但按之则痛，与大结胸之不按亦痛异，脉候浮数滑，与大结胸之寸浮关沉异。

---

① 研末　原脱，据蜀本、集成本、方后语"入甘遂末"补。
② 涸　原作"渴"，据闽本、蜀本、集成本、石印本改。

此亦湿热郁蒸之病，宜小陷胸汤，黄连清其热，半夏降其逆，栝蒌涤其痰也。

大陷胸丸四十三

大黄二两八钱　**芒硝**一两七钱　**葶苈**一两七钱，熬　**杏仁**二两八钱

大黄、葶苈为末，入杏仁、芒硝，合研如脂，丸弹子大，以甘遂末一钱匕，白蜜一小杯，水二杯，煎一杯，温顿服之，一宿乃下。不下，再服，取下为效。禁忌如常。

小陷胸汤四十四

黄连三钱五分　**半夏**一两七钱　**栝蒌实**大者一枚

水六杯，先煮栝蒌，取三杯，去滓，入诸药，煎二杯，分温三服。

脏结

结胸与脏结不同。结胸者①，阳明之病，其证不按亦痛，按则痛剧难忍，寸脉浮，关脉沉，是上热而下寒也。脏结者，太阴之病，状如结胸，其实乃太阴胸下结硬之痞证而无上热者也，饮食如故，时时下利，其脉寸浮关沉，亦如结胸，但关则小细沉紧。腑阳颓败，脏阴牢结，究与结胸脉殊。若舌上白苔滑者，其病难治，盖舌为心窍，白为肺色，心火既衰，肺津瘀浊，胶塞心宫，故舌起白苔。胃土燥热，则苔黄涩，肺金湿寒，则苔白滑也。

若胁下素有痞块，连在脐旁，痛引少腹，而入阴筋，缘土湿木郁，筋脉短急，故牵引作痛。肝主筋，脉自少腹

① 者　原脱，据闽本、蜀本、下文"脏结者"补。

而络阴器，其经络如此也。此其土败木贼，中气磐郁，四维不转，是名脏结。结而不解，必死无疑也。脏结之证，阴胜则寒，阳复则热，寒为死机，热为生兆。阴阳相搏，多见烦躁。复之过者，邪热内燔，亦有下证。若绝无阳证，不往来寒热，人反静而不躁，舌上苔滑者，是为纯阴，不可攻也。

误下诸变

太阳经病未解，而遽下之，其脉促而不结胸者，经中阳气，内为阴格，外为邪束，不能通达，是以脉促。而既不结胸，则表阳未陷，经气郁发，必当作汗，此为欲解也。若寸脉浮者，阳为阴格，不得下通，必结胸也。脉紧者，表阳被郁，邪火上炎，必咽痛也。脉弦者，下伤脾胃，木气不舒，肝胆之脉，布于胁肋，必两胁拘急也。脉细数者，浊阴上逆，微阳浮升，必头痛不止也。脉沉紧者，表邪外束，胃气上逆，必欲呕也。脉沉滑者，肝木不升，郁动于下，必协合外热而为泄利也。脉浮滑者，乙木郁陷，疏泄失藏，必下血也。

盖木司营血，其性上升，木气不达，郁勃动荡，乃见滑象。滑而沉者，病在于脏，故主下利，滑而浮者，病在于经，故主下血。肝脉在左关，若郁于土中，则诊见于右关，郁于水内，则诊见于尺矣。

误下脾陷

太阳病二三日，方传阳明、少阳之经，乃但欲起，不能卧，烦躁如此，其心下必结。以邪逼阳明，经气不降，少阳无下行之路，二气痞塞，故胃口结滞，阳明、少阳之脉，必见弦大。若脉微弱①者，此阴盛阳虚，本有寒邪在下也。寒则宜温，乃反下之，当脾陷而为泄利。若利止，必胃逆而为结胸。若泄利未止，四日见其外热，以为内热，复误下之，则阳根上泄，外热不退，而内寒下利，永无止期，此作协热利也。

太阳坏病痞证

痞证表里

痞证者，将来之太阴脏证，误下而成者。胃主降浊，脾主升清，人之心下虚空者，清阳升而浊阴降也。下伤中气，升降失职，浊阴上逆，则心下痞塞，清阳下陷，则大便泄利，故痞证必兼下利，以其中气之败也。太阴病，腹满自利，下之则胸②下结硬。腹满者，痞之根，然尚未成痞，下之而胸下结硬，乃成痞矣。

如太阳伤寒，多入三阴。表证未解，应当解表，而医数下之，败其脾阳，遂协合外热而为泄利。缘表证不解，则外热不退，下后内愈寒而外愈热，是谓协热利。清气下陷而泄利不止，则浊气上逆而心下痞硬，内寒外热，表里不解，宜桂枝人参汤，桂枝解其表，姜、甘、参、术，解其里也。

若伤寒大下之后，复发其汗，阳败阴乘，心下痞硬，

---

① 弱　原作"数"，据闽本、蜀本、《伤寒悬解·卷五》改。
② 胸　原作"心"，据闽本、蜀本、集成本、石印本、《伤寒悬解·卷十》改。

理宜攻痞。如外见恶寒者，亦是表未解也，不可攻痞，攻痞则陷其表阳。当先解其表，表解后，乃可攻痞。解表宜桂枝汤，攻痞宜大黄黄连泻心汤也。

前用桂枝人参，双解表里，此用桂枝解表，大黄黄连攻①里者，以上则外热，此则外寒。阴阳之理，外热者必内寒，外寒者必内热。表证未解，阴邪束闭，阳郁不达，则外见恶寒，外寒则内必发热。此以外寒包其内热，故用桂枝以解外寒，大黄黄连以攻内热。痞证阴盛格阳，郁生上热，以大黄黄连推其上热，使之下达，则肺热肃清。设其下寒续生，则宜改温药矣。

桂枝人参汤四十五

桂枝一两四钱　**人参**一两　**白术**一两　**甘草**一两四钱　**干姜**一两

水十杯，先煮四味，取五杯，入桂枝，更煮取三杯，温服一杯，日再夜一服。

大黄黄连泻心汤四十六

大黄七钱　**黄连**三钱五分

以麻沸汤二杯渍之，须臾，绞去渣，分温再服。

清上温下

伤寒脉候浮紧，应以汗解，乃反下之，表阳内陷，紧反入里，浮紧变为沉紧，里阴逆上，于是作痞。痞证阴阳拒格，下寒上热，合用诸泻心清上温下之法。

其主大黄黄连泻心者，以浊阴逆凑，痞闷不开，阳气

---

① 攻　原作"解"，据闽本、蜀本、下文"以攻内热"改。

遏郁，必生上热，阴气凝冱，必生下寒。下寒已作，逼其上热，二气抟结，证则心下石硬，脉则关上沉紧，一定之理。若按之心下濡而不硬，诊之关上浮而不沉者，是胃阳之不降，浊气之堙郁，上热已生而下寒未作也。此缘下伤中气，胆胃逆升，土木壅遏，结滞不散，相火燔腾，故生上热。大黄黄连泻胆胃之郁热，则气降而痞消，名曰泻心，是泻少阳胆木之相火也。

若下寒已作，则此法难用矣。下寒既动，心下块硬，关上脉沉，固无用矣，而上热逼蒸，下无去路，则开发皮毛，泄而为汗。使其心下硬满，而复恶寒汗出者，则是下寒已动，宜附子泻心汤，大黄、芩①、连，清其上热，而加附子，以温下寒也。此与桂枝人参、大黄黄连，自是一证，其始中脘阴凝，未生上热，故用桂枝解其表邪，人参理其中气。迟则上热已生，故变桂枝人参之法，桂枝解其表寒，而易大黄黄连泻其里热。继则下寒已动，故变大黄黄连之法，大黄、芩、连，清其上热，而加附子，温其下寒。下寒生则上热逼郁而愈甚，故增黄芩，以清胆火也。

附子泻心汤四十七

大黄三钱五分②　黄连三钱五分　黄芩三钱五分　附子一枚，泡，去皮脐，别煮，取汁

以麻沸汤二杯，渍之，须臾，绞去渣，入附子汁，分温再服。

---

① 芩　原作"黄"，据闽本、蜀本改。
② 大黄三钱五分　原脱，据闽本、蜀本补。

泻心诸变

伤寒中风，医不解表，而反下之，败其中气，腹中雷鸣下利，日数十行，完谷不化，心下痞满，干呕心烦，不得安静。医见心下之痞，以为热结在中①，下之未尽，乃复下之，中气更败，其痞益甚。不知此非结热，但以中脘虚亏，不能制伏阴邪，客气上逆，故成硬满。宜甘草泻心汤，甘、枣、姜、夏，温补胃气而降浊阴，芩、连，清其胆火也。

若伤寒汗出解后，胃中气不调和，心下痞硬，干噫食臭，胁下有水气，腹中雷鸣下利者，此甲木克土，土虚不能制水，水郁胆部而积于胁下，水合木邪，以贼中气，脾土陷泄而胃土逆塞也。宜生姜泻心汤，姜、甘、参、夏②，温补中气，以转枢机，芩、连，清其胆火也。

甘草泻心汤四十八

甘草一两四钱　大枣十二枚　半夏一两七钱　干姜一两　黄芩一两　黄连三钱五分

水十杯，煮六杯，去渣，再煎取三杯，温服一杯，日三服。

生姜泻心汤四十九

生姜一两四钱　人参七钱　甘草七钱　大枣十二枚　黄芩一两　干姜三钱六分③　黄连三钱五分　半夏一两七钱

水十杯，煮六杯，去渣，再煎取三杯，温服一杯，日

---

① 中　原作"胸"，音近之误，据闽本、蜀本改。
② 夏　原作"术"，据闽本、蜀本改。
③ 三钱六分　原作"三两五钱"，据闽本、蜀本

三服。

泻心变法[①]

伤寒服泻下汤药，下利不止，心下痞硬，服泻心汤已，下利如故。医谓内热，复以他药下之，其利不止。又谓内寒，以理中与之，其利益甚。不知理中者，分理中焦，此其利在下焦滑脱，非理中所能。宜赤石脂禹余粮汤，固其滑脱，利乃可止。若使复利不止者，此土湿木陷，后窍疏泄而失藏也，当利其小便，开其水道，则谷道闭矣。

下利上痞，总因湿旺。凡误下心痞，与泻心汤不解，口燥心烦，小便不利者，悉缘土湿木郁，不能疏泄水道，宜五苓散，燥土而泻湿也。方在"太阳"。

赤石脂禹余粮汤五十

赤石脂五两六钱，研　　**禹余粮**五两六钱，研

水六杯，煮取二杯，分三服。

泻水排饮

痞证阴阳格拒，寒热逼蒸，则生水气，所谓阴阳交，则生湿也。

太阳中风，而有下利呕逆之证，是水旺土湿，胃逆而为呕，脾陷而为利也。是宜攻其水，然必表解者，方可攻之。若其湿邪郁阻，浊气升塞，头痛干呕短气，心胁痞硬作疼，而外则汗出而不恶寒者，是表解里未和也。宜十枣汤，大枣培土，芫、遂、大戟，泻其里水也。

---

① 泻心变法　原作"泻心诸变"，据闽本、蜀本改。

凡伤寒，发汗吐下解后，心下痞硬，噫气不除者，缘土败湿滋，胃气上逆，肺郁痰凝，清道壅塞，宜旋覆花代赭石汤，参、甘、大枣，补其中气，半夏、姜、赭，降其冲逆，旋覆行其痰饮也。

他若病如桂枝证，头不痛，项不强，寸脉微浮，心中痞硬，气冲咽喉，不得喘息，此以湿盛胃逆，浊阴填塞，肺郁而化寒痰，停瘀胸膈，故气冲而不下也。法当吐之，以瓜蒂散涌其寒痰。但吐法颇升膈上清阳，诸亡血之家，肺气素逆，勿用此法。

十枣汤五十一

芫花　甘遂　大戟　大枣十枚

等分为末，水二杯，煮大枣肥者十枚，取大半杯，去枣，入药末，强人服一钱匕，弱者半钱，且日温服。若下少，病不除者，明日再服半钱。得快利后，糜粥温养。

旋覆花代赭石汤五十二

旋覆花一两　人参七钱　半夏一两七钱　甘草一两　代赭石三钱五分，煅，研　生姜一两七钱　大枣十二枚

水十杯，煮取六杯，去滓，再煎取三杯，温服一杯，日三服。

瓜蒂散五十三

瓜蒂一分，熬　赤小豆一分

研末，取一钱匕，以香豉三钱五分，热汤大半杯煮稀糜，去渣，取汁和散，温顿服之。不吐者，少加之，得快吐乃止。

卷四 伤寒说意

阳明经

提纲

阳明从燥金化气，其经在太阳之次，肌肉之分，起鼻之交频，挟口环唇，行身之前，下膈挟脐，循胫外，由足跗而走大指。阳明为三阳之长，太阳经病不解，营卫内郁，二日必传阳明之经。阳气盛满，故脉大而身热。若腑阳素实，则自经入腑。表热传里，里热，则桂麻解表之法，变为承气攻里之方。仲景立阳明之篇，专为入腑者设，非第二日阳明之经病也。

阳明初病葛根汤证

阳明腑证，自太阳传来，方其自经入腑之始，法宜解表。其得之中风，发热恶风，汗出脉缓者，宜桂枝汤。其得之伤寒，发热恶寒，无汗脉紧者，宜麻黄汤。以太阳、阳明，经腑合病，经证如初而腑热未成，故但解太阳之经，不攻阳明之腑，经热既泄，则腑热不作矣。

经热不泄，则腑热必作，以其腑阳之盛也。何以知其腑阳之盛？以其脉大也。阳明经腑，皆主下降，外为风寒所闭，经络束迫，胃气郁遏，上脘不降，宗气壅塞，不能顺下，故有喘而胸满之证。背者，胸之府也，胸膈郁满，宗气不得前降，则逆冲于背项，是以项背强直，大与太阳不同。一见项背强直，便是经腑合邪，宜加葛根，清散阳明经腑之郁。其项背强直而汗出恶风者，用桂枝加葛根汤。其项背强直而无汗恶寒者，用葛根汤。胃为受盛之腑，胃腑松缓，容纳有余，则吐利不作。经络束迫，致腑气郁遏，不能容受，故见吐利。利者，用葛根汤，解表而舒胃气，使不致郁陷。呕者，用葛根加半夏汤，解表而降胃气，使不致冲逆。

表证不解，自太阳、少阳之经，内连阳明之腑，是谓三阳合病。其脉浮大，上于关上，胆热①传之胃土，但欲眠睡，睡则阳气郁蒸，目合而汗出，是又当于桂、麻、葛根之中，加以柴、芩也。

桂枝加葛根汤五十四

桂枝一两　芍药七钱　甘草七钱，炙　生姜一两　大枣十二枚

葛根一两四钱

水十杯，先煮葛根，减二杯，去沫，入诸药，煎三杯，温服一杯。取微汗，不用食粥。

葛根汤五十五

葛根一两四钱　麻黄七钱　桂枝七钱　芍药七钱　甘草七钱
生姜一两　大枣十二枚

水十杯，先煮葛根、麻黄，去沫，入诸药，煎三杯，温服一杯。覆衣，取微汗，不用食粥。

葛根加半夏汤五十六

葛根一两四钱　麻黄一两，汤泡，去黄汁，焙　桂枝七钱　芍

---

① 热　原作"脉"，据闽本、集成本改。

药七钱　甘草七钱　生姜一两　大枣十二枚　半夏一两七钱

水十杯，煎三杯，温服一杯。覆衣，取微汗。

阳明腑证

阳明病，自经传腑之始，发表宜彻，汗出不彻，则经热郁蒸，自表传里。阳气拂郁，不得汗泄，身热面赤，烦躁短气，疼痛不知处所，乍在腹中，乍在四肢，此必入胃腑。若以表药发之，汗出热退，犹可不成腑证，迟则传腑而成承气汤证，较之在经，顺逆攸分矣。缘其里阳素盛，而皮毛不开，经热莫泄，则腑热续发。表里感应，自然之理也。

究其由来，或失于发表，或发表而汗出不彻，或发汗利水，津亡土燥，皆能致此。其自太阳来者，寒水之衰也，谓之太阳阳明。自少阳来者，相火之旺也，谓之少阳阳明。自阳明本经来者，谓之正阳阳明，全缘燥金之盛也。

其始腑热未盛，犹见恶寒，及其腑热已盛，则恶寒自罢，内热蒸发，汗出表退，风寒悉去，全是一团燥火内燔。俟其手足汗流，脐腹满痛，日晡潮热，烦躁谵语，喘满不卧，则大便已硬，当服下药。轻者用调胃承气汤，早和胃气，不令燥结，其次用小承气汤，重者用大承气汤，下其结粪，以泻胃热也。

调胃承气汤五十七

大黄一两，酒浸，去皮　甘草七钱　芒硝二两八钱

水三杯，煎一杯，去滓，入芒硝，煮化，少少温服。

小承气汤五十八

大黄一两四钱　厚朴七钱，炙，去皮　枳实三枚，煮

水四杯，煎杯半，温分三服。初服当更衣，不更衣，

尽服之。

大承气汤五十九

大黄一两四钱，酒洗　芒硝一两　枳实五枚，炙　厚朴二两八钱，炙

水十杯，先煮枳、朴，取五杯，去滓，入大黄，煎二杯，去滓，入芒硝，火化，分温再服。得下，止服。

下 期

凡服下药，宜俟六日经尽之后，腑热内实，表邪外解，乃无后虑，不可早攻，以致他变。若微见恶寒，便是表证未解，慎①不可下，下之表阳内陷，遂成结胸诸证，当先服表药，表解而后下之。若不大便五六日，经尽表解，下证悉具，是为可下之期。观其小便，若水道不利，日仅一两次，则其胃中必不结燥，迟即自能大便，不可下也。小便一利，大便必干，乃可以大承气下之。若其昏迷，不索茶水，则小便不必甚利，亦有结粪，下证已备，恐难再缓，先与小承气汤一杯，汤入腹中，后门失气者，此有结粪，以结粪阻格，胃气壅遏，胸腹胀塞，故作痛满，小承气泻其积气，因后失于魄门也，宜以大承气下之。如服小承气而不失气者，此必初硬后溏，切不可下。胃无结燥，下之败其里气，恐致胀满，不能饮食，则为祸不小矣。

下 证

腑热已盛，结粪堵塞，不得泄路，非下不可，当审观下

---

① 慎　原作"甚"，音近之误，据闽本、蜀本改。

证，以投承气。其一，日晡潮热，以金旺于申酉，至期热发，如海水潮汐，应期不爽也。其一，手足汗出，以四肢秉气于胃，胃热四达，手足蒸泄，涣然流漓①也。其一，烦躁懊憹，以胃气壅遏，不得下行，燥热郁发，心君挠②乱也。其一，昏冒谵语，以胃热③熏蒸，消亡心液，神明迷惑，昏狂不清也。其一，喘呼不卧，以胃火上燔，肺金被克，清气冲逆，不得安卧也。其一，呕不能食，以胃土郁遏，浊气上涌，水谷不下，恶心欲呕也。其一，心胸痞硬，以胃土冲逆，甲木不降，浊气填④塞，固结不开也。其一，脐腹痛满，以燥粪堵塞，胃气遏闭，蓄积莫容，不得通达也。

凡此诸证，皆大便结塞，胃热郁升之故。胃以下行为顺，上行为逆，燥矢阻碍，下窍秘涩，胃热莫泄，因而逆行。下其结粪，肠窍通达，腑热泄而胃气顺矣。缘燥矢为害⑤，燥矢不去，胃郁无从泄也。视其小便，顺利舒长，诊其脉候，沉缓实大，而兼见以上诸证，宜大承气泻之，无庸疑也。若于蒸蒸发热之时，早和以调胃承气，稍重者，小承气微清胃热，不令异时燥结，更为妙也。

急下三证

胃腑始病，下不妨迟，若其内热燔蒸，三阴被烁，精液消亡，遂成死证，法当急下，不可缓也。其一，脐腹痛

---

① 漓　原作"离"，形近音同之误，据闽本、蜀本改。
② 挠　通"扰"
③ 热　原作"气"，据蜀本、集成本改。
④ 填　原作"堵"，形近之误，据闽本、蜀本改。
⑤ 缘燥矢为害　原作"非燥矢为害"，据闽本、上下文义改。蜀本、集成本作"凡胃家实证，皆燥矢为害"，可参。

满，是燥土胜湿，伤及脾阴。以腹满，太阴之证，太阴之湿，化而为阳明之燥，燥土壅遏，是以痛满也。其一，发热汗多，是燥土克水，伤及肾阴。以肾主五液，入心为汗，汗多热甚，则肾水耗泄，胃土焦枯，以燥土而渗少水，势必竭流也。其一，目睛不和，是燥土侮木，伤及肝阴。以肝窍于目，目光之明烛，缘神魂之发露，目睛之宛转，因营血之滋荣，所谓目受血而能视也。土金燥热，煎熬营血，血枯木劲，筋脉焦槁，目系不柔，是以直视不转也。

亡津便燥

阳明腑证，热蒸汗发，表邪尽解，无庸再汗。医见其烦躁不清，以为表邪未退，重发其汗，或自汗已多，而小便又利，凡诸津液亡失，皆令大便干硬。但此阴液既亏，阳气亦弱，虽有燥矢，未可攻下。若其欲便不能，当用蜜煎导法、猪胆汁方，润而通之。如水利土燥而脾气约结，粪粒坚小难下者。宜以麻仁丸润其燥涩，破其滞气也。

蜜煎导方六十

蜜大半杯

铜器煎之令凝，作梃，长二寸，大如指，内谷道中，欲便时去之。

猪胆汁方六十一

大猪胆一枚

泻汁，和醋少许，灌谷道中，时顷便出。

麻仁丸六十二

麻仁七两　芍药二两八钱　杏仁五两六钱，熬，研

大黄五两六钱　厚朴五两六钱　枳实二两八钱

为末，炼蜜丸，梧子大，饮服十丸，日三服。渐加之，

以润为度。

瘀血

阳明腑病，凡有久瘀之血，则令人善忘，大便虽干而粪下反易，其色必黑。以人之强记不忘者，精藏而阳秘也，瘀血阻碍，神气不得蛰藏，则心浮而善忘。大便之难，缘于肠燥，热归血海，不及大肠，故大便反易。瘀血阻格，水火不交，肾气下郁，是以粪黑。人之大便，火郁则赤，金郁则白，土郁则黄，木郁则青，水郁则黑，各从其脏色也。此宜抵当汤，下其瘀血。

若病人无表证之恶寒，里证之满痛，乃发热至七八日之久，虽脉候浮数，亦可下之。盖浮数虽是表脉，而外无表证，发热不已，此必有里热可知，是以宜下。设或已下，而脉数不变，表里合热，消谷善饥，至七八日不大便者，此必有瘀血①。以热不在中焦气分②而在下焦血分，故脉数不为下变也，宜抵当汤下之。若脉数不变而兼见下利不止，必表里协热而便脓血。缘热蒸瘀血，久而腐化，是以成脓。以不早服抵当，故至此也。抵当方在"太阳"。

热入血室

女子阳明病，正值经来，谵语下血者，此为热入血室。以神胎于魂而魂藏于血，血热则神魂迷乱也。火性炎上，其头上汗出，际颈而还，此当凉营而发表也。

伤寒说意

阳明经虚证

提纲

阳明与太阴为表里，阳盛则阳明司权，太阴化燥而入胃腑，阴盛则太阴当令，阳明化湿而传脾脏。人之本气不一，有胃实者，有胃虚者。胃实入腑则燥热而宜凉泻，胃虚传脏则湿寒而宜温补。大小承气之证，胃之实者，五苓、四逆之证，胃之虚者。实者是谓阳明病，虚者名为阳明，而实则太阴也。

人知胃实者之无所复传，不知胃虚者之动入三阴，传变无穷也。则承气三汤，可以生人于胃实，可以杀人于胃虚，未可孟浪混施也。

阳明入太阴证

溏泄哕噫

阳明病，胃阳旺者，则当能食，至燥矢结塞，胃气上逆，乃呕不能食。若初传胃腑，即不能食，是阳虚而胃寒也。再见小便不利而手足汗出，是湿寒凝滞，阳不内藏而发泄于四肢也。四肢为诸阳之本，故阳虚内寒之家，手足常多冷汗。湿寒积聚，必作固瘕。固瘕者，瘕块坚固，石硬不软，湿寒凝结，日久而成。人之便后凝白寒滑，成块而下者，即瘕之未固而后行者也。此其大便，必初硬后溏，以胃气虚冷，不能蒸水化气，水谷不别，合同而下，故成溏粪也。

凡阳明病，脉浮而迟，便是表热里寒，而见下利清谷者，宜四逆汤，温其胃寒。方在"太阴"。若不温里，而反饮冷水，以助其寒，胃气上逆，必生呕哕。若大吐大下后，阳虚汗出，医见其外热，或以为表证未解，复与之水，以发其汗，或以为里热未清，误以凉药攻之，土败胃逆，俱发哕噫。缘其胃中寒冷，不堪凉泻之味伐其微阳也。

若哕噫而见腹满，便是①太阴之证，其前后二窍，定有不利之处。盖木主疏泄，脾土湿陷，肝木莫达，疏泄不行，故二窍不利。湿无泄路，己土郁胀，是以腹满。浊气不得下达，故冲逆而生哕噫。视其前后不利之部，通其郁塞，则湿消滞散，满减哕除矣。

卫虚无汗胃逆咳呕

阳明病，法应多汗，乃反无汗，其身痒如虫行皮中之状者，此以其卫气久虚，不能外发，郁于皮腠之中，蠕蠕欲动而不畅达故也。

若卫虚无汗，而小便又利，是阳气下衰，不能摄水也。二三日后，阳气愈衰，上逆而生咳呕，手足厥冷者，浊阴上填，必苦头痛。若但觉头眩而不痛，则逆气在胸，未全

① 是 原作"具"，据蜀本改。

上头。咳伤咽喉，必苦咽痛。其食谷欲呕者，阳虚而胃逆也，宜吴茱萸汤，人参、大枣，补土而培中，吴萸、生姜，温胃而降逆。若得汤而呕吐反甚者，乃胆胃上逆而生郁热，当先清其上热也。

凡伤寒呕多，俱因阳虚胃逆，虽有阳明里证，不可攻之也。

吴茱萸汤六十三

吴茱萸三两四钱　　**人参**一两　　**生姜**二两　　**大枣**十二枚

水七杯，煎二杯，温服大半杯，日三服。

湿旺心痞

太阳中风，寸缓关浮，而尺脉微弱，肾气必①虚，其人发热汗出，复恶寒，而不呕，此太阳之表证未解也。使其心下痞硬者，此必医误下而陷表阳，以致成痞，非阳明也。若其心下痞不因②攻下，并见发热作渴，恶寒已退者，此是太阳表解，转属阳明之腑也。盖阳明腑病，胃气上逆，甲木不降，二气壅遏，自能成痞，不须攻下也。其小便数者，水利土燥，大便必硬，然尺弱肾寒，不可攻下，虽不更衣十日，亦无所苦也。即渴欲饮水，亦当少少与之，但以法救其干燥而已。以其渴是土湿木郁而生风燥，原非火盛。宜五苓散，泻湿而燥土也。方在"太阳"。

阳明病，凡心下硬满者，皆是土弱胃逆，即太阴之痞证也，慎勿以寒药攻之。攻之败其中气，泄利不止者，死。泄利止者，脾阳来复，乃可愈也。

---

① 必　原作"少"，形近之误，据蜀本、下文"尺弱肾寒"改。
② 因　原作"用"，形近而误，据闽本、蜀本改。

寒热脉紧

阳明中风，发热恶寒，脉浮而紧，是太阳之表证未解，卫闭而风不能泄也。而口苦咽干，有少阳之经证，腹满微喘，有太阴之脏证。缘阳衰土湿，中气不运，胃气上逆，胆火郁升，故病象如此。此其表邪不解，而里阴复盛，若误下之，则阳败湿滋，必小便难而腹更满也。

如其发热汗出，不恶寒而反恶热，是太阳表解而属阳明之腑矣。但既觉腹满，则其太阴湿旺，虽经汗解，其身必重。若误汗以亡其阳，则烦躁昏聩，而作谵语。若烧针以亡其阳，则烦躁怵惕，而废眠卧。若误下以亡其阳，则土败胃虚，下焦客气，逆动于胸膈，心神扰乱，懊憹不宁，宫城瘀塞，舌上苔生者，宜栀子豉汤，涌其败浊也。若下后阴亡土燥，渴欲饮水，口干舌涩者，宜人参白虎汤，方在"太阳"。培中而益气，泻热而清金。若脉浮发热，渴欲饮水而小便不利者，是土湿木郁，风动津耗而疏泄不行也，宜猪苓汤，二苓、滑、泽，泻湿而燥土，阿胶清风而润木也。

猪苓汤六十四

猪苓三钱五分　　茯苓三钱五分　　泽泻三钱五分　　滑石三钱五分　　阿胶三钱五分

水四杯，先煮四味，取二杯，去渣，入阿胶，消化，温服大半杯，日三服。

汗下亡阳

阳明病，发热脉紧，是太阳证，口苦咽干，是少阳证，汗出恶热，是阳明证，此谓三阳合病。而腹满身重，难以转侧，则太阴之湿旺也，兼开阖迟涩而唇口不仁，则阳明之虚也。以脾主肌肉而开窍于口，阳性轻捷，阴性迟拙，阳明负而太阴胜，故身重而口拙。面色垢污，则少阳之虚也，以肝主色，血畅则色华，厥阴陷而少阳逆，故木枯而色晦。谵语遗溺，是太阳之虚也，以膀胱主藏，阳藏则火秘而神清，阳泄则水决而志惑，少阴盛而太阳虚，故遗溺而妄言。阳虚如是，若误汗以亡阳，则神败而谵语。若误下以亡阳，则额上生汗而阳泄于头面，手足逆冷而阴旺于四肢，危矣，速宜补中温下，以回微阳。若其自汗而不因汗下者，是肺胃之热，蒸泄皮毛，宜以白虎泻热清金。凡阳明病，汗出多而渴者，便是人参白虎证，慎不可与猪苓汤，以汗多土燥，猪苓汤复利水而亡津也。若使口中干燥，但欲漱水不欲下咽者，此热在经而不在腑，经热不泄，此必致衄。凡脉浮发热，口干鼻燥，而又复能食者，此皆经热而非腑热，失于发表，则为衄也。

谵语郑声

阳明病，阳盛则作谵语，阳虚亦作谵语。其误汗亡阳而谵语者，脉见短促，则阳绝而死，脉自和者，则阳复不死。其谵语而直视喘满者，则阳败而上脱，下利清谷者，则阳亡而下脱，于法皆死。

盖阳盛之谵语，是谓谵语，阳虚之谵语，是谓郑声。郑声者，言语重复，颠倒错乱，阳虚见此，多主死也。

汗出紧愈

阳明病，脉浮而紧，则表闭阳郁，必将遏其燥火，而见潮热，日晡发作也。若但浮而不紧，则表疏卫泄，寐时阳气失藏，必盗汗出也。

凡阳明病，脉见浮紧，便难作汗。其初欲食，是有谷气，大便自调，小便不利，是亦有水气。水气胜则汗不出，谷气胜则汗出。其人骨节疼痛，翕翕如有发热之状，此表邪闭束，阳郁欲发而热未盛也。然忽然烦躁发狂，涣然汗出而病解者，是水气不胜谷气，故表开而汗出，水随汗泄，脉紧自愈矣。

湿盛发黄

阳明病，里虚误下，败其中气，阳不归根，肢体温热，客气上逆，不至结胸。心中懊憹，饥不能食，此膈下之阴与胸上之阳郁蒸而生败浊也。阳为阴格，升泄失敛，则头上汗出。宜栀子豉汤，吐其瘀浊。**方在"太阳"**。瘀浊不吐，湿邪淫泆，是发黄之根也。

凡阳明病，面见赤色，便是阳郁不能外发。以其胃气之虚，此宜发表，不可攻里，攻之阳败湿滋，必小便不利，发热而身黄也。阳衰湿旺，一得汗溺疏泄，则湿去而土燥。若汗尿不通，湿无去路，心中懊憹，败浊郁蒸，则身必发黄也。若被火熏，不得汗出，但头上微汗，而小便不利，身必发黄也。盖发热汗出，则湿热消散，不能发黄。若但头上汗出，颈下全无，小便不利，渴饮水浆，此缘瘀热在里，故作渴饮水，而汗尿不通，湿热莫泄，则身必发黄。宜茵陈蒿汤，泻热而除湿也。**方在"太阴"**。

若其脉迟者，阳虚阴盛，食不甘味，难以至饱，饱则水谷不消，微生躁烦，头眩腹满，小便不利，此欲作谷疸之象。谷疸者，伤水谷而发黄也。虽下之，腹满如故，不为之减，以其脉迟而阴盛也。

三阳合病发黄

阳明中风，其脉弦浮而大。浮者，太阳之脉，大者，阳明之脉，弦者，少阳之脉，是三阳之合病也。而短气腹满，则有太阴证。太阴湿土，郁而生热，一身及于面目悉发黄色，鼻干尿涩，潮热嗜卧，时时哕噫，不得汗泄，此阳明之燥夺于太阴之湿也，而非有少阳之邪，不应郁迫如是。少阳之脉，自胃口而走胁肋，湿旺胃逆，阻少阳降路，甲木逆行，而贼戊土，两经痞塞，则心胁皆痛，久按之而气不流通。少阳脉循两耳，经气冲塞，耳前后俱肿。刺之少差，而外证①不解，病过十日之外，脉之弦大续变而为浮者，是虽内连阳明之腑、太阴之脏，而实未离少阳之经也。宜小柴胡汤，外泻少阳之经邪，内补太阴之脏气。

若但浮而不弦，又无少阳诸证者，则病在太阳之经，宜麻黄汤，<small>方在"太阳"</small>。但发太阳之经邪，汗出热散，则黄自退矣。

若腹满尿癃，而加以呕哕者，土败胃逆，不可治也。

阳明少阳合病

阳明病，外发潮热，而大便稀溏，小便自可，胸胁满硬不消者，是胃气上逆，胆经不降，少阳甲木之贼戊土也，宜小柴胡汤，<small>方在"少阳"</small>。泻少阳之经邪，补阳明之腑气。又或胁下硬满，不大便而呕吐，舌上白苔者，此亦少阳之

---

① 证　原作"势"，据闽本、蜀本、《伤寒悬解·卷七》改。

贼戊土也。以胃主受盛，乘①以甲木之邪，腑气郁遏，受盛失职，水谷莫容，非泄则吐。甲木冲塞，上焦不通，津液瘀浊，则舌起白苔。心窍于舌，津郁于心，故苔见于舌，肺主津，其色白也。宜小柴胡汤，泻少阳之经邪，补阳明之腑气。经腑松畅，则上焦通而津液降，胃气调和，汗出表解矣。

伤寒说意

卷五

① 乘 原作"来"，形近之误，据蜀本、集成本改。

卷六

伤寒说意

少阳经

提纲

少阳从相火化气，其经在阳明之次，筋脉之分，起目锐眦，循耳下颈，自胸贯膈，由胁里出外踝，循足跗而走名指。病则经气壅遏，不能顺降，故胸痛胁痞。相火上炎，故口苦咽干。阳气升浮，是以目眩。浊气冲塞，是以耳聋。位在二阳之里，三阴之表，阳盛则热，阴盛则寒，故往来寒热。其视①三阳之经，阳气方长，故其脉弦细。

伤寒、中风，一日太阳，二日阳明，三日则传少阳。然三日少阳，而不入阳明之腑，太阴之脏，则无少阳诸证。六日经尽，汗出表解，不能自解，则以麻黄、桂枝发之，大小柴胡不必用也。若内传脏腑，外连少阳之经，然后显少阳诸证。其始得，不必三日，其病解，不必六日，是大小柴胡汤之的证，与太阳之麻、桂无关也。

少阳小柴胡汤证

风寒感伤太阳之经，未经汗解，外而太阳、阳明之经

---

① 视 通"是"

迫束于表，内而太阴、阳明之气壅遏于里，少阳之经，在二阳三阴表里之间，郁遏不畅，于是病焉。里阴胜则外闭而为寒，寒往而热来，表阳胜则内发而为热，热往而寒来。少阳之经，自头走足，由胸胁而下行，表里壅遏，不得下行，经气盘郁，故胸胁痞满。甲木逆侵，戊土被贼，胃气困乏，故嘿嘿不欲饮食。胃以下行为顺，困于木邪，逆而上行，容纳失职，则生呕吐。少阳以甲木而化相火，相火升炎，则生烦渴，肺金被刑，则生咳嗽。甲木失根，郁冲不宁，则腹中痛楚，心下悸动，是皆表里不和，少阳结滞之故。宜小柴胡汤，柴、芩清其半表，参、甘温其半里，半夏降其逆，姜、枣和其中，此表里双解之法也。

小柴胡汤 六十五

柴胡一两八钱　黄芩一两　人参一两　甘草一两　半夏一两七钱　生姜一两　大枣十二枚

水十二杯，煎六杯，去渣，再煎三杯，温服一杯，日三服。

若胸中烦而不呕，去半夏、人参，加栝蒌实。若渴，去半夏，加人参、栝蒌根。若腹中痛，去黄芩，加芍药。若胁下痞硬，去大枣，加牡蛎。若心下悸，小便不利，去黄芩，加茯苓。若不渴，外有微热，去人参，加桂枝，覆衣，取微汗。若咳，去人参、大枣、生姜，加五味子、干姜。

少阳连太阳经证

伤寒四五日，身热恶寒，颈项强直，胁下胀满，手足温暖，发渴而作呕者，是皆少阳之经郁遏不降，逆行而贼戊土，土木壅塞，结而不开也，俱宜小柴胡汤。凡服柴胡，但见少阳一证便是，不必悉具也。

若伤寒六七日，肢节烦疼，微作呕吐，少阳阳明两经相逼，心下支结，旁连胁下，倘其发热而微见恶寒，便是太阳之外证未解，宜柴胡加桂枝汤，治兼太阳之经也。

凡太阳病，迟至十日之外，脉浮细而嗜卧者，是太阳之外证已解，而入少阳之经。少阳之脉弦细，木贼土困，则善眠也。设其胸满胁痛者，则是少阳无疑，宜与小柴胡汤。若脉但浮而不细者，则全是太阳而无少阳，宜第与麻黄汤，发其太阳之表，不必以日久为疑也。方在"太阳"。

柴胡桂枝汤六十六

柴胡一两四钱　黄芩五钱　人参五钱　半夏八钱　芍药五钱
甘草三钱五分　生姜五钱　大枣六枚　桂枝五钱

水七杯，煎三杯，温服一杯。

少阳入阳明腑证

伤寒寸脉见涩，便是少阳甲木不舒，尺脉见弦，便是厥阴乙木不达，乙木下郁则生风，甲木上郁则生火，风动火炎，木气枯燥，脾胃被刑，法当腹中急痛。宜先用小建中汤，胶饴、甘、枣，补脾胃之精气，姜、桂、芍药，散肝胆之风火。若不差者，仍与小柴胡汤，温其半里而清其半表也。凡服柴胡汤已而见燥渴者，此属阳明之腑热，当以法治之，清其腑热也。平素呕吐之家，不可与建中汤，以甘味之动呕也。

凡太阳少阳合病，必见呕利，缘甲木壅遏，则克戊土，胃腑郁迫，不能容受，是以吐泄。吐泄者，少阳传阳明之腑也。其自下利者，宜黄芩汤，甘草、大枣，补其脾精，黄芩、芍药，泻其相火。其呕者，宜黄芩加半夏生姜汤①，降其逆气也。

伤寒，发热汗出，而病不解，心中痞硬，呕吐而下利者，是少阳传阳明之腑也。宜大柴胡汤，柴胡解少阳之经，枳、黄泻阳明之腑，双解其表里也。

若太阳②证，过经十余日之久，心中温温欲吐，大便稀溏，胸痛腹满，郁郁微烦，此甚似少阳传腑之大柴胡证。如前因自极吐下而成者，则是少阳已传阳明之腑，腑病已全，经证微在，可与调胃承气汤，无用柴胡也。以少阳之传阳明，经邪外束，腑气内遏，胃不能容，必作呕泄，及其腑热盛③发，蒸而为汗，则表解经舒，吐下皆止。此虽吐下，未能尽止，然欲呕微溏，仅存少阳余证，柴胡不可用矣，故与承气。若非由自极吐下得者，则胸痛腹满，便溏欲④呕，便是太阴证，勿与承气也。方在"阳明"。

小建中汤六十七

桂枝一两　　芍药二两　　甘草一两　　生姜一两　　大枣十二枚
胶饴二两四钱

水七杯，煎三杯，去渣，入胶饴，烊化，温服一杯，日三服。

黄芩汤六十八

黄芩一两　　芍药七钱　　甘草七钱　　大枣十二枚
水六杯，煎取三杯，日再夜一服。

---

① 黄芩加半夏生姜汤　原作"黄芩加半夏汤"，据蜀本、集成本、《伤寒悬解·卷八》改。
② 阳　原作"阴"，据闽本、蜀本改。
③ 盛　原作"甚"，音近之误，据闽本、蜀本改。
④ 欲　原作"微"，据闽本、蜀本《伤寒悬解·卷八》改。

黄芩加半夏生姜汤六十九

黄芩一两　芍药七钱　甘草七钱　大枣十二枚　半夏一两七钱　生姜一两

煎服如黄芩汤法。

大柴胡汤七十

柴胡二两八钱　黄芩一两　半夏一两七钱　生姜一两七钱　大枣十二枚　芍药七钱　枳实四枚　大黄七钱

水十二杯，煎六杯，去渣，再煎取三杯，温服一杯，日三服。

经腑双结

伤寒五六日，头上汗出，微觉①恶寒，手足逆冷，心下胀满，口不饮食，大便坚硬，脉沉紧而细者，此为少阳阳明两经之微结。以两经郁迫，结于胃口，故心下胀满，不能甘食。此必有少阳之表证，复有阳明之里证。其汗出恶寒，肢冷心满者，表证也，便硬者，里证也。

盖两经合病，土不胜水，必传胃腑。腑证未全，则经证未②罢，故定有里证，复有表证。若纯是里证，则腑热外蒸，手足汗流，恶寒悉退，无复少阳表证矣。今头汗恶寒，肢冷心满，现有少阳表证，不得纯谓之里。其脉候沉紧，手足厥冷，亦不得谓之③少阴。以少阴无汗，既头上汗出，其非少阴甚明。此半表半里，大柴胡证也。可表里分治，先以小柴胡汤解其少阳之经邪，设表解而不明了，再以承

① 觉　原作"但"，据闽本、蜀本改。
② 未　闽本、蜀本作"不"，可参。
③ 谓之　原作"为"，据闽本、蜀本及上文"谓之里"改。

气汤泻其阳明之腑邪，燥矢一去，则腑热清矣。

少阳传里

少阳之经，在二阳之内，三阴之外，阴阳相平，不入脏腑，则止^①传三阴之经，六日汗解。不解则以麻、桂发之，非柴胡汤证也。若阳盛而传阳明之腑，阴盛而传太阴之脏，经证未罢，是谓半表，脏证腑证未^②全，是谓半里，半表半里双病，故用大小柴胡双解。

若伤寒三日，病在少阳，而其脉小者，是相火非旺，不入胃腑，经尽表解，病欲自已也。若伤寒三日，病在少阳，既不阳盛入腑，则当阴盛入脏。使其人反能食不呕，此为中气未衰，三阴不受邪也。若伤寒六七日，当经尽表解之时，其人大热而烦躁者，便是传腑之候，如无大热而其人烦躁者，是为入脏之机。盖阴动则阳离，神气升泄，浮越无归，故生烦燥也。

热入血室

妇人中风，发热恶寒，而值经水适来，得病七八日后，脉迟热退身凉，似乎表解矣，乃胸胁之下，满如结胸，而作谵语者，此为热入血室。盖其经热乘血海方虚之时，离表而归里也。宜凉血清肝，泻其相火。

又如中风七八日，续得寒热往来，而值经水适断者，此亦为热入血室，其血必结。血结经瘀，遏闭少阳之气，阳陷则阴束而为外寒，阳升则火炎而生内热，故使寒热如

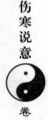

伤寒说意

卷六

---

① 止　原作"外"，据蜀本改。
② 未　原作"俱"，据闽本、蜀本、上下文义改。

疟，应时发作。宜小柴胡汤，清其经热也。

又如伤寒发热，而值经水适来，昼日明了，夜则谵语，如见鬼状者，此亦为热入血室。盖血为阴，夜而阳气入于阴分，血热发作，故谵妄不明。宜泻热清肝，以退相火。但邪热在下，治之毋犯胃气及上焦清气，则自愈也。

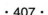

卷七 ⫿ 伤寒
说意

少阳经坏病

提纲

少阳在阴阳之交，表里之半，忌发汗吐下，泻其阴阳，阳虚而入太阴之脏，阴虚而入阳明之腑，是为少阳坏病。如太阳病，不经汗解，转入少阳，胁下硬满，干呕不食，往来寒热，若尚未吐下，其脉沉紧者，全是小柴胡汤证，宜与小柴胡汤。若已经发汗、吐、下、温针，以致谵妄不明，柴胡汤证罢，此少阳经之坏病也。审其汗下温针，所犯何逆，以法治之，救其坏也。

少阳坏病入阳明证

汗后心悸

伤寒，脉候弦细，头痛发热者，是属少阳。少阳以甲木而化相火，不可发汗，汗亡心液，火炎神乱，则生谵语，便是里入胃腑。胃和则愈，胃腑燥热不和，则君相升浮，摇荡不安，烦而且悸也。以相火下蛰，则神魂宁谧，而相火顺降，全凭胃土，胃土右转，阳气清凉而化金水，收藏得政，是以阳秘而不泄。胃土不和，燥热升逆，甲木莫降，拔根而上炎，神魂失归，故烦乱而悸动也。凡伤寒二三日，其心中悸动而烦扰者，是阳明土燥，相火失归，拔根上炎，欲传胃腑，宜小建中汤，滋燥土而清相火也。若伤寒脉结代，心动悸者，是相火升炎，血枯木燥，经络梗涩也，宜炙甘草汤，参、甘、大枣，补中培土，胶、地、麻仁，滋经润燥，姜、桂，行其瘀涩，麦冬清其燥热也。

炙甘草汤七十一

甘草一两四钱，炙　人参七钱　桂枝一两　生姜一两　大枣十二枚　生地五两六钱　阿胶七钱　麦冬一两六钱，去心　麻仁一两六钱

清酒七杯，水八杯，先煮八味，取三杯，去渣，入阿胶，火化，温服一杯，日三服。

表里双解

本柴胡汤证，法不宜下，而误下之，柴胡证罢，此为坏病。若柴胡证不罢者，复与柴胡汤，必蒸蒸而动摇，却发热汗出而解。以下伤胃气，卫气不能遽发，故战栗振摇，而后汗出，表解邪退，未为坏也。

如过经十余日，反二三下之，四五日后，柴胡证应罢矣，若柴胡证仍在者，先与小柴胡汤，以解其外。使呕吐不止，心下急迫，郁郁微烦者，此阳明之腑束于少阳之经，表里合病，宜大柴胡汤，表里双解也。

如伤寒十三日不解，期过再①经，胸胁满胀作呕，日晡潮热，服下药不解，已而微利，此本大柴胡证，下之不利，

---

① 再　原作"两"，据闽本、蜀本、集成本改。

今反利者，知医以丸药下之，遗其表证。表邪不解，内热复郁，故虽利而不愈，此非其治也。其潮热者，胃肠之实，宜清其里，但胸胁胀满，上下呕泄，是外有经证，先宜小柴胡以解外，复以柴胡加芒硝汤，清其里热也。

柴胡加芒硝汤七十二

柴胡一两八钱　黄芩一两　人参一两　半夏一两七钱　甘草一两　生姜一两　大枣十二枚　芒硝二两

煎服如小柴胡法。不解，更服。

下后心惊

凡少阳中风，两耳无闻，目睛色赤，胸满而心烦者，是胃气上逆，贼于甲木，不可吐下，吐下则甲木升摇，悸而且惊。盖甲木化气于相火，随肺胃下降而归命门，相火下蛰，故上窍清虚，耳目聪明。中虚胃逆，肺金失敛，甲木无下行之路，浊气填塞则耳聋，相火上炎则目赤。甲木刑胃，上脘郁迫则胸满。甲木失归，相火升炎则烦生。吐下伤其中气，肺胃愈逆，甲木拔根，魂浮胆怯，是以悸而且惊也。

若伤寒八九日，医误下之，以致胸满心烦，惊悸谵语，小便不利，一身尽重，不可转侧者，是下伤中气，湿动胃逆，胆木拔根，神魂不谧，相火升炎，郁生上热也，而经邪未解，表里皆病。宜柴胡加龙骨牡蛎汤，茯苓去湿，大黄泻热，人参、大枣补中，半夏、铅丹降逆，龙骨、牡蛎，敛其神魂，姜、桂、柴胡，行其经络也。

柴胡加龙骨牡蛎汤七十三

柴胡一两四钱　人参五钱　半夏七钱　生姜五钱　大枣六枚

龙骨五钱　　牡蛎七钱　　桂枝五钱　　茯苓五钱　　铅丹五钱　　大黄三钱五分

水八杯，煎四杯，入大黄，切如棋子，煮一二沸，去渣，温服一杯。

少阳坏病入太阴证

汗下后寒湿发黄

伤寒六七日，已经发汗，而复下之，土败胃逆，胆木壅遏，以致胸胁满结①，小便不利，烦渴不呕，往来寒热，但头上汗出，此上热中寒，外显少阳阳明之郁冲，内隐太阴厥阴之滞陷。宜柴胡桂枝干姜汤，柴胡、黄芩，清相火而除烦热，牡蛎、栝蒌，消满结而解烦渴，姜、甘，温中而培土，桂枝疏木而达郁也。

若得病六七日，脉迟而浮弱，外恶风寒，手足温暖，是太阳中风，欲传太阴之脏也。医反二三下之，败其胃气，不能饮食，而少阳不降，胁下满痛，筋脉不荣，颈项强直，土湿木遏，小便不利，面目身体悉发黄色，此阴盛阳虚，胆胃郁冲，肝脾滞陷，一与柴胡汤，寒泻肝脾，清气愈陷，后必下重。凡渴而饮水即呕者，便是太阴湿旺，柴胡汤不中与也。饮水呕②者，食谷必哕，以其胃气之败也。

柴胡桂枝干姜汤七十四

柴胡二两八钱　　黄芩一两　　甘草七钱　　桂枝一两　　干姜一两

牡蛎一两　　栝蒌根一两四钱

---

① 满结　原作"结满"，据闽本、蜀本乙转。
② 呕　原作"渴"，据闽本、蜀本、上下文义改。

伤寒说意

卷七

水十二杯，煎六杯，去渣，再煎三杯，温服一杯，日三服。初服微烦，复服汗出愈。

少阳坏病结胸痞证

误下成结胸

太阳与少阳并病，头项强痛，或相火升浮①而生眩冒，时如结胸，心下痞硬者，此少阳阳明之经上逆而壅塞也。当刺肺俞、肝俞，散其郁结，慎勿发汗，汗亡津液，则相火燔腾而生谵语，血枯木燥而脉弦硬。若五六日，谵语不止，宜刺期门，以泻厥阴，肝胆同气，泻肝即所以泻胆也。汗既不可，下亦非宜，汗下伤中，甲木冲逆，此结胸之由来也。

若太阳少阳并病，而反下之，致成结胸，心下硬满，泄利不止，水浆不下，此少阳经气上逆而迫束阳明之腑也。相火升炎，其人必苦心烦。凡伤寒十余日，热结在里而有阳明腑证，复往来寒热而有少阳经证，宜大柴胡汤，双解表里。若但有结胸，而外无大热者，此为停水结在胸胁也。观其头上微汗出者，是水饮阻格，阳气升泄于上，宜大陷胸汤，泻②其湿热也。方在"太阳"。

误下成痞

伤寒五六日，呕而发热者，柴胡汤证具备，而误以他

---

① 浮　原作"炎"，据闽本、蜀本改。
② 泻　原作"陷"，据闽本、蜀本改。

药下之，若柴胡证仍在者，复与柴胡汤，必蒸蒸振栗，发热汗出而解，此虽是误下，未为逆也。若心下硬满疼痛者，此为下早而成结胸也，宜服大陷胸汤。方在"太阳"。若但硬满而不痛者，此为误下而成痞也，宜半夏泻心汤，半夏降逆，芩、连清上，姜、枣、参、甘，温补中气也。

半夏泻心汤七十五

半夏一两七钱　人参一两　干姜一两　甘草一两　大枣十二枚　黄芩一两　黄连三钱五分

水十杯，煎六杯，去渣，再煎三杯，温服一杯，日三服。

太阴经

提纲

太阴以湿土主令，其经起足大指，循内踝，入腹，上膈，挟咽喉而连舌本。太阴为三阴之长，太阳经病不解，营卫内郁，自阳明而少阳，四日必传太阴之经。若脏阴素旺，则不拘何日，自经入脏，入脏则必须温里，解表不能愈矣。

仲景立太阴以及少、厥之篇，皆入脏之里证，非四五六日之经病也。

痛满吐利

太阴与阳明为表里，而升降不同，燥湿异性。燥不偏盛，则阳明右降而化浊阴，湿不偏盛，则太阴左升而化清阳，表里匀平，是以不病。阳明病则胃燥而气逆，故多呕吐，太阴病则脾湿而气陷，故多泄利。以脾陷而肝气不达，郁迫击冲，是以痛满而泄利。脾肝郁陷，则胃胆上逆，是以呕吐而不食。阳明胃病之吐利，缘燥热之郁，太阴脾病之吐利，因湿寒之旺。若下之，阳亡土败，胃气愈逆，阻格少阳降路，痞塞不开，必胸下①结硬。阳明下早，阳陷于胸膈，为阴气所阻，则成结胸。太阴误下，阴逆于胸下，为阳气所拒，则为痞证也。

太阴四逆汤证

太阴病，自太阳传来，其脉浮者，表证未解，可以发汗，宜桂枝汤。方在"太阳"。若发热头痛，身体疼痛，是太阳表证未解，法宜桂枝，乃脉反见沉，便是太阴脏病，当温其里，宜四逆汤，甘草培土，干姜、附子，温中而暖下也。

凡下利清谷，则病已入里，不可发汗，汗之阳亡土败，湿旺木郁，必生胀满也。下利胀满，有里证者，不可发表，身体疼痛，有表证者，亦当温里。非表病可以不解也，若身体疼痛，而下利胀满，表里皆病②，当先温其里，后攻其表，温里宜四逆汤，攻表宜桂枝汤也。

阳明泄利，津液失亡，多病燥渴，若自利而不渴者，则属太阴脏病，以其脏有寒故也，法当温之，宜四逆辈。水泛土湿，少阴之寒，传于太阴，故脾脏有寒也。

四逆汤七十六

甘草七钱，炙③　干姜三钱五分　　附子一枚，生用，去皮，破八片

---

① 胸下　原作"心下"，诸本均同，据《伤寒悬解·卷十》、《伤寒论·太阳病脉证并治下》改。

② 皆病　原作"胀满"，据闽本、蜀本改。

③ 炙　原脱，据蜀本、集成本补。

水三杯，煎半杯，温服。强人可大附子一枚，干姜一两①。

腹痛腹满

伤寒，胸中有热，腹中有肝胆之邪，肝邪克脾，则腹中疼痛，胆邪克胃，则欲作呕吐，是中脘虚寒，肝脾下陷而胆胃上逆，相火郁升而生上热也。宜黄连汤，黄连清上逆之相火，桂枝达下陷之风木，干姜温脾家之寒，半夏降胃气之逆，参、甘、大枣，补中脘之虚也。

若本太阳之表病，医不解表，而反下之，土虚木贼，因而腹满时痛者，是属太阴脏病，宜桂枝加芍药汤，桂枝达肝气之郁，芍药清风木之燥也。其大实痛者，风木贼土，郁结成实，宜桂枝加大黄汤，泻其土郁也。

太阴为病，而脉候软弱，便是脾阳之虚，其人续当自行便利，设当用芍药、大黄者，宜减之，以其胃气虚弱而易动也。

黄连汤七十七

黄连一两　桂枝一两　甘草一两　干姜一两　人参七钱
半夏一两七钱　大枣十二枚

水十杯，煎六杯，去渣，再煎三杯，温服一杯，日一夜二服。

桂枝加芍药汤七十八

桂枝一两　甘草七钱　生姜一两　大枣十二枚　芍药二两
煎服如桂枝汤法。

---

① 温服……干姜一两　原作"温再服"，据蜀本、集成本、《伤寒悬解·卷十》改。

桂枝加大黄汤七十九

桂枝一两　　甘草七钱　　生姜一两　　大枣十二枚　　芍药二两

大黄三钱五分

水七杯，煎三杯，温服一杯，日三服。

发黄

伤寒，脉浮而缓，手足自温者，是谓太阴脏证。太阴湿土，为表邪所闭，身当发黄。若小便自利者，湿随便去，则不当发黄。此是脾阳未衰，至七八日间，虽见太阴自利之证，必当自止。以脾家内实，腐秽不容，当后泄而去，非自利益甚之证也。

若伤寒七八日，身黄如橘子色，小便不利，腹微满者，湿无泄路，瘀而生热，宜茵陈蒿汤，泻其湿热也。凡伤寒瘀热在里，身必发黄，以木主五色，入土化黄，土湿则木郁，木郁于土，必发黄色，宜麻黄连翘赤小豆汤，外泻皮毛而内泻湿热也。若伤寒身黄而发热者，是瘀热之在表也，宜栀子柏皮汤，清表中之湿热也。

若伤寒发汗之后，身目皆黄，则是湿寒而非湿热，以汗则热泄故也。此慎不可下，宜用温燥之药也。

茵陈蒿汤八十

茵陈蒿二两　　栀子十四枚　　大黄七钱，去皮

水十杯，先煮茵陈，减六杯，入二味，煎三杯，分温三服。小便当利，尿如皂角汁状，色正赤，一宿腹减，黄从小便去矣。

麻黄连翘赤小豆汤八十一

麻黄七钱　　连翘七钱，用根　　生姜七钱　　甘草三钱五分

大枣十二枚　　杏仁四十枚　　赤小豆一杯　　生梓白皮三钱

清水十杯，先煮麻黄，去沫，入诸药，煎三杯，分温
三服，半日尽。

栀子柏皮汤八十二

栀子十五枚　　甘草三钱五分　　黄柏皮三钱五分

水四杯，煎杯半，分温二服。

卷九　伤寒说意

少阴经

提纲

少阴从君火化气，其经起足小指，走足心，循①内踝，贯脊，上膈，入肺中，循喉咙②而挟舌本。太阳经病不解，自表传里，以至阳明、少阳、太阴，五日则传少阴之经。但传少阴之经，不入少阴之脏，此阳之不衰，阴之非盛者，阴盛则自经而入脏，不化气于君火，而化气于寒水。盖少阴一气，水火同宫，病则水胜而火负，故第有癸水之寒，而无丁火之热。阳亏阴旺，死灰不燃，是以脉微细而欲寐，体蜷卧而恶寒也。

少阴连太阳经证

少阴水脏，病则脉沉而恶寒，若始得之时，脉已见沉而反觉发热者，是少阴脏病，而太阳经证未解也。宜麻黄附子细辛汤，麻黄散太阳之经，附子温少阴之脏，细辛降肾气之逆也。

---

① 循　原作"行"，据闽本、蜀本、集成本、《灵枢经·经脉》改。
② 喉咙　原作"咽喉"，据闽本、蜀本、集成本、《灵枢经·经脉》改。

凡少阴病，得之二三日内，表证未解者，宜麻黄附子甘草汤，微发其汗。以二三日里证未成，而表证不解，则脏阴愈郁而愈盛，故以附子暖其水，甘草培其土，麻黄发微汗以解表也。

麻黄附子细辛汤八十三

麻黄七钱　**细辛**七钱　　**附子**一枚，炮，去皮，破八片

水十杯，先煮麻黄，减二杯，去沫，入诸药，煎三杯，温服一杯，日三服。

麻黄附子甘草汤八十四

麻黄七钱　**甘草**七钱　　**附子**一枚，炮

水七杯，先煮麻黄，去沫，入诸药，煎三杯，温服一杯，日三服。

误汗亡阳

凡少阴病，脉见微细，则经阳虚弱，不可发汗，汗则亡阳故也。阳虚于经，而尺脉弱涩者，则阳虚于脏，复不可下之也。

若少阴病，咳嗽下利而谵语者，此被火气逼劫，汗亡肾阳，下寒而上热故也。阳败湿增，木郁不能疏泄，小便必难，以强责少阴之汗也。

若少阴病，但手足厥逆，无汗而强发之，必动其血。血来不知从何道出，或从口鼻，或从目出，是名下厥上竭，至为难治。以阳从汗亡，复自血脱，竭尽无余，未易挽救也。

少阴里证

少阴病，脉微细沉数，此里气之实，不可发汗。凡一

见脉沉，当急温之，宜四逆汤也。方在"太阴"。

若脉既沉矣，再兼身体疼，骨节痛，手足寒冷者，是水胜而土负，宜附子汤，参、甘，补中而培土，苓、附，泻湿而温寒，芍药清风木而敛相火也。若得病二三日，口中清和，无土胜水负口燥咽干之证，而其背恶寒者，是寒水之旺，以太阳、少阴同行脊背，亦宜附子汤，补火土而泻水也。

少阴以癸水而化君火，病则不化君火而化寒水，火盛则生土而克水，水盛则灭火而侮土。阳明病者，燥土克水，宜用承气，太阴病者，寒水侮土，宜用真武，以水之流湿，其性然也。故少阴负而阳明胜，则为顺，少阴胜而太阴负，则为逆。土旺于四季，少阴之手足逆冷者，水胜土负，脾胃寒湿，不能行气于四肢也。

附子汤八十五

附子二枚　**茯苓**一两　**人参**七钱　**白术**一两四钱　**芍药**一两

水八杯，煎三杯，温服一杯，日三服。

咽痛

病人脉尺寸俱紧，是表里皆实，法当无汗，而反汗出者，阳亡而不守也，此属少阴脏病，必当咽痛而复吐利。以少阴水旺土湿，升降倒行，胃逆而贼于甲木，则为呕吐，脾陷而贼于乙木，则为泄利，甲木上冲，浊气壅塞，是以咽痛也。

凡少阴病二三日咽痛者，可与甘草汤，泻热而缓迫急也。不差者，与桔梗汤，散结而下冲逆也。咽喉疼痛，率缘浊气冲逆不降①，宜半夏散，半夏降其浊，桂枝下其冲也。若咽喉生疮，不能语言，声音不出者，是浊气冲逆，伤其上窍也，宜苦酒汤，半夏降其浊，苦酒消其肿，鸡子发其声音也。

若上病咽痛，下病泄利，胸满而心烦者，以胆胃上逆，故咽痛胸满，肝脾下陷，故泄利，宜猪肤汤，猪肤、白蜜，润燥而除烦，清热而止痛，白粉收滑脱而止泄利也。

甘草汤八十六

甘草七钱，生

水三杯，煎杯半，温服一半，日二服。

桔梗汤八十七

桔梗三钱五分　甘草七钱

水三杯，煎一杯，分温再服。

半夏散八十八

半夏　桂枝　甘草等分

研，和饮服方寸匕，日三服。不能服散，用水一杯，煎七沸，入散一两方寸匕，煎三沸，下火小冷，少少与服。

苦酒汤八十九

半夏研　鸡子一枚，去黄，入苦酒

半夏调苦酒，入鸡子壳中，置刀环内，安火上，令三沸，少少含咽②。不差，更服，至三剂必愈。

猪肤汤九十

猪肤五两六钱

水十杯，煎五杯，去渣，入白蜜一杯，白粉一两七钱，

---

① 降　原作"散"，据闽本、蜀本改。
② 咽（yàn 燕）　吞咽也。

熬香，调和相得，温分二服。**猪肤即猪皮，白粉即铅粉。**

吐利

少阴病，饮食入口即吐，心中温温欲吐，复不能吐，其始得之时，手足寒冷，脉候弦迟者，此有痰涎在胸，故食入即吐，而①腐败缠绵，复欲吐不能。缘阳衰土湿，故四肢寒冷，木郁不达，故脉候弦迟。败浊在上，不可下也，法当吐之。若膈上有寒饮，干呕者，阳败胃逆，不可吐也，急当温之，宜四逆汤也。

凡欲吐不吐，心烦欲寐，五六日后，自利而渴者，此属少阴脏病也。泄利亡津，故饮水自救。若小便色白者，则少阴病形悉具。以阳亡土败，不能制水，下焦虚寒，故令小便白而不黄也。

若少阴病，上吐下利，手足厥冷，烦躁欲死者，是阳虚土败，脾陷胃逆，神气离根，扰乱不宁，宜吴茱萸汤，温中补土，升降清浊也。

若少阴病，二三日不已，以至四五日，腹痛，小便不利，四肢沉重疼痛，自下利者，此阳衰土湿，不能蒸水化气，水谷并下，注于二肠。脾土湿陷，抑遏乙木升达之气，木郁欲泄而水道不通，故后冲二肠而为泄利。木气梗塞，不得顺行，故攻突而为痛。四肢秉气于脾土，阳衰湿旺，流于关节，四肢无阳和之气，浊阴凝滞，故沉重疼痛。其人或咳或呕，小便或利或不利，总是少阴寒水侵侮脾胃之故。宜真武汤，茯苓、附子，泻水而驱寒，白术、生姜，培土而止呕，芍药清风木而止腹痛也。

---

① 而 原脱，据闽本、蜀本补。

伤
寒
说
意

卷
九

真武汤九十一

茯苓一两　白术七钱　　附子一枚，炮　芍药一两　生姜一两

水八杯，煎二杯，温服大半杯，日三服。

若咳者，加五味子一两七钱，细辛、干姜各①三钱五分。若小便利者，去茯苓。若下利者，去芍药，加干姜七钱。若呕者，去附子，加生姜共前二两八钱。

下利

少阴病，其脉微涩，呕而汗出者，必病下利，以胃逆则呕，胃逆则阳泄而不藏，是以汗出。胃逆为呕，则脾陷为利，利亡肝脾之阳，是以脉涩。此法当泄利不止，而乃泄利反少者，是脾阳渐复，不必温下，当温其上。缘其过呕伤胃，汗出亡阳也，宜灸之以回胃阳。

若少阴下利六七日，咳呕并作，燥渴心烦，不得眠睡，是阳衰土湿，肝脾郁陷，下为泄利，胆胃冲逆，上为咳呕烦渴，眠食俱废。宜猪苓汤，二苓、滑、泽，泻水而燥土，阿胶滋木而清风也。

若四肢逆冷，或咳或悸，或小便不利，或腹中疼痛，或泄利下重者，是水土湿寒，木郁欲泄。宜四逆散，甘草、枳实，补中而泻土郁，柴胡、芍药，疏木而清风燥也。

四逆散九十二

甘草　枳实破，水渍，炙　柴胡　芍药等分

研，饮服方寸匕，日三服。

---

① 各　原脱，诸本均同，据《伤寒悬解·卷十一》、《伤寒论·辨少阴病脉证并治》补。

若咳者，加五味子、干姜各①十分之五，并主下利。悸者，加桂枝十分之五。小便不利者，加茯苓十分之五。腹中痛者，加附子一枚，炮。泄利下重者，用水五杯，入薤白汁三杯，煮取三杯，以散三方寸匕入汤中，煮取杯半，分温再服。

下利脉微

少阴病，下利清谷，手足厥逆，脉微欲绝，里寒外热，身反不恶寒，面发赤色，是水寒土湿，经阳微弱，郁而不通也。其人或腹痛，或咽痛，或干呕，或利止脉不出者，宜通脉四逆汤，姜、甘温中补土，附子暖水回阳。服之其脉即出者，寒湿内消，经阳外达，其病必愈也。

下利脉微者，阳虚脾陷，经气不通也。宜白通汤，姜、附温中下而回阳，葱白通经络而复脉也。若下利脉微者，与白通汤。下利不止，厥逆无脉，干呕而心烦者，此水寒土湿，脾陷胃逆，经脉不通，而胆火上炎也。宜白通加猪胆汁汤，姜、附回阳，葱白通经，人尿、猪胆，清其上炎之相火。服汤后，脉暴出者死，阳气绝根而外脱也，脉微续者生，阳气未断而徐回也。

通脉四逆汤九十三

甘草一两　　**干姜**一两，强人可一两四钱　　　　**附子**大者一枚，生用

水三杯，煎杯半②，分温二服。

面色赤者，加葱九茎。腹中痛者，去葱，加芍药七钱。

① 各　原脱，诸本均同，据《伤寒悬解·卷十一》、《伤寒论·辨少阴病脉证并治》补。

② 杯半　原作"半杯"，据闽本、蜀本、《伤寒悬解·卷十一》、《伤寒论·辨少阴病脉证并治》乙转。

呕者，加生姜七钱。咽痛者，去芍药，加桔梗三钱五分。利止脉不出者，去桔梗，加人参三钱五分。

白通汤九十四

葱白四支　**干姜**三钱五分　**附子**一枚，生用，破八片，去皮

水三杯，煎一杯，分温二服。

白通加猪胆汁汤九十五

葱白四支　**干姜**三钱五分　**附子**一枚，生用　**人尿**半杯　**猪胆汁**一匙

水三杯，煎一杯，去渣①，入猪胆汁、人尿，和匀，分温二服。无胆亦可用。

便脓血

少阴病二三日，以至四五日，腹痛②，小便不利，下利不止，以至日久而便脓血者，此水寒土湿，脾陷肝郁，而为痛泄，乙木不达，血必下瘀，以血司于肝，温则升而寒则陷，陷而不流，湿气郁腐，故化为脓。宜桃花汤，干姜温中，粳米补土，石脂收湿而止泄也。凡少阴病，下利便脓血者，悉因湿寒滑泄，概宜桃花汤也。

少阴水盛，则肢体寒冷，是其常也。若八九日后，忽一身手足尽热者，此水寒不生肝木，木陷而生郁热，传于膀胱，膀胱失藏，而乙木欲泄，必便血也。

桃花汤九十六

干姜一两　**粳米**一杯　**赤石脂**五两六钱，一半整③用，一半研末

水九杯，煮米熟，用汤大半杯，入赤石脂末方寸匕，日三服。一服愈，余勿服。

死证

少阴病，脉微细沉伏，但欲卧寐，汗出不烦，自欲呕吐，是水盛火衰，胃逆而阳泄也。至五六日，又见自利，复烦躁不得卧寐者，则脾肾寒泄，阳根上脱，必主死也。若吐利烦躁[1]，再加四肢逆冷者，更无生望也。若四肢逆冷，蜷卧恶寒，其脉不至，不烦而躁者，亦主死也。凡少阴病，蜷卧恶寒而下利，手足逆冷者，皆不治也。若下利虽止，而头上晕眩，时时昏冒者，此阳气拔根，欲从上脱，必主死也。若六七日后，渐觉息高者，此阳根已断，升浮不归，必主死也。

阳复

少阴病，上下吐利而手足不逆冷，身反发热者，是中气未败，微阳欲复，不至死也。其脉不至者，灸少阴之经穴七壮，以回阳根，或以温药暖水通经，则脉至矣。若蜷卧恶寒，时而自烦，欲去衣被者，是阳气欲复，病可治也。若蜷卧恶寒，下利自止，手足温暖者，是阳气来复，病可治也。若寒盛脉紧，至七八日，忽见自利，脉候暴微，紧象反去，手足反温者，是寒去阳回，保无后虑，虽[2]烦而下利，必能自愈也。

---

① 躁 原作"渴"，据闽本、蜀本、《伤寒悬解·卷十一》、《伤寒论·辨少阴病脉证并治》改。

② 虽 原作"能"，据闽本、蜀本《伤寒悬解·卷十一》、《伤寒论·辨少阴病脉证并治》改。

土胜水负

少阴肾水，甚不宜旺，旺则灭火而侮土。土胜而水负则生，水胜而土负则死，以阳主生而阴主死也。少阴不病则已，病则水必胜而土必负，凡诸死证，皆死于水邪之泛滥，火灭而土败也。故阳明负于少阴则为逆，少阴负于阳明则为顺。

若得之二三日以上，心中烦扰，不得卧寐，是土胜而水负，燥土消其心液也。肾水根于离阴①，心液消烁，则阴精枯燥，不能藏神，故火泄而烦生。宜黄连阿胶汤，连、芩、芍药，泻火而除烦，鸡子、阿胶，泽土而润燥也。

少阴寒水之脏，无始病湿寒，忽变燥热之理，此阳明之伤及少阴者也。

黄连阿胶汤九十七

黄连一两四钱　　黄芩三钱五分　　芍药七钱　　鸡子黄二枚
阿胶一两

水五杯，先煎三味，取二杯，去渣，入阿胶，消化，稍冷，入鸡子黄，和匀，温服大半杯，日三服。

急下三证

土胜之极②，则成下证。若得之二三日，口燥咽干者，是土燥而水亏，失期不下，水涸则死，当急下之，宜大承气汤。若自利清水，其色纯青，心下疼痛，口中干燥者，是土燥水亏，伤及肝阴，当急下之，宜大承气汤。若六七

---

① 阴　原作"宫"，据闽本、蜀本、集成本改。
② 极　原作"急"，音同之误，据闽本、蜀本改。

日后，腹胀而不大便者，是土燥水亏，伤及脾阴，当急下之，宜大承气汤也。

少阴病，水旺火熄，土败人亡，故少阴宜负而阳明宜胜。但少阴不可太负，阳明不可太胜，太胜则燥土克水，津液消亡，亦成死证，故当急下。此即阳明之急下三证也，以阳明而伤少阴，故病在阳明，亦在少阴。两经并载，实非少阴之本病也。

卷十
 伤寒
 说意

厥阴经

提纲

厥阴以风木主令，其经起足大指，循足跗，由内踝过阴器，抵小腹，上胸膈，布胁肋，循喉咙之后，连目系，与督脉会于巅。太阳经病不解，日传一经，以至阳明、少阳、太阴、少阴，六日传于厥阴之经，六经尽矣。若但传厥阴之经，不入厥阴之脏，则经尽表解，自能汗愈。缘营卫郁遏，经脉莫容，既无内陷之路，自然外发也。此虽传厥阴之经，而厥阴之厥热吐利诸证，则概不发作，其诸病发作者，是脏病而非经病也。入脏则出入莫必，吉凶难料。阴胜则内传，而传无定日，阳复则外解，而解无定期。阴胜则为死机，阳复则为生兆。厥热胜负之间，所关非细也。

厥阴乌梅丸证

厥阴风木，生于肾水，而胎君火。水阴而火阳，阴胜则下寒，阳胜则上热。风动火郁，津液消亡，则生消渴。

木性生发，水寒土湿，生气抑遏，郁怒冲击，则心①中疼痛。木贼土败，脾陷则胃逆，故饥不欲食。食下胀满不消，胃气愈逆，是以吐蛔。下之阳亡脾败，乙木陷泄，则下利不止也。

厥阴阴盛之极，则手足厥逆，厥而吐蛔，是谓蛔厥。伤寒脉缓而厥，至七八日，皮肤寒冷，其人躁扰无暂安之时者，此为脏厥，非蛔厥也。蛔厥者，其人当吐蛔虫，令病者有时安静，有时烦乱，此为脏寒，不能安蛔，蛔虫避寒就温，上入胸膈，故生烦乱。蛔虫得温而安，须臾烦止。及其得食，胃寒不消，气逆作呕，冲动蛔虫，蛔虫不安，是以又烦，烦则随吐而出，故当自吐蛔。蛔厥者，宜乌梅丸，乌梅、桂枝，敛肝而疏木，干姜、细辛，温胃而降逆，人参补中而培土，当归滋木而清风，椒、附，暖其寒水，连、柏，泻其相火也。

乌梅丸 又主久利 九十八

乌梅三百枚　细辛二两　干姜三两五钱　人参二两　桂枝二两　当归一两六钱　蜀椒一两四钱　附子二两　黄连五两六钱　黄柏二两

研细，和匀，醋浸乌梅一宿，去核，用米五碗盖之，蒸熟，去米，捣烂和药，入蜜，臼中杵二千下，丸桐子大，食前服十丸，日三服，稍加至二十丸。禁生冷、黏滑、臭秽诸物。

---

① 心　原作"胸"，据闽本、蜀本、《伤寒悬解·卷十三》、《伤寒论·辨厥阴病脉证并治》改。

厥热胜复

手足逆冷，则名为厥，其所以厥者，以其阳上而不下，阴下而不上，不相顺接之故也，不顺则逆，故曰厥逆。盖四肢秉气于脾胃，脾胃者，阴阳升降之枢轴，脾升胃降，阴阳交济，土气温和，故四肢不冷。脾胃虚败，升降失职，肾水下陷，心火上逆，此阴阳分析①，不相顺接之由也。

厥阴肝木，水火之中气，阴盛则从母气而化寒，阳复则从子气而化热，心火既复则发热，心火未复，则肾水方盛而为厥。诸凡四肢厥冷者，是寒水方旺之时，不可下之。他如虚损之家，阳亏阴盛，亦同此法也。

厥阴阴极阳生，阴极则厥，阳复则热。伤寒一二日，至四五日，阴极而发厥者，此后阳复，必然发热，及其发热，则后必又厥。以阴阳之理，不能长胜而无复也，其前之厥深者，后之热亦深，前之厥微者，后之热亦微。方其厥之将终而热之欲作，应当下之，以泻未炎之火，而反发汗，以伤津血，必心火上炎，而口伤烂赤也。阴胜发厥，原不可下，厥将罢而热欲来，则又可下，不使寒热迭发，胜复循环，以伤正气也。

大抵阴盛而发厥者五日，则阳复而发热者亦必五日，设至六日，必当复厥，其不厥者，则阴退而自愈。以厥证始终不过五日，今热又五日，胜复相应，而不见再厥，是以知其必愈也。若发厥四日，热反三日，后日发厥，复至五日，则其病为进，以其寒多热少，阳气退败，故为病进也。若发热四日，厥反三日，复热四日，寒少热多，阳气

伤寒说意

卷十

① 析　原作"折"，形近之误，据闽本、蜀本改。

渐长，其病当愈。

阳长阴消，自是吉事，而阳长不可太过。若发热四日，以至七日，而其热不除者，是阳气过长，热甚之极，必郁蒸阴分，而便脓血也。

阴阳消长

伤寒热少厥微，其厥第觉指头寒冷，是热退而阴复也。但嘿嘿不欲饮食，时觉烦躁，此热犹未除也。迟至数日，小便利而色白者，方是热除也。除则烦去而欲食，其病为愈。若厥而作呕，胸胁烦满者，此甲木之冲逆。甲木既逆，乙木必陷，陷而生风，疏泄失藏，其后必便血也。

热除则病愈，而不宜全除。如伤寒脉迟，六七日后，反与黄芩汤，尽彻其热。脉迟为阴盛，今与黄芩汤，复除其热，腹中寒冷，应不能食，而反能食，此名除中。中气除根，而居膈上，故暂时能食，必主死也。若其始发热六日，厥反九日，而下见泄利，是热少寒多，阴进而阳退也。凡阴盛而厥利者，当不能食，若反能食者，恐为除中。观其食以索饼，不发暴热者，知其胃气尚在，未尝外除，必当自愈。盖厥利而能食，必是阳复而发热。阳复之热，续在而不去，除中之热，暴来而暴去。恐其厥后之热暴来而复暴去，便是除中之病，迨后三日脉之，其热续在者，是前非暴来而后非暴去，期之旦日夜半必愈。以先发热六日，后厥反九日，复发热三日，并先之发热六日，亦为九日，厥热匀平，日期相应，此阳已长而阴不进，故期之旦日夜半愈。若后三日脉之，而脉仍见数，其热不罢者，此阳长之太过，热气有余，必郁蒸血肉而发痈脓也。

凡见厥逆，必病下利，后见发热，则阳复利止，再见厥逆，必当复利。若厥逆之后，发热利止，阳复当愈，而反汗出咽痛者，此阳复之太过，内热郁蒸，外开皮毛，而上冲喉咙，其喉必痹塞也。

若发热无汗，是阳不上行，下焦温暖，利必自止。若下利不止，是阳复之太过，积热下郁，必伤阴分而便脓血。便脓血者，热不上冲，其喉不痹也。

阴胜

伤寒脉促，手足厥逆者，血寒经郁，宜灸之，以通经而暖血也。若手足厥冷而脉细欲绝者，营血寒涩而经络凝滞也。宜当归四逆汤，甘草、大枣，补其脾精，当归、芍药，滋其营血，桂、辛、通草，行其经络也。若其人内有久寒者，则病不止于经络，而根实由于脏腑，宜当归四逆加吴茱萸生姜汤①，温凝寒而行滞气也。

若手足厥冷，心下烦满，饥不能食，而脉乍紧者，此败浊结在胸中。以阳衰土湿，胃气上逆，肺津堙郁，而化痰涎。浊气壅塞，上脘不开，故心下烦满，饥不能食。当吐其败浊，宜瓜蒂散也。方在"太阳"。

若手足厥冷，胸膈不结，而少腹胀满，按之疼痛者，此积冷之邪，结在膀胱关元也。

若伤寒五六日，上不结胸，而下亦腹濡，此内无冷结，乃脉虚而复厥逆者，此经血亡失，温气消灭，下之温气无余，则人死矣。

当归四逆汤九十九

当归一两　　芍药一两　　桂枝一两　　甘草七钱　　通草七钱

---

① 汤　原脱，据闽本、蜀本补。

伤寒说意

卷

十

细辛七钱　大枣二十五枚

水八杯，煎三杯，温服一杯，日三服。

当归四逆加吴茱萸生姜汤一百

当归一两　芍药一两　桂枝一两　细辛七钱　通草七钱　甘草七钱　大枣二十五枚　吴茱萸三两四钱　生姜二两八钱

水六杯，清酒六杯，煎五杯，分温五服。

泄利

伤寒手足厥逆，而心下动悸者，是水阻胃口，阳气不降也。当先治其水，宜茯苓甘草汤，泻水培土，乃治其厥。不然水渍入胃，土湿木郁，疏泄后门，必作泄利也。

若伤寒四五日，腹中疼痛，此脾土湿陷，肝木郁冲。如气转雷鸣而下趋少腹者，此木郁不能上达，下冲后门，必作泄利也。

泄利之证，水寒土湿，木郁不达。脉候弦大者，阳气之虚也，此以下泄脾阳，而遏肝气之故。设脉再兼浮革，因而肠鸣者，此利泄肝脾之阳，血冷木枯，郁结不荣，宜当归四逆，温营血而达木郁。盖血藏于肝，其性温升，利亡血中温气，升意不遂，故浮大虚空，如鼓上之皮也。

若大汗或大下，泄利而厥冷者，阳亡土败，木郁后泄，宜四逆汤，以回阳气也。方在"太阴"。若大汗出后，外热不去，腹内拘急，四肢疼痛，又泄利清谷，厥逆恶寒者，此亦阳亡土败，木郁后泄，宜四逆汤以回阳气也。

若下利清谷，里寒外热，汗出而厥逆者，此阳亡于里而外郁于经，宜通脉四逆，通经而回阳也。

若发热而见厥逆，至于七日，微阳不复，而再加下利者，阳气败泄，此为难治也。

呕吐

伤寒传厥阴之脏，水寒土湿，木郁后泄，必自下利。医复吐下，以亡其阳，寒邪中格，肝脾已陷而为利，胆胃更逆而为吐，甚至饮食入口即吐者，此甲木逆行，相火升炎而上热也。宜干姜黄连黄芩人参汤，参、姜，补中而温寒，芩、连，清上而泻热也。

若无物干呕，吐涎沫而头痛者，是中寒胃逆，浊气上涌，而津液凝滞也。宜吴茱萸汤，温中补土，降逆而止呕也。

若呕家有痈脓者，是痈脓腐败，动其恶心。不必治呕，痈平脓尽，自然愈也。

若伤寒六七日，大下之后，寸脉沉迟，尺脉不至，咽喉不利，呕吐脓血，手足厥逆，泄利不止者，是下伤中气，风木郁陷，贼脾土而为泄利，相火冲逆，刑肺金而为脓血，此最难治。宜麻黄升麻汤，姜、甘、苓、术，温燥水土，石膏、知母、天冬、葳蕤，清润燥金，当归、芍药、桂枝、黄芩，滋荣风木，升麻利其咽喉，麻黄泻其皮毛也。

凡呕而脉弱，身有微热，四肢厥逆，而小便复利者，此土败胃逆，微阳不归，最为难治。宜四逆汤，以温中下也。

干姜黄连黄芩人参汤—百一

干姜—两　人参—两　黄芩—两　黄连—两，去须

水六杯，煎二杯，分温再服。

麻黄升麻汤—百二

麻黄四钱　升麻四钱　葳蕤二钱五分　石膏八分，碎，绵裹

知母二钱五分　天冬八分，去心　当归四钱　芍药八分　黄芩

二钱五分　桂枝八分　白术八分　茯苓八分　甘草八分　干姜八分

水十杯，煎五杯，分温三服，相去如煮一斗米顷服尽。汗出愈。

死证

伤寒，发热而下利，厥逆不止者，土败木贼，中气脱陷，必主死也。若伤寒六七日不利，忽发热下利，汗出不止者，表里脱亡，微阳消烁，必主死也。若厥逆下利，而发热烦躁，不得卧寐者，微阳脱泄，必主死也。若厥逆下利，而脉又微细，或按之绝无，灸之手足不温与脉不还，反烦躁，或微喘者，是陷者不举而逆者不回，中气断绝，必主死也。若厥逆下利，利后脉绝，倘晬时脉还而手足温者，阳气欲复，其人可生，如脉绝不还，手足不温，则阳无复机，必主死也。若下利日十余行，阳败阴长，其脉当虚，而反实者，是胃气消亡，厥阴真脏脉见，必主死也。

阳复

下利脉沉而弦者，是肝气之郁陷，必主下重。若沉弦而大者，是木陷而下郁，其下利未能止也。若脉微弱而数者，是肝邪将退而脾阳欲复，利将自止也。虽阳浮而见发热，然内有复机，不至死也。

若下利清谷，脉沉而迟，是阴胜阳负，乃面色少赤，身有微热，是阳气欲复，陷于重阴之内，力弱不能遽发，郁于皮腠，是以身热而面赤。阳气欲通而阴邪障蔽，不令其通，阴阳搏战，必将郁冒昏迷而后蓄极而通，汗出而利止也。方其郁冒欲汗之时，必微见厥逆。以面赤是为戴阳，戴阳者，阳根下虚，不能透发，群阴外蔽，故四肢逆冷也。

凡下利脉数，有微热而汗出，此阳气升发，可令自愈。设脉复紧者，则阴邪蔽束，其利未解也。若下利脉数而内燥发渴者，此阳回湿去，可令自愈。设下利不止，则阳回而热陷，必便脓血，以其郁热伤阴故也。若下利而寸脉浮数，是阳气已复而过旺，尺中自涩，则肝血郁陷而蒸腐，必便脓血也。凡下利身有微热而又发渴燥者，是阳回而湿去，若脉复微弱而不甚数大者，此必无热过而便脓血之理，可令自愈也。

下利而渴，欲饮水者，以其阳回而有热也。宜白头翁汤，白头翁泻其相火，黄连泻其君火，黄柏、秦皮清其肝火也。大抵厥阴之病，渴欲饮水者，皆阳复而热生，可少少与水，滋其干燥，自能愈也。若热利下重者，则肝木郁陷，而生下热，宜白头翁汤，清其肝火也。

若下利而谵语者，是木郁生热，传于胃腑，燥矢下阻，胃热莫泄，燥热熏心，神明扰乱，故作谵语，宜小承气汤，下其燥矢也。方在"阳明"。

若下利之后，更觉心烦，按之而心下柔濡者，此胃无燥矢，清气堙郁，而生虚烦也，宜栀子豉汤，吐其瘀浊，则烦去矣。方在"太阳"。

白头翁汤一百三

白头翁一两　**黄连**一两　**黄柏**一两　**秦皮**一两

水七杯，煎二杯，温服一杯。不愈，再服。

伤寒说意跋①

壬辰②冬，谒张翰风③夫子于陶署④。语及岐黄学，夫子曰：昌邑黄坤载先生医术，仲景而后一人也。乾隆间，四库馆中校纂诸臣，知医者寡，故其书虽已著录⑤，而卒未大显。子其为⑥我访求未刻之书以来，毅识⑦之于心不敢忘。盖是时夫子已刻黄氏书四五种，凡数十万言矣。

次年毅设帐济南，以语陈孝廉元圃，元圃谓其友宋君有黄氏《伤寒说意》抄本，因走伻⑧借观。书未至而夫子没，哲嗣仲远复申夫子遗命，求黄氏之书，一为《周易悬象》⑨，一为《四圣悬枢》，一即《伤寒说意》也。然毅既以此书寄仲远，值夫子柩将返葬，至无以为旅资，且行李已首涂⑩，故仲远谆谆以改抄相属，毅诺之。

---

① 伤寒说意跋　原不载，据闽本补。
② 壬辰　清道光十二年壬辰，即公元 1832 年。
③ 张翰风　即张琦。
④ 陶署　指山东馆陶县衙。
⑤ 著录　谓系统记载书名。在此指黄氏医籍录于《四库全书总目提要》。
⑥ 为　使也。
⑦ 识（zhì 志）　记也。
⑧ 伻　使也。
⑨ 《周易悬象》　原作《周易悬解》，据《四库全书总目提要》、《昌邑县志》改。
⑩ 首涂　先已上路也。

甲午春，读《礼》之暇，率及门人李、董两生，并日缮成，复加校雠，拟即付之剞劂氏。盖敬以卒翰风夫子之志，而成仲远之贤，且以彰黄氏之绝业，起世人之沉疴。而并以望夫好善之人，终能以《四圣悬枢》、《周易悬象》等书见示也。

甲午三月下浣赵汝毅谨跋

方剂索引

二　画

二白散 …………………… 356
十枣汤 ………………… 144,385

三　画

干姜附子汤 ……… 130,374
干姜黄连黄芩人参汤
　………………… 264,436
大青龙汤 ………… 87,352
大承气汤 ………… 162,389
大柴胡汤 ………… 201,405
大陷胸丸 ………… 137,378
大陷胸汤 ………… 135,377
大黄黄连泻心汤 …… 143,381
小青龙汤 ………… 353,89
小建中汤 ………… 199,404
小承气汤 ………… 163,388
小柴胡汤 ………… 195,402
小陷胸汤 ………… 138,378

四　画

五苓散 …………… 356,93
乌梅丸 ………… 254,431

文蛤散 ………… 356,95

五　画

去桂枝加白术汤 …… 282
甘草干姜汤 …… 113,364
甘草汤 ………… 234,422
甘草附子汤 …… 282,146
甘草泻心汤 ………… 383
四逆加人参汤 ……… 288
四逆汤 ………… 221,415
四逆散 ………… 239,424
生姜泻心汤 …… 145,383
白头翁汤 ………… 271,438
白虎加人参汤 …… 354,92
白虎汤 ………… 354,91
白通加猪胆汁汤 …… 241,426
白通汤 ………… 240,426
白散 ………………… 95
瓜蒂散 ………… 148,385
半夏泻心汤 …… 217,413
半夏散 ………… 234,422

六 画

芍药甘草汤 ········ 113,364

芍药甘草附子汤 ······ 124,370

当归四逆加吴茱萸生姜汤

·············· 435

当归四逆汤 ········ 260,434

竹叶石膏汤 ··········· 290

七 画

赤石脂禹余粮汤 ······ 147,384

吴茱萸汤 ·········· 181,395

牡蛎泽泻散 ··········· 290

附子汤 ··········· 232,421

附子泻心汤 ········ 144,382

八 画

苦酒汤 ··········· 235,422

抵当丸 ············ 357,98

抵当汤 ············ 357,97

炙甘草汤 ·········· 210,409

九 画

茵陈蒿汤 ·········· 225,417

茯苓甘草汤 ········· 356,94

茯苓四逆汤 ········· 130,373

茯苓桂枝甘草大枣汤

·············· 127,372

茯苓桂枝白术甘草汤

·············· 124,371

枳实栀子豉汤 ··········· 291

栀子干姜汤 ········ 121,369

栀子甘草豉汤 ····· 122,369

栀子生姜豉汤 ····· 122,369

栀子柏皮汤 ········ 226,418

栀子厚朴汤 ········ 121,368

栀子豉汤 ·········· 121,369

厚朴生姜甘草半夏人参汤

·············· 120,368

十 画

桂枝二麻黄一汤 ····· 351,86

桂枝二越婢一汤 ····· 352,85

桂枝人参汤 ········ 142,381

桂枝去芍药加附子汤

·············· 118,367

桂枝去芍药加蜀漆龙骨牡蛎

救逆汤 ············ 129

桂枝去芍药汤 ····· 118,367

桂枝去桂加茯苓白术汤

·············· 120,368

桂枝甘草龙骨牡蛎汤

·············· 129,373

桂枝甘草汤 ········ 126,371

桂枝加大黄汤 ····· 223,417

桂枝加芍药汤 ····· 223,416

桂枝加附子汤 ····· 123,370

桂枝加厚朴杏子汤

·············· 119,367

黄元御伤寒解

方剂索引

桂枝加桂汤 ……… 128,372

桂枝加葛根汤 …… 159,387

桂枝汤 ……… 350,71

桂枝附子汤 ………… 281

桂枝麻黄各半汤 …… 351,83

桔梗汤 ………… 234,422

桃花汤 ………… 242,426

桃核承气汤 ……… 357,96

真武汤 ………… 237,424

柴胡加龙骨牡蛎汤

……… 211,410

柴胡加芒硝汤 …… 213,410

柴胡桂枝干姜汤 … 213,411

柴胡桂枝汤 ……… 198,403

烧裈散 ………… 293

调胃承气汤 ……… 161,388

通脉四逆加猪胆汁汤…… 288

通脉四逆汤 ……… 240,425

十一画

理中丸 ………… 286

黄芩加半夏生姜汤

……… 201,405

黄芩汤 ………… 200,404

黄连汤 ………… 223,416

黄连阿胶汤 ……… 248,428

救逆汤 ………… 372

猪苓汤 ………… 184,396

猪肤汤 ………… 235,422

猪胆(汁)方 …… 165,391

麻仁丸 ………… 165,391

麻黄升麻汤 ……… 265,436

麻黄汤 ………… 350,79

麻黄杏仁甘草石膏汤

……… 105,360

麻黄连翘赤小豆汤

……… 226,417

麻黄附子甘草汤 … 230,420

麻黄附子细辛汤 … 230,420

旋覆花代赭石汤 … 148,385

十二画

葛根加半夏汤 …… 161,387

葛根汤 ………… 160,387

葛根黄芩黄连汤 … 118,366

十三画

新加汤 ………… 117,366

十四画

蜜煎导方 ……… 165,391

黄元御伤寒解

方剂索引